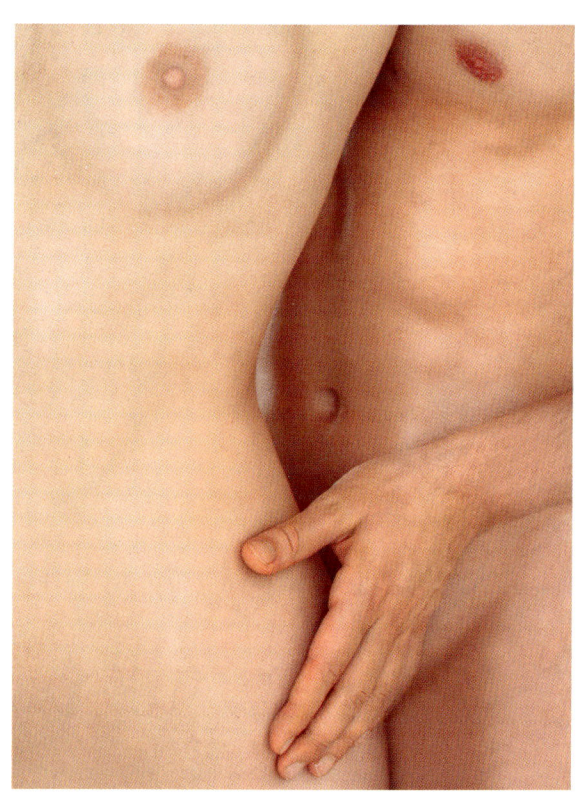

Sinnlich-erotische
Massage

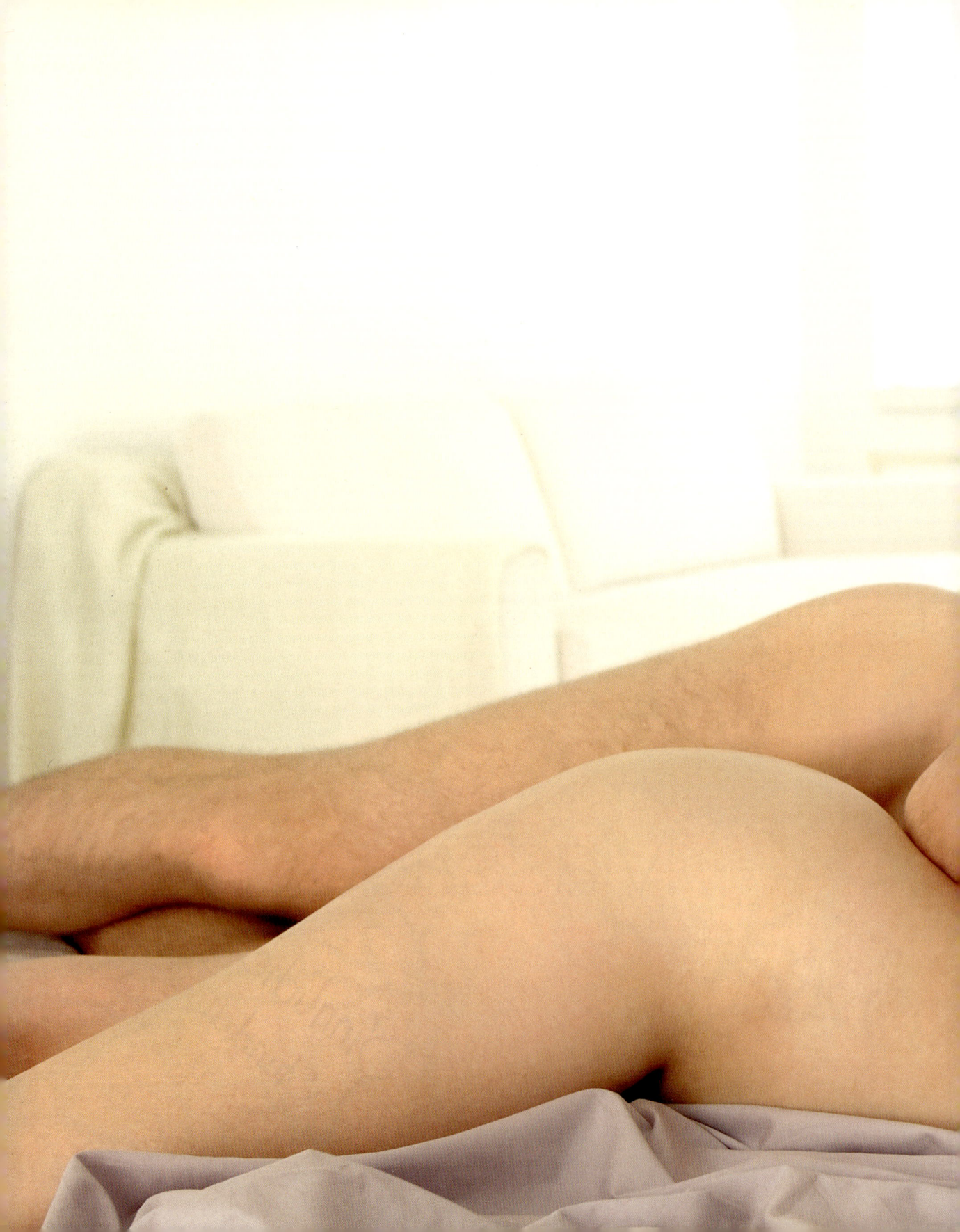

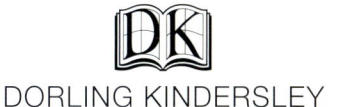

DORLING KINDERSLEY

Sinnlich-erotische
Massage

Kavida Rei

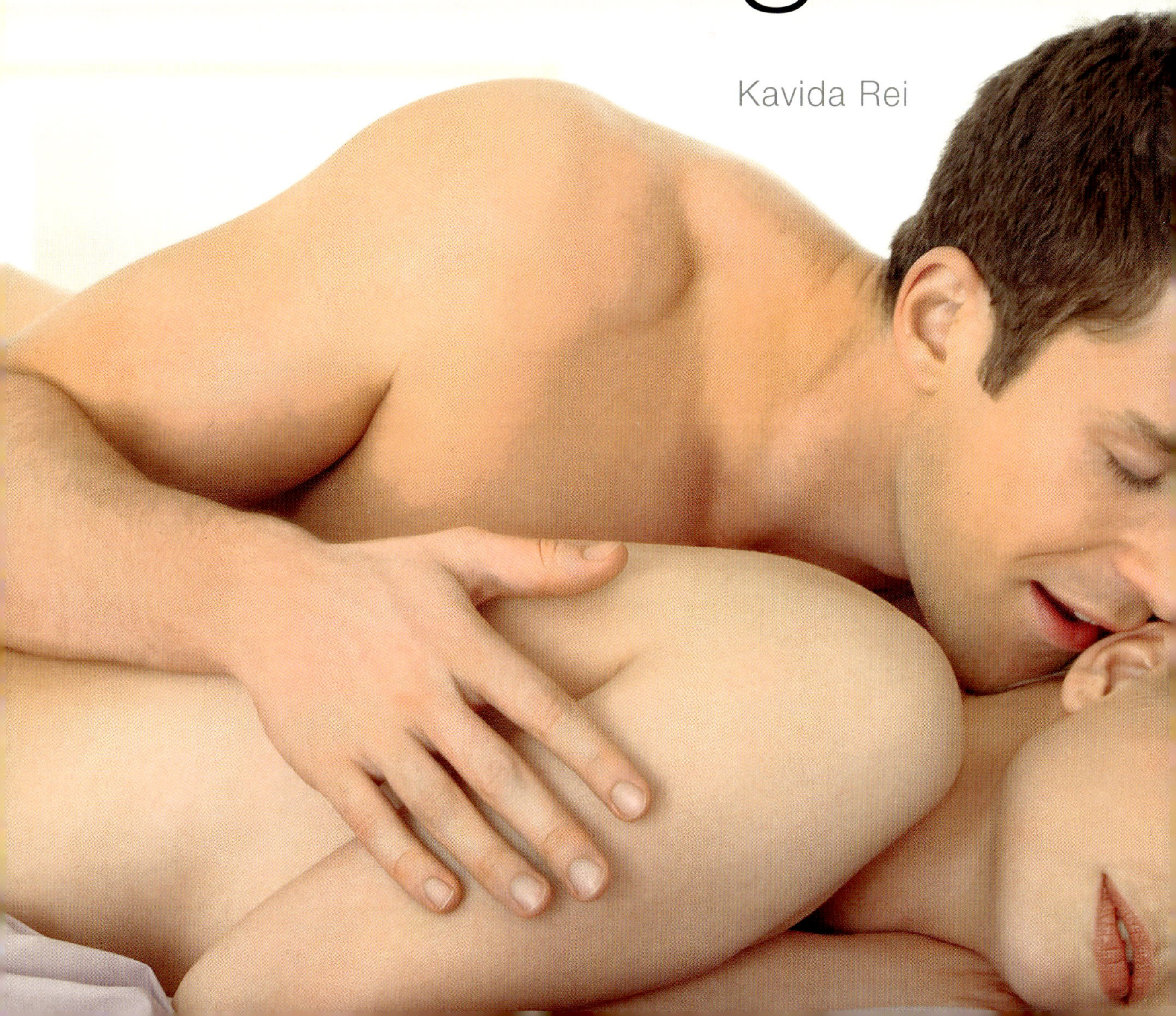

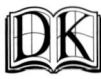

DORLING KINDERSLEY
London, New York, Melbourne, München und Delhi

Redaktion Laura Palosuo
Gestaltung Katherine Raj
Programmorganisation Adèle Hayward
Bildredaktion Kat Mead
Herstellung Ben Marcus, Jenny Woodcock, Man Fai Lau
Art Director Peter Luff
Programmleitung Stephanie Jackson
Projektbetreuung Becky Alexander
Gestaltung XAB Design

Für die deutsche Ausgabe:
Programmleitung Monika Schlitzer
Projektbetreuung Kathrin Nord
Herstellungsleitung Dorothee Whittaker
Herstellung und Covergestaltung Mareike Hutsky

Bibliografische Information Der Deutschen Bibliothek
Die Deutsche Bibliothek verzeichnet diese Publikation
in der Deutschen Nationalbibliografie;
detaillierte bibliografische Daten sind im Internet
über http://dnb.ddb.de abrufbar.

Titel der englischen Originalausgabe:
Ultimate Erotic Massage

Übersetzung Christian Kennerknecht
Redaktion Ingrid Exo
Satz Roman, Bold & Black, Köln

ISBN 978-3-8310-1644-0

Colour reproduction by MPD, UK
Printed and bound in Singapore by Star Standard

Besuchen Sie uns im Internet
www.dk.com

Inhalt

Was ist erotische Massage?

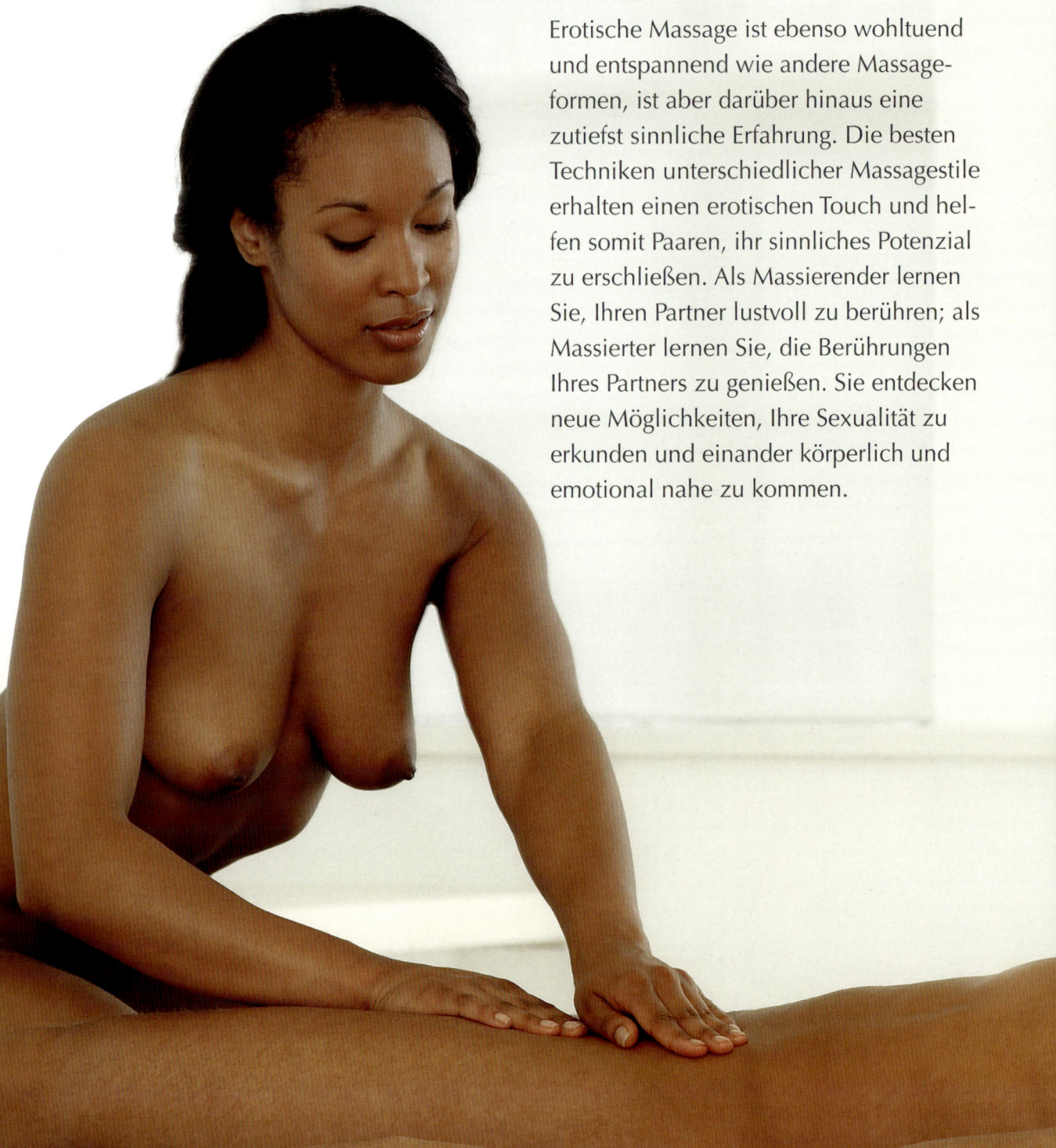

Erotische Massage ist ebenso wohltuend und entspannend wie andere Massageformen, ist aber darüber hinaus eine zutiefst sinnliche Erfahrung. Die besten Techniken unterschiedlicher Massagestile erhalten einen erotischen Touch und helfen somit Paaren, ihr sinnliches Potenzial zu erschließen. Als Massierender lernen Sie, Ihren Partner lustvoll zu berühren; als Massierter lernen Sie, die Berührungen Ihres Partners zu genießen. Sie entdecken neue Möglichkeiten, Ihre Sexualität zu erkunden und einander körperlich und emotional nahe zu kommen.

WAS BEDEUTET »EROTISCH«?

Der Ausdruck »erotisch« leitet sich von Eros ab, dem griechischen Gott der Liebe, und beschreibt die Erregung sexueller Gefühle oder starken Verlangens. Sie können nahezu jede Tätigkeit erotisch aufladen, egal ob Sie Musik hören, tanzen oder essen. Es kommt nur darauf an, alle Sinne anzusprechen und mit der eigenen sexuellen Natur in Kontakt zu treten.

GRUNDLAGEN EROTISCHER MASSAGE

Erotische Massage nutzt die sexuelle Energie, um Intimität und sexuelle Erfüllung zu vertiefen; sie ist eine Möglichkeit, sexuelles Begehren, Lust, Fantasien und Leidenschaften frei zum Ausdruck zu bringen. Erotische Massage kann auch eine heilende Wirkung haben, da sie den Fluss erotischer Energie im Körper fördert. Der Empfangende genießt die tiefe Entspannung und das beglückende Gefühl erotischer Berührungen.

Die in diesem Buch beschriebenen Techniken entstammen der klassischen Massage ebenso wie der taoistischen, holistischen und der Shiatsu-Massage, und es kommen die typischen Techniken wie Knet- und Streichbewegungen, Kreisen, Federn und Klopfen zum Einsatz. Darüber hinaus sind Sie jedoch weitgehend frei, nach eigenen persönlichen Vorlieben zu massieren und zu berühren. Indem Sie sich entspannen und sich von festen Erwartungsmustern befreien, werden Sie neue Formen zärtlicher Berührung entdecken und ganz auf Ihren Partner eingehen können. Vor allem ist es wichtig, mit einem gesteigerten Bewusstsein für den Augenblick intuitiv und liebevoll zu reagieren. Es wird alles genau erklärt, Sie können jedoch auch selbst kreativ werden.

EIN ZWECKFREIES VERGNÜGEN

Erotische Massagen sind ein Genuss für sich und nicht als sexuelles Vorspiel zu verstehen. Ihr Partner sollte vor allem das Gefühl haben, ein Geschenk zu erhalten, das keine Gegenleistung erfordert. Lernen Sie, sich am Körper Ihres Partners und Ihrer eigenen Wohltaten zu erfreuen. Genießen Sie es, wenn er dank des geschickten Einsatzes Ihrer Hände, von Mund, Haaren und Stimme zufrieden seufzt und stöhnt.

Der Empfangende genießt das Gefühl völliger Gelöstheit und Entspannung, aber auch der Massierende kommt auf seine Kosten. Wenn Sie frei und vorbehaltlos massieren, entsteht ein Energiekreislauf zwischen Ihnen, und es kommt zu einem wechselseitigen Austausch lustvoller Empfindungen. Die Ekstase erfüllt also beide!

Jeder reagiert anders auf eine Massage, weshalb der Massierende nie versuchen sollte, den Empfangenden in die Richtung einer bestimmten Reaktion oder Erfahrung zu drängen. Erotische Massagen sollten nährend sein, liebevoll, ganzheitlich und kräftigend – sowohl für den Gebenden wie für den Nehmenden. Massieren bedeutet nicht, dass jemand für den anderen etwas »macht«, sondern ist wechselseitiges »Geben« und gemeinsames Aufgehen im Augenblick.

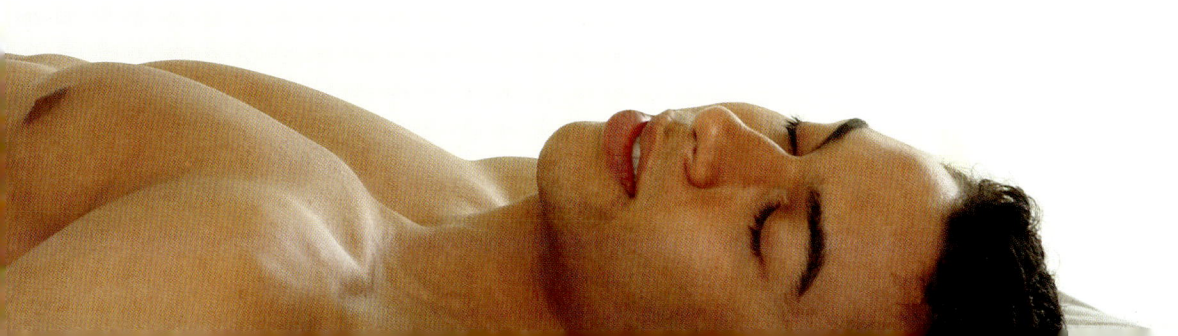

DIE ENERGETISCHE VERBINDUNG

Wenn sexuelle Energie den Körper durchströmt, fühlt man sich besonders lebendig, energiegeladen und präsent. Dieses Gefühl von Vitalität und Glück beschränkt sich aber erfreulicherweise nicht auf den sexuellen Akt, sondern ist jederzeit zugängig. Sie müssen nur lernen, den Zugang zu finden, und hier kommt die erotische Massage ins Spiel. Sie ermöglicht es beiden Partnern, diesen Zustand gesteigerter Bewusstheit zu empfinden, in dem alle Sinne wach sind und Sie lebendig im Augenblick aufgehen. Manche würden die erotische Massage aufgrund der Intimität und des orgastischen Potenzials als »Sex« definieren; andere dagegen sprechen erst von Sex, wenn Penetration ins Spiel kommt. Sie werden Ihre eigene Entscheidung treffen. Seien Sie sich aber dessen bewusst, dass die Vorstellung, erotische Berührungen würden zu Sex führen, einschränkend wirkt. Manchmal ist es befreiend, sich von überkommenen Vorstellungen zu verabschieden; es verschafft einer Beziehung Raum für Spontaneität und Frische.

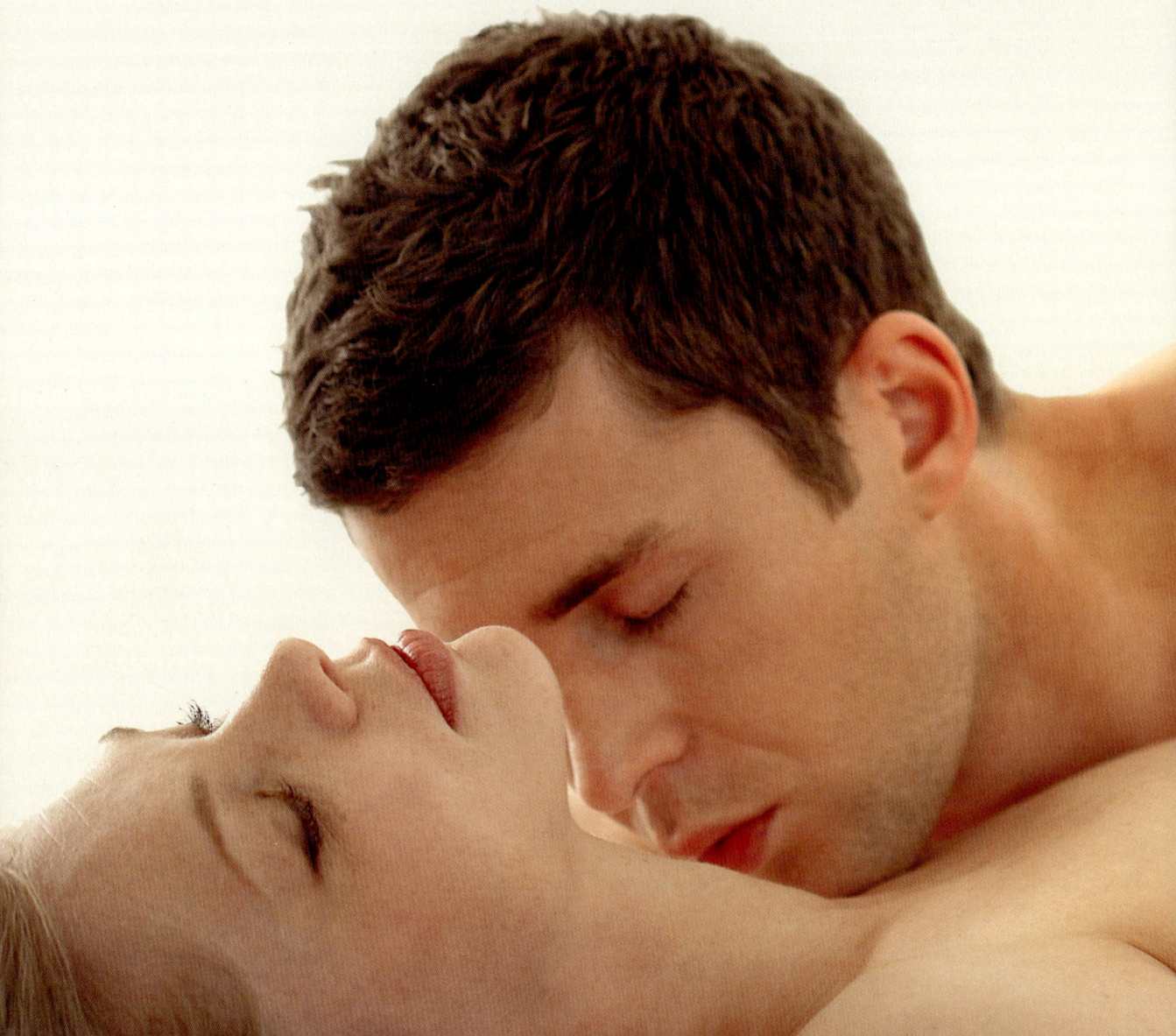

ENTDECKUNGSREISE

Wenn Sie die erotische Massage als Mittel betrachten, Körper und Geist Ihres Partners zu erkunden und zu entdecken, werden Sie neue Erfahrungen machen, wie gut auch immer Sie ihn bereits zu kennen glauben. Stellen Sie sich bei jeder Berührung Ihres Partners vor, Sie würden diesen Kontakt zum ersten Mal wahrnehmen, leidenschaftlich und offen. Stellen Sie sich vor, Sie hätten keine Ahnung von Sex, Sie hätten noch nicht einmal ansatzweise etwas davon gehört. Beschränken Sie die Zeit mit Ihrem Partner genau auf diesen Moment im Hier und Jetzt, ohne Vergangenheit und Zukunft. Lösen Sie die Fesseln von Vertrautheit und Realität, das wird Sie experimentierfreudiger und offener für neue Ideen machen. So werden Sie Ihren Partner in einem neuen Licht sehen, ihn mit einem Gefühl staunender Bewunderung berühren und erkunden. Machen Sie sich mit jedem Zentimeter seines Körpers vertraut, und achten Sie auf jede Besonderheit. Vor allem aber soll es Spaß machen. Nehmen Sie die erotische Massage nicht zu ernst – es geht auch darum, miteinander zu spielen und einander vorbehaltlos zu verwöhnen. Allein dadurch werden Ihnen neue Freuden zuteil. Erotische Massage soll weder auf den Akt hinführen noch ihn ersetzen, es sei denn, Sie beide möchten das. Sie sollte als ein Vergnügen für sich genossen werden.

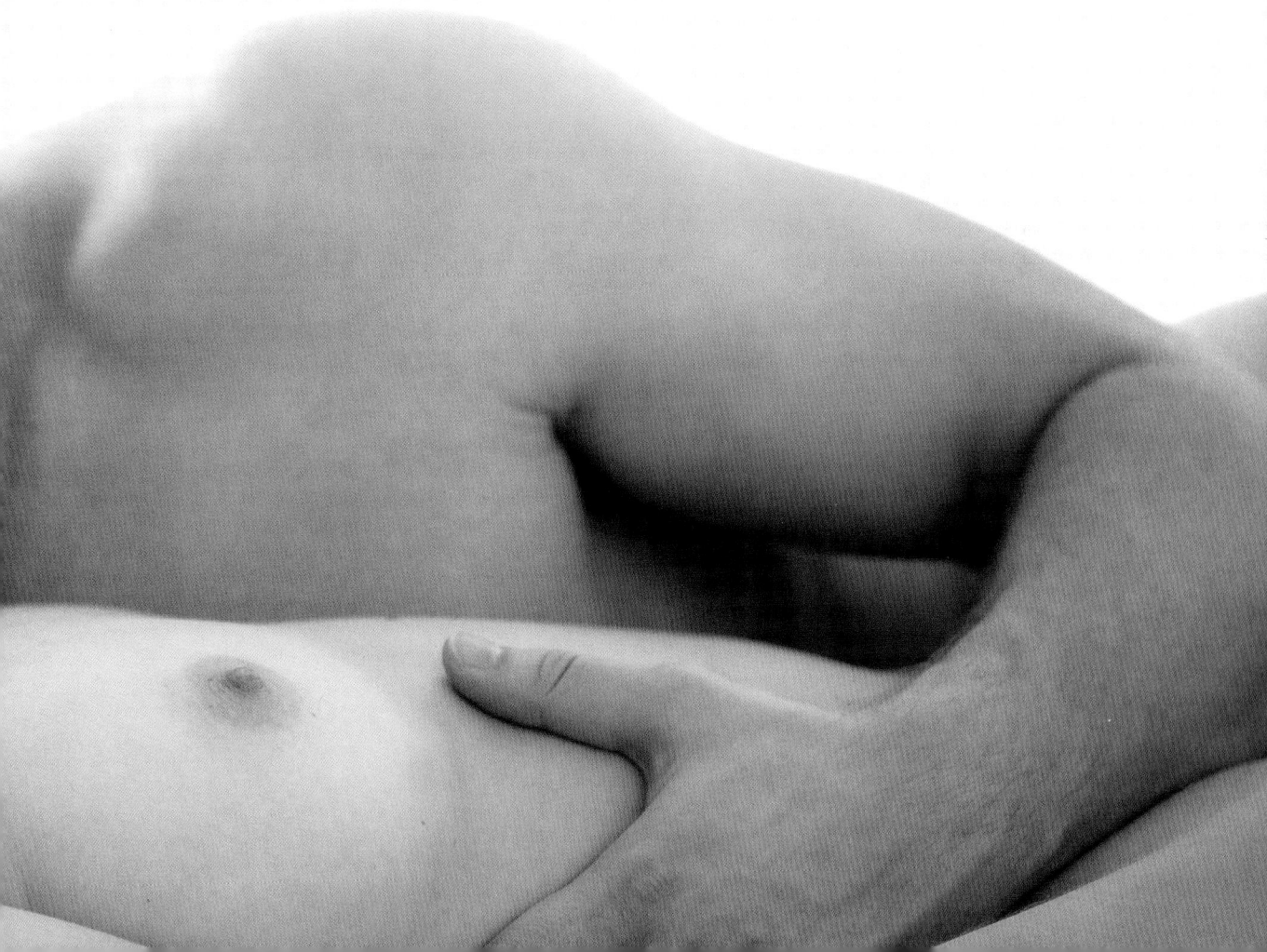

Warum erotische Massage?

Wenn Stress und Hektik des Alltags die körperliche und seelische Gesundheit angreifen, bietet die erotische Massage mehr als ein vorübergehendes Refugium. Sie wirkt beruhigend und entspannend und hilft Ihnen als Paar, die Intimität wiederherzustellen und den Blick für das wirklich Wichtige im Leben zu behalten.

GEISTIGE GESUNDHEIT

Die verwirrende Vielfalt des Lebens hält unseren Geist ständig in Bewegung und erzeugt einen unablässigen Gedankenstrom. Meditation und Yoga können helfen, innerlich wieder zur Ruhe zu kommen, aber nichts hilft so gut wie eine Massage. Die Kraft der Massage rührt daher, dass sich die Aufmerksamkeit des Empfangenden auf die Bewegung zweier Hände auf seinem Körper richtet. Wer massiert wird, braucht überhaupt nichts tun, sodass sein Geist vorübergehend komplett loslassen kann. Im Zustand tiefer Entspannung bekommen Sorgen einen anderen Stellenwert, und es wird einem wieder bewusst, was wirklich wichtig ist im Leben. Erotische Massage ist deshalb so wirksam, weil sie Ihre natürliche erotische Energie freisetzt und wirken lässt. Diese Energie erfüllt den Geist, befreit ihn von unnützen Gedanken und konzentriert ihn auf die Gefühle von Harmonie und orgastischer Lust.

KÖRPERLICHE GESUNDHEIT

Massage bewirkt tiefe geistige Entspannung und ein leichtes und geschmeidiges Körpergefühl. Massage 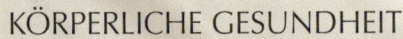 regt die Durchblutung an, was Ihrem ganzen Körper, den Organen ebenso wie den Muskeln und Knochen, zugute kommt. Massagen begünstigen den Rückfluss des Blutes zum Herzen und in die Lunge, wo es mit Sauerstoff angereichert und in den Körper zurückgepumpt wird. Sanftes Trommeln auf die Haut Ihres Partners, Klopfen oder Kreisen bringt die Körperflüssigkeiten in Fluss, was wiederum den Abtransport tief unter der Haut eingelagerter Giftstoffe fördert.

FÜR DIE BEZIEHUNG

Die mit einer Massage verbundene Zuwendung fördert Nähe, Vertrauen und Liebe zum Partner. Als Massierender schenken Sie Ihrem Partner Zeit und Aufmerksamkeit und können ihm so Ihre Wertschätzung zeigen. Darüber hinaus spüren Sie Verspannungen auf und entdecken Körperregionen, die auf intime Berührungen ansprechen.

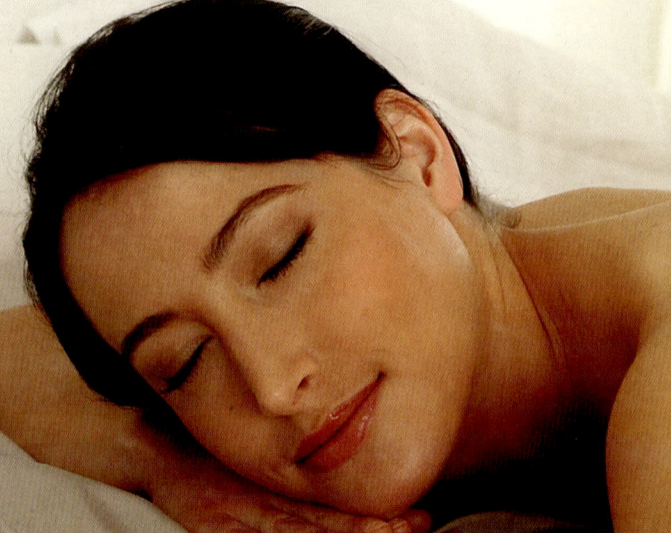

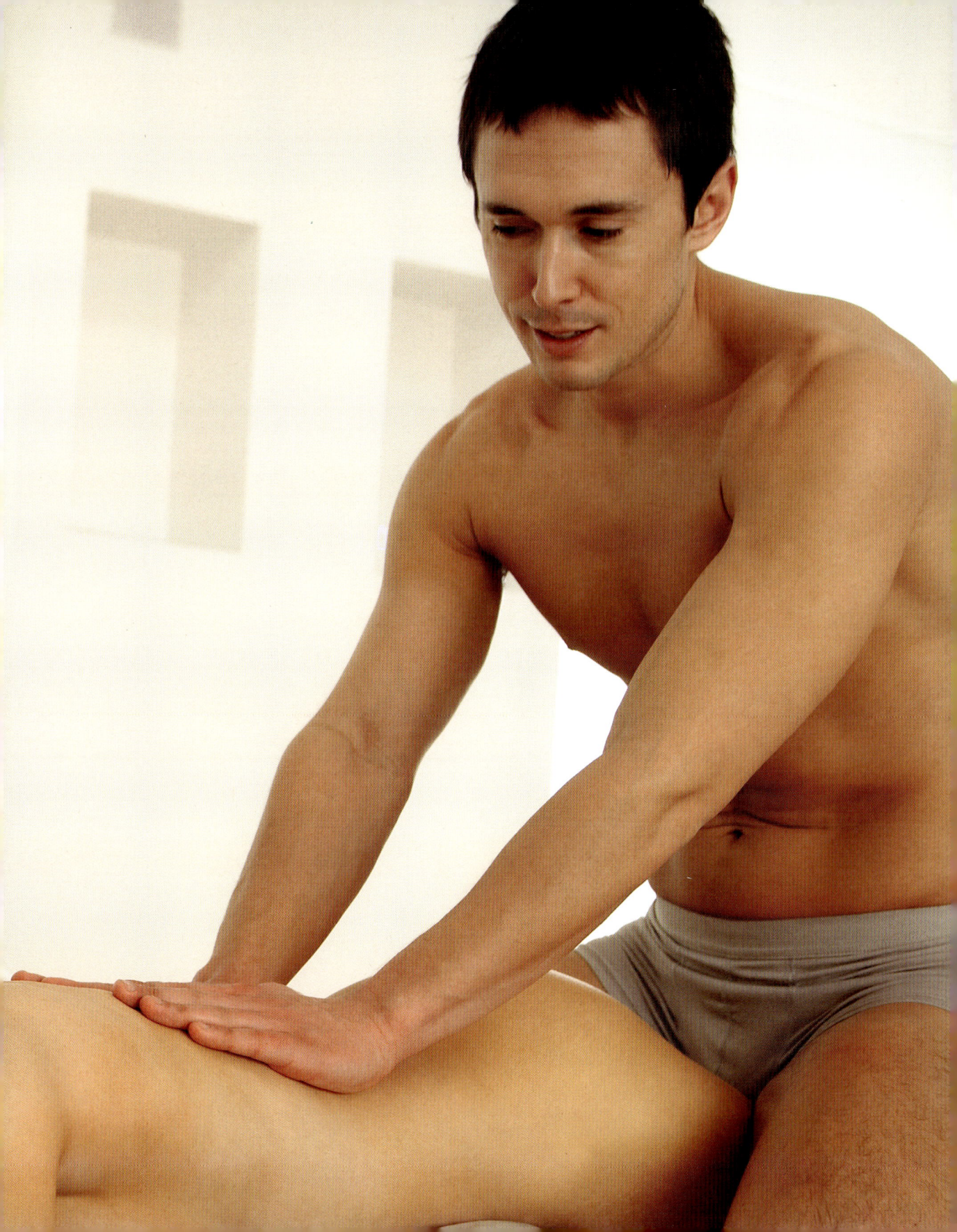

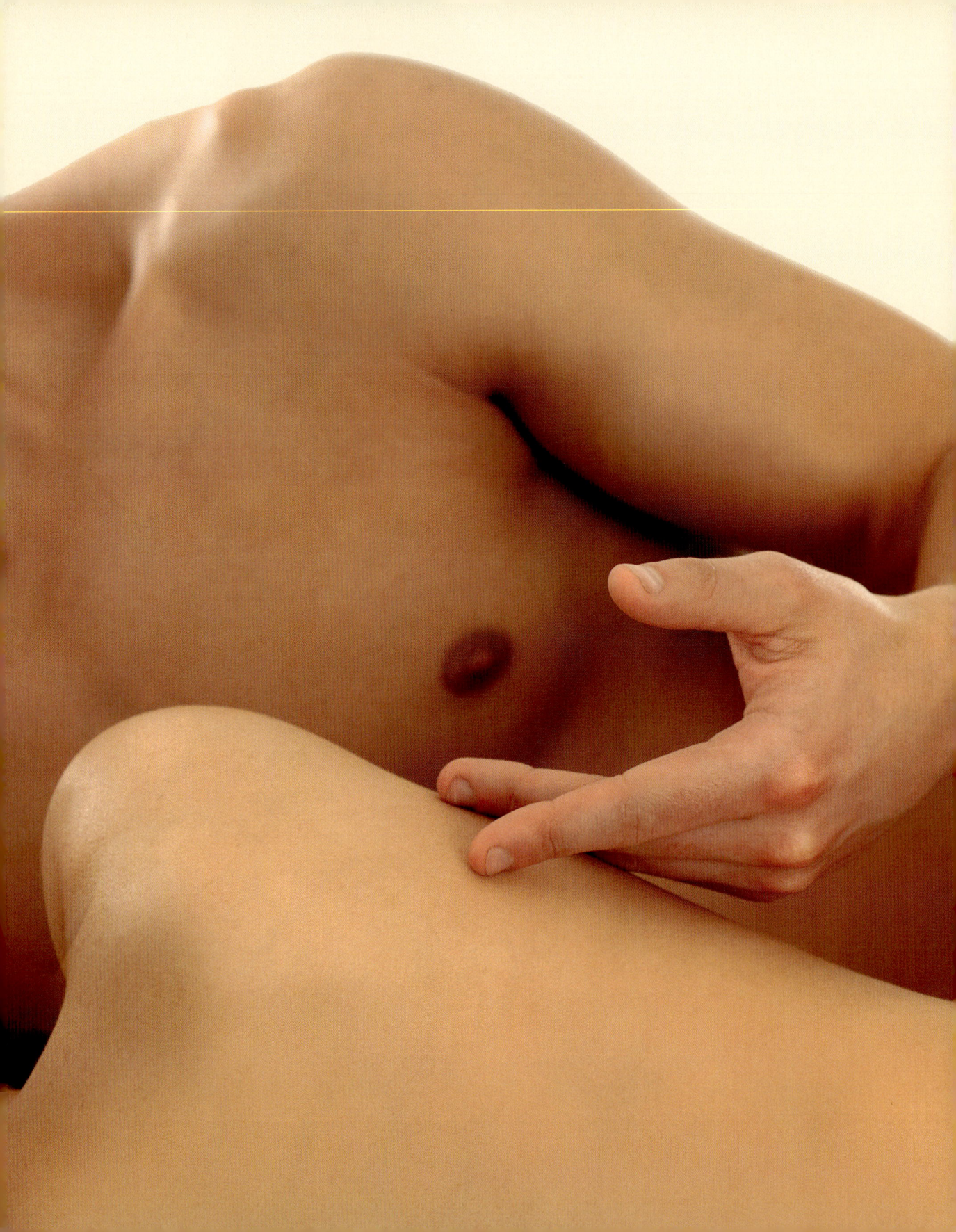

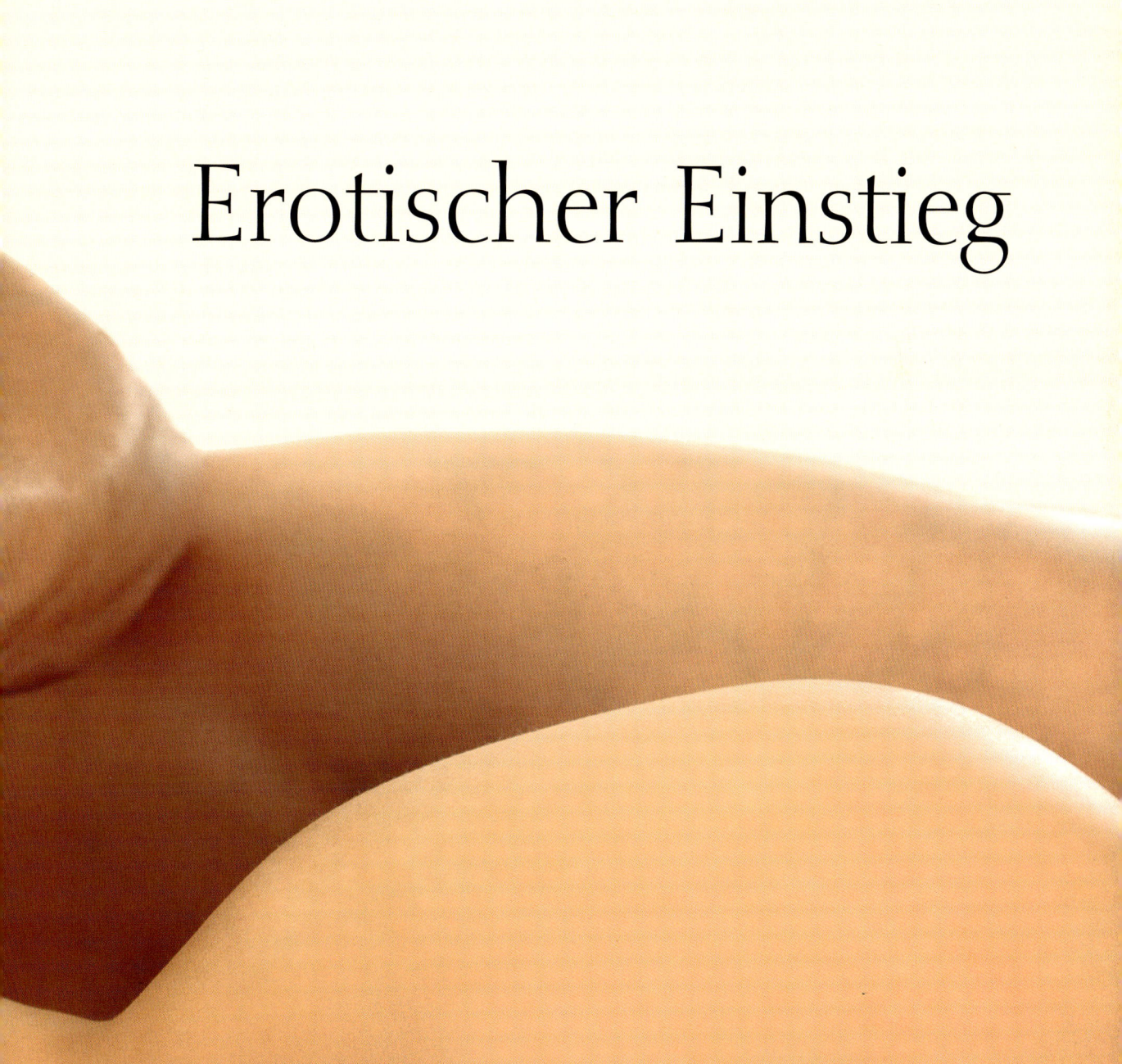

Erotischer Einstieg

Das richtige Arrangement

So wie Sie Gäste an einen bereits gedeckten Tisch bitten, will auch der Raum für eine Massage liebevoll vorbereitet sein. Ein entspannendes, wohlriechendes und bequemes Umfeld hilft dem Empfangenden, in die richtige Stimmung zu kommen und die Erfahrung möglichst gut zu nutzen.

EIN RAUM FÜR DIE MASSAGE

Eine wirklich gute erotische Massage erfordert einen Rückzugsort, an dem beide die Außenwelt vergessen und sich auf die gemeinsame Zeit konzentrieren können. Der Raum Ihrer Wahl könnte das Schlafzimmer sein, das Badezimmer, Wohnzimmer oder ein eigens dafür bestimmter Raum. Nehmen Sie sich etwas Zeit, den Raum zu heizen und einladend zu gestalten. Räumen Sie alle unnützen Dinge beiseite, damit Sie sich geistig und körperlich entspannen können. Je mehr Sie zur Ruhe kommen, umso mehr profitieren Sie von der Massage und umso näher kommen Sie einander.

Sie können einen Massagetisch verwenden, aber vielleicht ist Ihnen auch ein Bett oder der Fußboden lieber, falls Ihnen danach der Sinn nach mehr stehen sollte. Ein nicht zu weiches Bett oder eine Matratze auf dem Boden sind ideal. Wichtig ist, dass zum Zudecken oder als Unterlage immer genügend frisch gewaschene Laken und Handtücher vorhanden sind. Achten Sie auch darauf, dass Kissen oder Decken, die Sie vielleicht verwenden wollen, frisch und sauber sind.

Beleuchtung

Gedämpfte Beleuchtung und Kerzenlicht schaffen eine entspannte und sinnliche Atmosphäre. Arrangieren Sie ein paar Kerzen so, dass sie den Massagebereich in ein sanftes Licht hüllen, sicher stehen und nicht umfallen können. Experimentieren Sie mit farbigen Glühbirnen; dadurch können Sie die Atmosphäre eines Raumes beeinflussen. Rotlicht etwa taucht den Raum in eine zartrosa Färbung, zeichnet harte Kanten weicher und hüllt Ihre Körper in ein warmes, schmeichelndes Licht.

Temperatur

Achten Sie darauf, dass es im Raum nicht zieht und warm ist, damit der Empfangende nicht friert. Das ist vor allem wichtig, wenn die Massage auf dem Boden stattfinden soll, da Zugluft in Bodennähe stärker zum Tragen kommt. Wenn der Partner friert, zieht sich seine Haut zusammen und er kann sich nicht richtig entspannen. Für den Massierenden ist die Wahrscheinlichkeit zu frieren gering, da er beständig aktiv ist. Ist der Raum dagegen zu warm, brauchen Sie vielleicht einen Ventilator zur Kühlung, um einer einschläfernden Wirkung der Massage vorzubeugen. Schließlich soll Ihr Partner wach bleiben.

Raumduft

Düfte sind betörend und von vielfältiger Wirkung, besonders auf jemanden mit entspanntem Bewusstsein. Sie können den Geist berücken und die Tiefenentspannung fördern. Verwenden Sie eine Duftlampe, um während der Massage ätherische Öle im Raum zu verdunsten. Sie können dieselbe Duftnote verwenden wie die Ihres Massageöls oder eine dazu passende. Sie können auch Räucherstäbchen verwenden, aber achten Sie auf naturreine Inhaltsstoffe. Bei synthetischen Bestandteilen sind sie in kleinen Räumen oft zu intensiv. Duftkerzen wirken ebenfalls aromatisierend, man sollte aber auch hier auf natürliche Rohstoffe achten und gesundheitsschädliche Substanzen vermeiden.

Duftkerzen eigenen sich wunderbar, den Raum, in dem Sie massieren, in sanftes Licht zu tauchen und ihm angenehmen Duft zu verleihen. Naturreine Herstellung garantiert Ihnen pures Vergnügen.

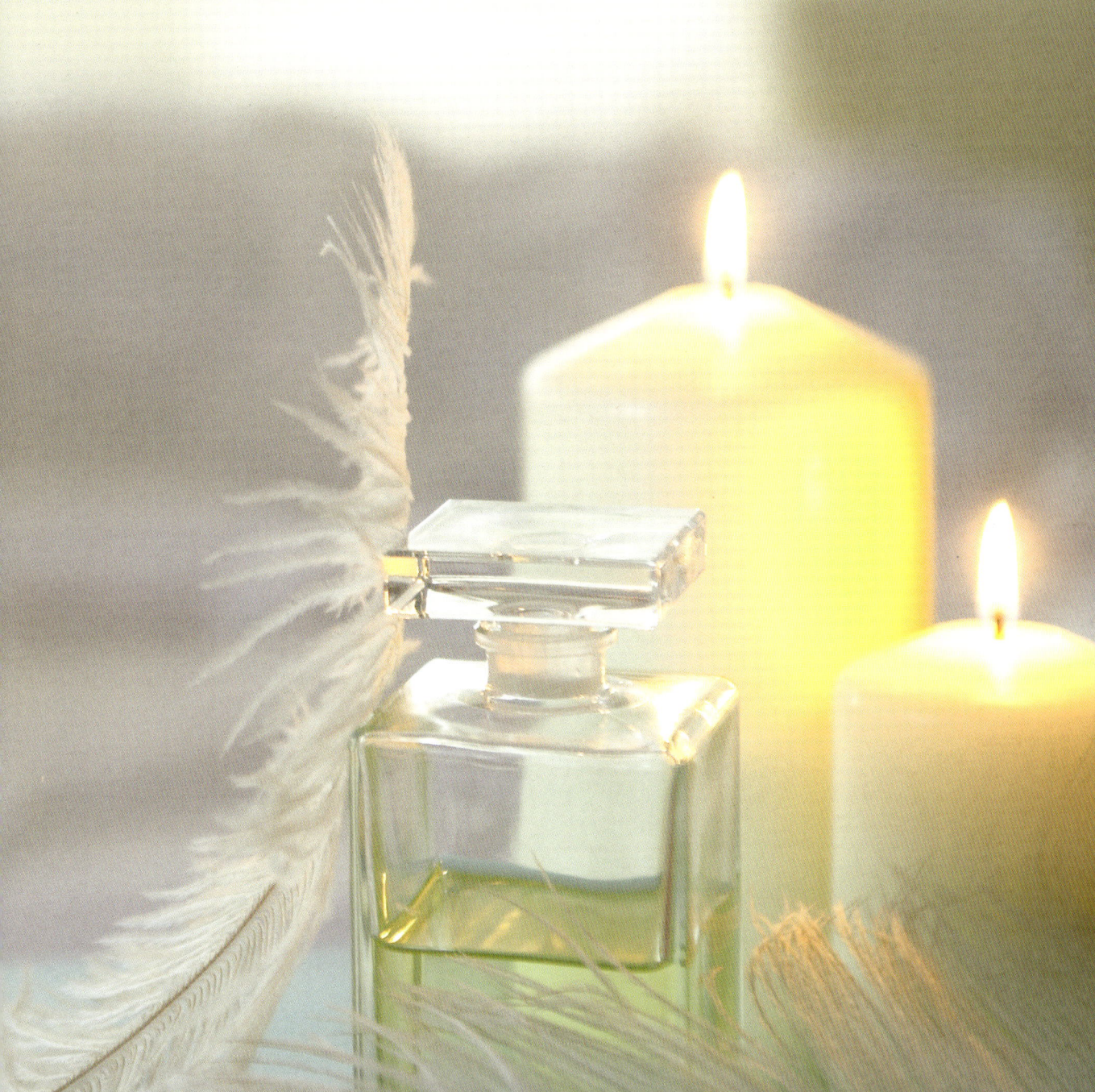

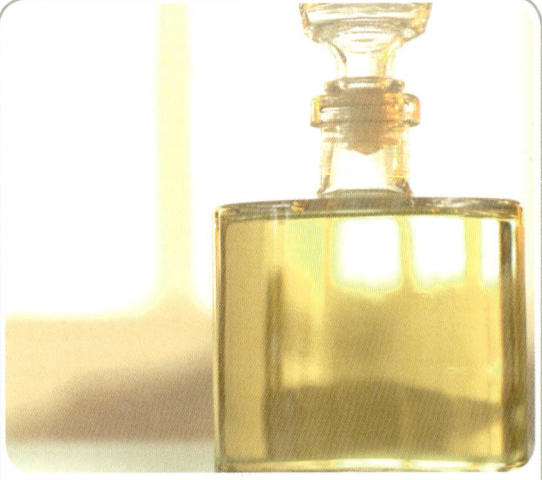

ÖLE UND GLEITMITTEL

Verwenden Sie natürliche, hautfreundliche Öle wie z. B. Traubenkern-, Mandel- oder Olivenöl, die sie mit wenigen Tropfen ätherischer Öle aromatisieren können. Folgende Düfte sind ideal für die erotische Massage:

Lavendel – wirkt entspannend

Sandelholz – sinnlich betörend und besänftigend

Jasmin – belebt die männliche Sexualität und mindert zu große Anspannung

Rose – der Duft der Liebe

Neroli – stärkt Manneskraft und Fruchtbarkeit, angstlindernd und beruhigend

Stellen Sie die Flasche in ein Gefäß mit warmem Wasser, um das Öl anzuwärmen, ehe Sie beginnen. Nach dem Auftragen sollten Sie die Flasche wieder ins Wasser zurückstellen, um das Öl warmzuhalten.

Zur Genitalmassage empfiehlt sich ein spezielles Gleitmittel auf Wasserbasis. Öl könnte hier Reizungen oder Infektionen herbeiführen (siehe weiterführende Hinweise, Seite 188).

SPIELZEUGE UND HILFSMITTEL

Es gibt ein breites Angebot an Spielzeugen, die auch eine Massagesession bereichern. Nachfolgend finden Sie eine kleine Auswahl:

Federn, Federfächer oder Federwedel

Sarong oder Seidenschal am besten mit Quasten

Vibrator für den Gebrauch am ganzen Körper

Wassersprühflasche

Geräte zur Kopfmassage Es gibt verschiedene Geräte zur Stimulierung des Kopfbereichs (siehe weiterführende Hinweise, Seite 188).

Ungestörtheit

Während der Massage sollten Sie ungestört sein, denn nur so können sich beide wirklich entspannen. Schalten Sie alle Telefone aus. Kinder sollten entweder außer Haus sein oder schlafen. Ältere Kinder sollten schon wissen, dass sie nicht einfach so hereinplatzen dürfen. Die meisten Teenager halten sich sowieso fern, wenn Sie wissen, dass eine Massage-Session ansteht! Stellen Sie die Klingel ab, wenn Sie die Möglichkeit haben.

Musik

Mit entsprechender Musik können Sie eine erotische Atmosphäre schaffen und störende Geräusche von außen übertönen. Wählen Sie eine Musik aus, die sich nicht zu sehr in den Vordergrund spielt. Meditative Klänge sind gut geeignet (siehe weiterführende Hinweise, Seite 188), aber es gibt auch spezielle, eigens für die Massage gedachte Musik.

Das Abspielgerät sollte in greifbarer Nähe sein, um die Lautstärke je nach Bedarf zu regulieren. Ein MP3-Player ist ideal, denn damit können Sie Musik nach Ihrem persönlichen Geschmack zusammenstellen, die stundenlang läuft.

Umfeld

Ein Umfeld, in dem sich Ihr Partner geborgen fühlt, ermöglicht eine intensivere Erfahrung. Gestalten Sie den Raum mit erlesenen Teppichen, Überwürfen, Laken und Handtüchern. Edle Materialien in üppigen Farben werden die wohltuende Wirkung der Massage bereichern.

In einem abgeschlossenen Garten können Sie bei geeignetem Wetter auch im Freien massieren. Sie können die Nähe zur Natur genießen, das Rauschen in den Bäumen, die Sonne auf Ihrer Haut, einen plätschernden Springbrunnen, das Zwitschern der Vögel. Halten Sie eine Decke griffbereit, falls Ihr Partner friert. Und bei großer Hitze sollte ausreichend Wasser bereitstehen.

GRUNDREGELN

Ehe Sie etwas Neues wie eine erotische Massage ausprobieren, sollten Sie mit Ihrem Partner ein paar Grundregeln festlegen. Dadurch lernen Sie die Vorlieben des anderen kennen und schaffen das nötige Vertrauen.

1 Erweisen Sie Ihrem Partner Achtsamkeit und Respekt, beobachten Sie aufmerksam seine Reaktionen. Verweilen Sie bei einer Berührung, die er besonders genießt, ehe Sie sich einer anderen Stelle zuwenden.

2 Versprechen Sie Ihrem Partner, sich ganz auf ihn einzulassen und eigene Bedürfnisse und Wünsche hintanzustellen.

3 Versprechen Sie Ihrem Partner, ihn während der Massage nicht in Richtung Orgasmus oder Geschlechtsverkehr zu drängen, es sei denn, Sie haben es sich im Vorhinein gegenseitig erlaubt.

4 Bleiben Sie während der ganzen Massage konzentriert, und lassen Sie sich von nichts ablenken.

5 Vereinbaren Sie, etwaigen Anzeichen von Unbehagen sofort nachzugeben.

6 Vereinbaren Sie, ablehnende Reaktionen zu akzeptieren, auch wenn Sie nicht verstehen, warum Ihrem Partner eine Berührung missfällt. Nehmen Sie derlei Reaktionen nicht persönlich: Wir reagieren alle unterschiedlich auf Berührungen. Es ist normal, wenn der Partner an bestimmten Stellen oder auf bestimmte Art nicht berührt werden will.

7 Vereinbaren Sie, nicht unnötig zu sprechen. Der Empfangende befindet sich in einem sehr entspannten Bewusstseinszustand, sodass er Ihre Stimme als lauter und eindringlicher empfindet, als von Ihnen beabsichtigt. Massagen sollten in einer ruhigen Atmosphäre stattfinden.

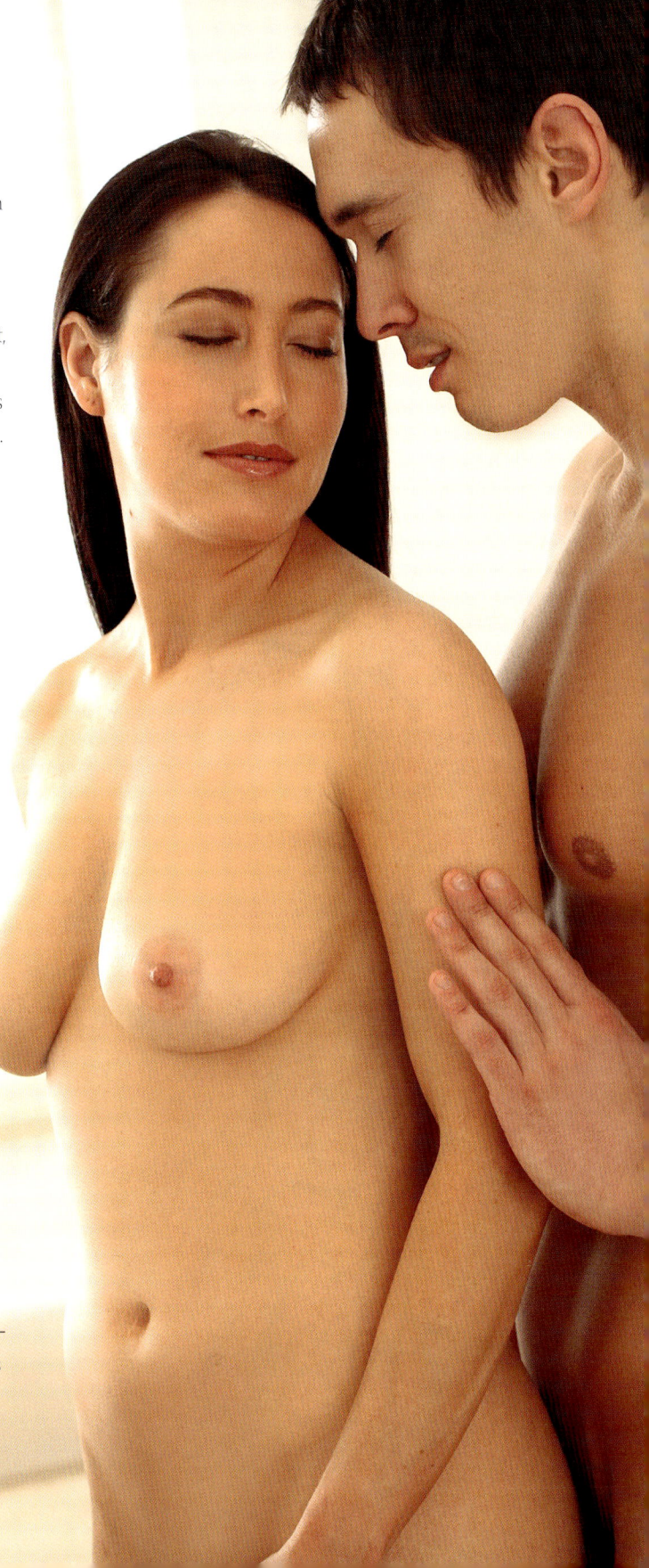

Vorbereitungen auf die Massage

Um eine erotische Massage so richtig genießen zu können, ist es wichtig, dass Sie und Ihr Partner sich geistig und körperlich darauf vorbereiten. Nehmen Sie sich etwas Zeit, um auszuspannen, hegen und pflegen Sie zur Einstimmung Ihren Körper, und atmen Sie ruhig und gleichmäßig. Machen Sie es sich rundum behaglich und bequem. So lassen Sie schon zu Beginn Ihre Alltagssorgen hinter sich.

SICH EINSTIMMEN

Nehmen Sie sich vor der Massage die Zeit, sich einfach still hinzusetzen und zu entspannen, lassen Sie den Tag hinter sich. Menschen, die meditieren, Yoga machen oder regelmäßig spazieren gehen, können sich besser entspannen, da sie gewissermaßen darauf trainiert sind, ihren Körper und den Geist zur Ruhe kommen zu lassen. Sie können Ihren Körper mit Aufforderungen wie »tief atmen«, »Bauch entspannen«, »Hände lockern«, »Stirn glätten« bewusst beeinflussen, bis Sie einen Punkt erreichen, an dem Ihr Körper bereits beim Gedanken an derlei Aufforderungen reagiert. Sie können auch einen Yoga- oder Meditationskurs besuchen und das Gelernte dann zu Hause anwenden. Oder Sie verbringen etwas Zeit mit Ihrem Partner, ehe Sie mit der Massage beginnen: Machen Sie einen Spaziergang im Grünen, meditieren Sie gemeinsam, hören Sie Musik, oder besuchen Sie gemeinsam einen Yogakurs.

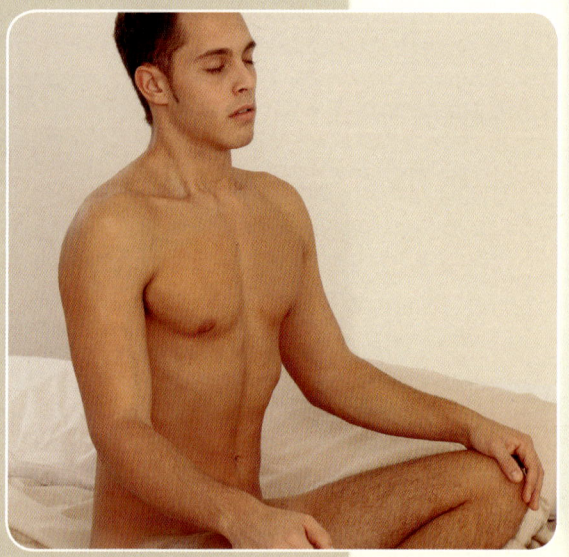

Nach einem anstrengenden Tag ist es gut, sich zurückzuziehen. Schließen Sie für ein paar Minuten die Augen und atmen Sie tief durch. Entspannen Sie mit jedem Ausatmen Schultern und Nacken.

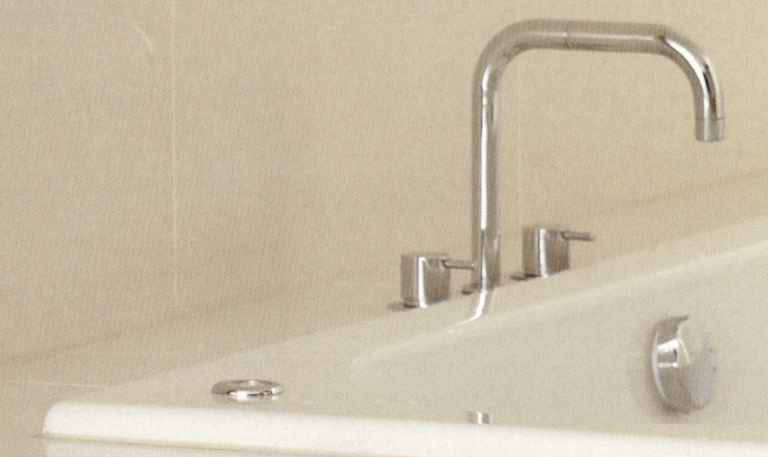

KÖRPERPFLEGE UND SAUBERKEIT

Vor der Massage sollten Sie und Ihr Partner duschen
oder ein Bad nehmen, wobei Sie insbesondere die Füße
nicht außer Acht lassen sollten, denn die werden doch
gern vernachlässigt! In dem Maße, in dem sich Ihr
Geruchssinn verfeinert, werden Sie feststellen, wie Düfte
Ihre Stimmung beeinflussen. Verwenden Sie deshalb
hochwertige Produkte, möglichst mit natürlichen
Inhaltsstoffen. Deren Duft ist meist ansprechender und
kann Ihre Stimmung beleben oder entspannen, je nachdem welche Duftnote Sie wählen. Tragen Sie danach
eine reichhaltige Creme oder Lotion auf, damit sich Ihre
Haut weich und samtig anfühlt. Denken Sie vor allem
auch die Stellen, die oft spröde sind, wie etwa Ellbogen
und Füße. Naturkosmetikprodukte sind auch deshalb zu
empfehlen, weil die Haut durchlässig ist und wir über
sie Chemikalien und Giftstoffe aufnehmen, die ja leider
in vielen der herkömmlichen Produkte enthalten sind.

Vor allem bei der Massage der weiblichen Intimzone
sollte man auf penibelste Sauberkeit achten. Waschen
Sie sich die Hände, wenn Sie zuvor andere Bereiche,
insbesondere das Anusinnere, massiert haben, um
zu vermeiden, dass Bakterien in die Vagina gelangen.
Vielleicht verwenden Sie auch lieber Latexhandschuhe
oder Fingerlinge für die Analmassage. Sie fühlen sich
anfangs ungewohnt an, aber der Empfangende wird es
kaum bemerken, dass Sie welche tragen, vor allem bei
der Verwendung von Gleitgel.

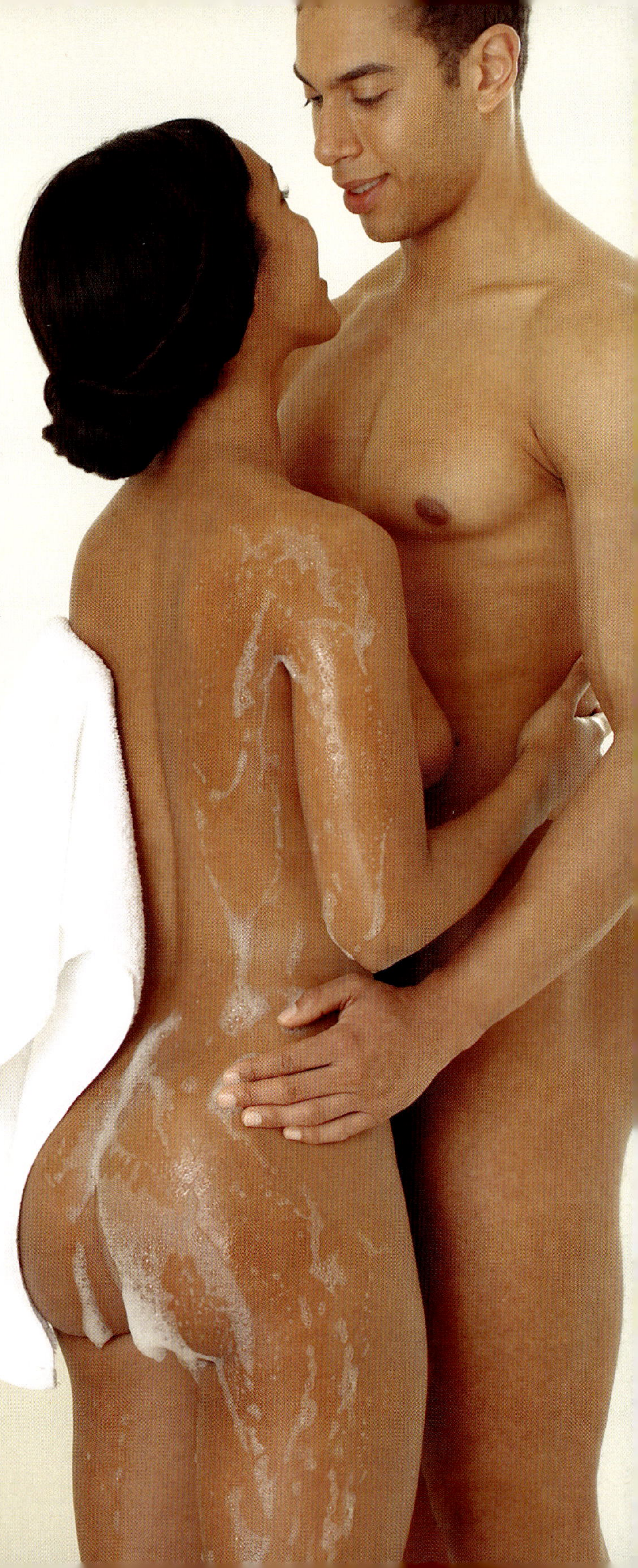

BEWUSST ATMEN

In Stresssituationen atmen wir meist flacher, was die Durchblutung, aber auch andere Körperfunktionen beeinflusst. Vor Ihrer Massagesession sollten Sie sich deshalb still hinsetzen, damit sich Ihr Atem beruhigt und vertieft. Beim Einatmen sollte sich Ihr Bauch vorwölben. Ihr Brustkorb sollte sich heben, damit das Herz mehr Platz hat und effektiv arbeitet. Der Ausatem ist kräftig und gleichmäßig. Atmen Sie einige Minuten lang auf diese Weise tief und bewusst, und achten Sie darauf, wie sich Ihr Körper entspannt.

Atmen Sie während der Massage weiter tief und gleichmäßig, um den Zustand tiefer Entspannung auch bei Ihrem Partner aufrechtzuerhalten. Achten Sie darauf, wie Sie sich während der Massage fühlen: Sind Sie noch ruhig und entspannt? Vielleicht driften Sie auch in einen Zustand ruhiger Glückseligkeit ab. Lassen Sie Gedanken vorüberziehen und entspannen Sie.

BEQUEM MACHEN

Schon zu Beginn der Massage sollte der Raum wohlig warm sein. Als aktiver Partner spüren Sie Kälte wahrscheinlich weniger, das sollten Sie stets im Auge behalten. Für Sie selbst dürften beispielsweise ein leichtes Top und Shorts genügen. Viel mehr sollten Sie nicht anhaben, da Sie sonst die Raumtemperatur nicht richtig einschätzen können.

Halten Sie ein Kissen parat, falls Ihr Partner eines braucht. Wenn Ihr Partner auf dem Rücken liegt, sollten Sie ihn zudecken, und zwar aus zweierlei Gründen: Ihr Partner bleibt dadurch warm und beginnt nicht, unverhofft zu frieren, und es verleiht ihm eine gewisse Sicherheit, falls er sich während der Massage zu exponiert fühlt. Entfernen Sie die Decke nur an den Stellen, die Sie gerade massieren, und decken Sie Ihren Partner wieder vollständig zu, wenn Sie fertig sind. Lassen Sie ihn zum Abschluss ruhen.

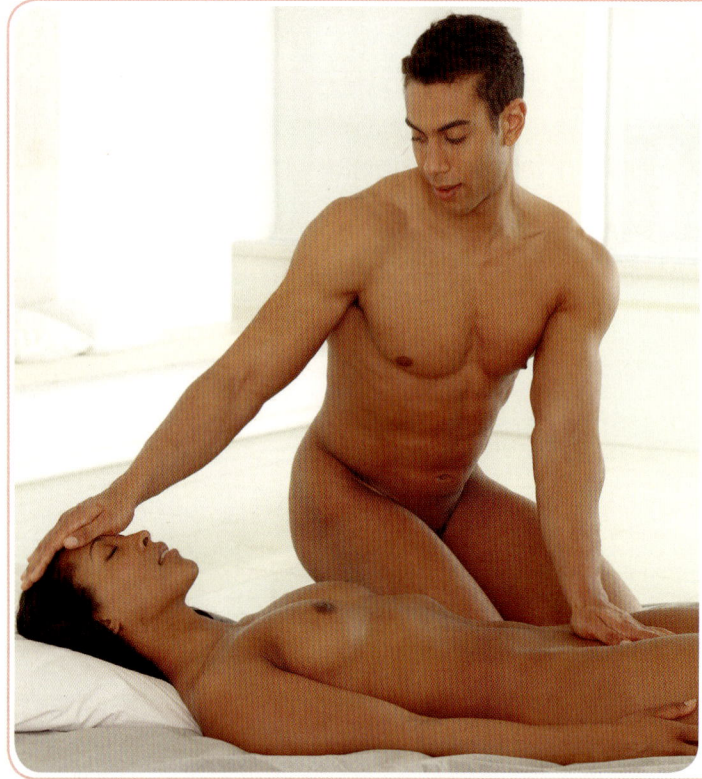

DEN PARTNER ZENTRIEREN

Beginnen Sie die Massage mit folgendem Griff. Es ist eine einfache, aber sehr nährende Umarmung, die Ihren Partner ins Gleichgewicht bringt und auf die Massage vorbereitet. Der Griff öffnet den Energiekanal, der vom Genitalbereich bis zum Scheitelpunkt durch die Körpermitte verläuft. Ihr Partner fühlt sich danach energetisiert, wach und bereit für erotische Berührungen.

Setzen Sie sich bequem neben Ihren Partner. Legen Sie eine Hand auf den Scheitelpunkt auf dem Kopf, die andere auf das Schambein, wobei Ihre Finger in Richtung der Füße zeigen. Ihre Finger sollten leicht auf dem Damm aufliegen.

Stimmen Sie sich auf das Kommen und Gehen des Atems Ihres Partners ein, und spüren Sie den Energiefluss zwischen Ihren Händen. Verweilen Sie einige Minuten lang in dieser Stellung.

Entspannung von Händen und Armen

Warme, geschmeidige und entspannte Hände und Arme sind unabdingbar für eine gute erotische Massage. Über Ihre Hände spürt Ihr Partner Sie und bekommt Spannungen unmittelbar mit. Je entspannter Sie sind, umso besser ist auch Ihr Partner imstande loszulassen. Machen Sie vor einer Massage eine oder zwei der Übungen.

1 Stellen Sie sich mit geradem Rücken an einen Wandvorsprung oder in den Türrahmen. Greifen Sie mit einem Arm nach hinten, und pressen Sie die Hand gegen die Wand, oder umfassen Sie die Türkante, bis Sie die Dehnung in der Schultermuskulatur fühlen. Ihr Arm sollte möglichst gerade nach hinten zeigen.

2 Wechseln Sie die Position, um den anderen Arm zu dehnen.

3 Stellen oder setzen Sie sich bequem hin. Heben Sie nun die Schultern bis zu den Ohren. Kurze Zeit halten, dann wieder fallenlassen. Lassen Sie Verspannungen in Ihren Schultern komplett los. Wiederholen und beim Loslassen der Schultern ausatmen.

4 Reiben Sie die Hände etwa eine Minute lang kräftig aneinander. Legen Sie sie, vollständig entspannt, mit den Handflächen nach oben auf den Schenkeln ab. Stellen Sie sich vor, goldenes Licht würde auf Ihre Hände herunterregnen, und spüren Sie die von ihnen ausgehende Energie.

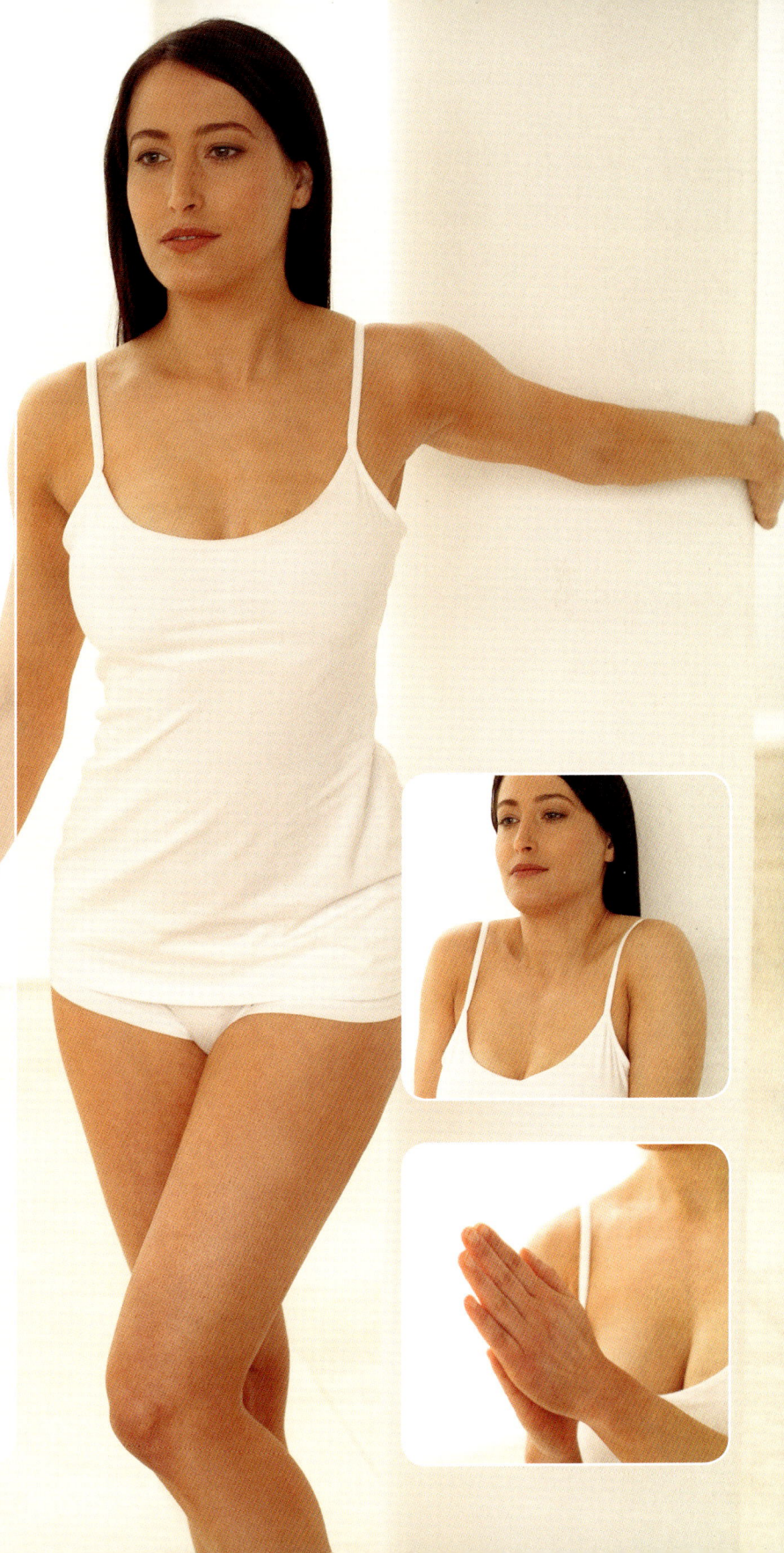

Grundlagen der Massage

Das Schöne an der erotischen Massage ist, dass es keine Regeln gibt. Sie können jede Session so gestalten, dass ein immer wieder neues sinnliches Erlebnis daraus wird. Sie können eine Vielzahl von Griffen anwenden und oder nur wenige, auf allen oder nur bestimmten Körperregionen. Bleiben Sie einfach im Fluss ... und genießen Sie.

EINEN ANFANG MACHEN

Wenn Sie schon mal massiert haben, sind Sie vielleicht mit einigen Griffen vertraut und erkennen Sie hier wieder. Der Unterschied bei der erotischen Massage besteht darin, dass Sie jeden Griff mit der Absicht anwenden, die Empfindung zu steigern, und nicht zur Linderung von Verspannungen oder Schmerzen (obwohl auch das eintreten kann). Wie auch immer, ob Sie nur federleicht gleiten, mit fester Hand Druck ausüben, entspannende Streichbewegungen anwenden oder den Körper kraftvoll wachkneten – was den Körper erregt, stimuliert auch den Geist.

Die meisten Menschen bevorzugen möglichst unterschiedliche Berührungen bei der erotischen Massage, manchmal kräftig und fest, dann wieder leicht und zart. Unempfindlichere Körperzonen wie die Rückseite der Beine oder der Po reagieren am besten auf kräftige Griffe. Sanftere Berührungen im Anschluss daran ergeben einen erotischen Kontrast. Sensiblere Stellen wie die Brüste vertragen zu Beginn nicht allzu viel Druck, aber wenn sich die Partnerin entspannt, wünscht sie vielleicht auch hier eine kräftigere Massage. Die Art, wie Ihr Partner jeweils berührt werden möchte, kann auch vom Erregungsgrad abhängen. Probieren Sie aus, was sich für Ihren Partner gut anfühlt. Indem Sie darauf achten, wie Ihr Partner während einer Massage reagiert, können Sie sich insgesamt besser auf den Körper Ihres Partners einstellen, und Sie wissen, welche Berührungen wann gefragt sind. Das ist eine wunderbare Art, einander erotisch näher zu kommen. Beziehen Sie stets lange, fließende Bewegungen mit ein, um die verschiedenen Körperbereiche zu verbinden, während Sie von einem zum anderen wandern. Das fühlt sich für Ihren Partner gut an, auch wenn es das erste Mal ist. Genießen Sie die Berührung der Haut und die Erfahrung, miteinander im Einklang zu sein.

DAS REPERTOIRE ERWEITERN

Nehmen Sie in jede Session ein, zwei neue Griffe auf, um damit zu experimentieren, am besten solche, die Sie beide ansprechen. Verwenden Sie sie an einer bestimmten Stelle des Körpers oder als Teil einer Ganzkörpermassage. Bei einer erotischen Massage kommen nicht nur die Hände stimulierend zum Einsatz; verwenden Sie Ihre Lippen, Zunge, Haare, Brüste, und was Ihnen sonst noch einfällt, um Ihrem Partner Lust zu bereiten. Federn, Seidenschals, warmes Wasser, Seifenblasen ...

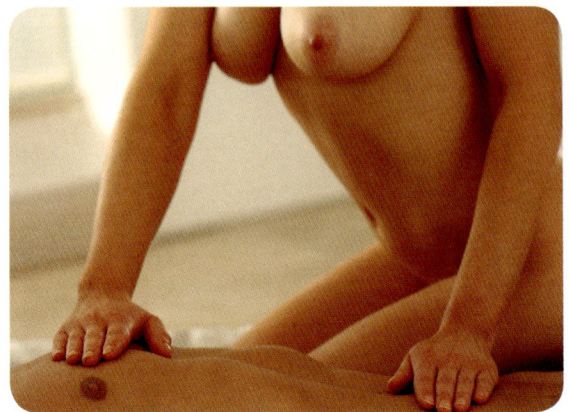

Während der erotischen Massage bietet diese Position, eine Hand auf der Brust Ihres Partners, die andere unterhalb seines Bauchnabels, beiden eine Gelegenheit, auszuruhen. Ihr Partner wird von angenehmen Lustgefühlen durchströmt.

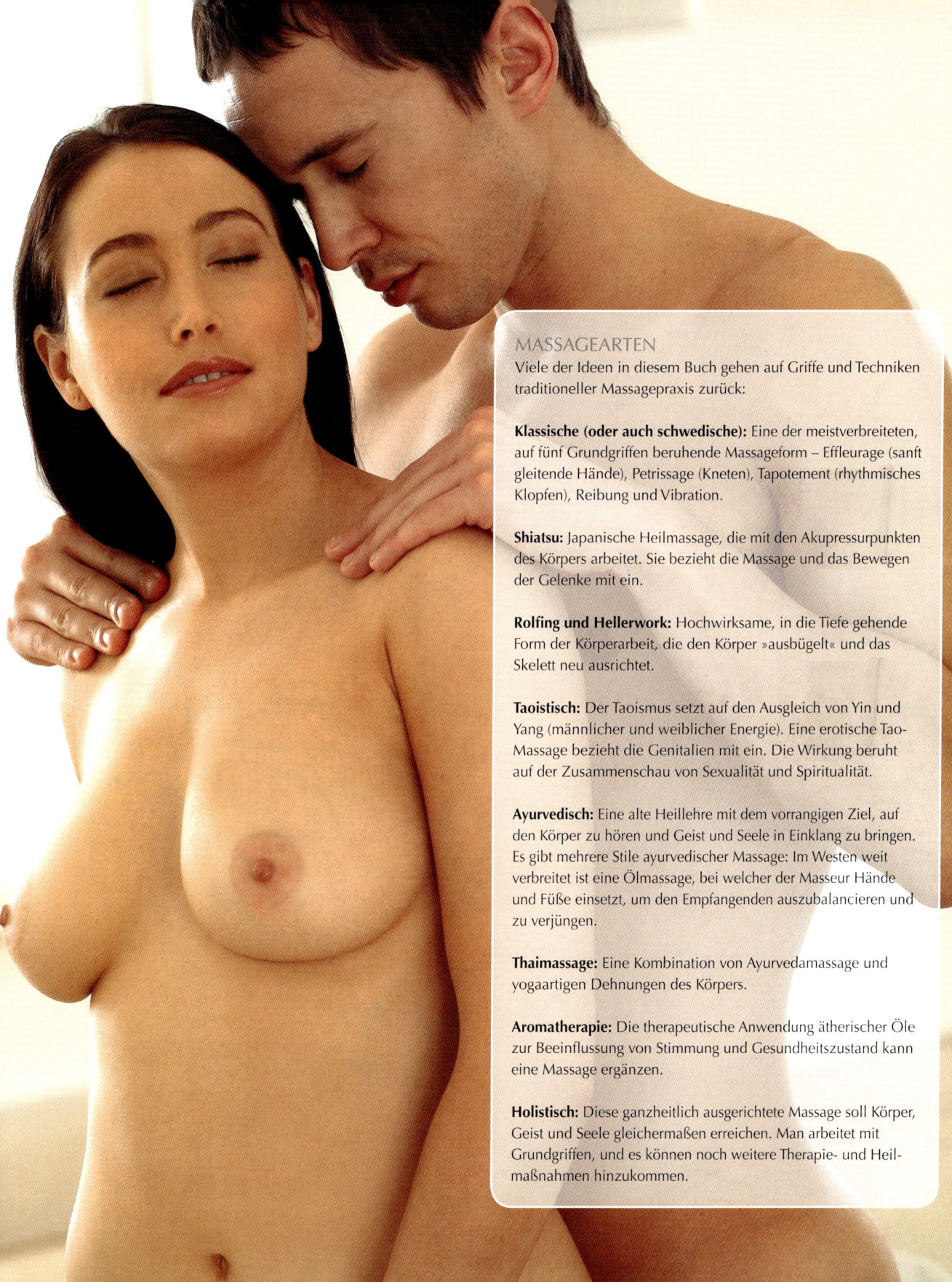

MASSAGEARTEN

Viele der Ideen in diesem Buch gehen auf Griffe und Techniken traditioneller Massagepraxis zurück:

Klassische (oder auch schwedische): Eine der meistverbreiteten, auf fünf Grundgriffen beruhende Massageform – Effleurage (sanft gleitende Hände), Petrissage (Kneten), Tapotement (rhythmisches Klopfen), Reibung und Vibration.

Shiatsu: Japanische Heilmassage, die mit den Akupressurpunkten des Körpers arbeitet. Sie bezieht die Massage und das Bewegen der Gelenke mit ein.

Rolfing und Hellerwork: Hochwirksame, in die Tiefe gehende Form der Körperarbeit, die den Körper »ausbügelt« und das Skelett neu ausrichtet.

Taoistisch: Der Taoismus setzt auf den Ausgleich von Yin und Yang (männlicher und weiblicher Energie). Eine erotische Tao-Massage bezieht die Genitalien mit ein. Die Wirkung beruht auf der Zusammenschau von Sexualität und Spiritualität.

Ayurvedisch: Eine alte Heillehre mit dem vorrangigen Ziel, auf den Körper zu hören und Geist und Seele in Einklang zu bringen. Es gibt mehrere Stile ayurvedischer Massage: Im Westen weit verbreitet ist eine Ölmassage, bei welcher der Masseur Hände und Füße einsetzt, um den Empfangenden auszubalancieren und zu verjüngen.

Thaimassage: Eine Kombination von Ayurvedamassage und yogaartigen Dehnungen des Körpers.

Aromatherapie: Die therapeutische Anwendung ätherischer Öle zur Beeinflussung von Stimmung und Gesundheitszustand kann eine Massage ergänzen.

Holistisch: Diese ganzheitlich ausgerichtete Massage soll Körper, Geist und Seele gleichermaßen erreichen. Man arbeitet mit Grundgriffen, und es können noch weitere Therapie- und Heilmaßnahmen hinzukommen.

Grundlegende Massagetechniken

Die hier gezeigten Griffe kommen in allen Massagesequenzen vor, wenngleich die Reihenfolge je nach Körperzone variiert. Manche eignen sich für bestimmte Regionen besser als andere, aber schauen Sie selbst, was Ihnen und Ihrem Partner am meisten liegt. Ausgreifende, fließende Bewegungen verteilen die erotische Energie im ganzen Körper.

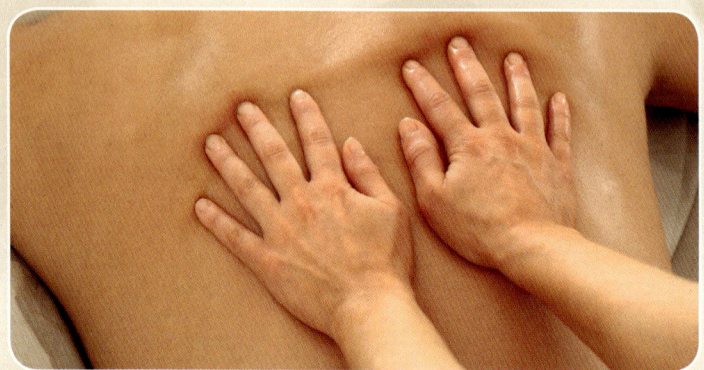

Fließen

Gleiten Sie mit flachen Händen und langen, fließenden Bewegungen über die Rundungen und Umrisse des Körpers Ihres Partners hinweg. Nehmen Sie genügend Öl, um sanft zu gleiten und nicht hängenzubleiben, und verteilen Sie den Druck gleichmäßig auf die Handflächen. Verwenden Sie die langen, fließenden Striche auch auf größeren Bereichen wie Rücken, Beinen, Bauch, Brust und Po.

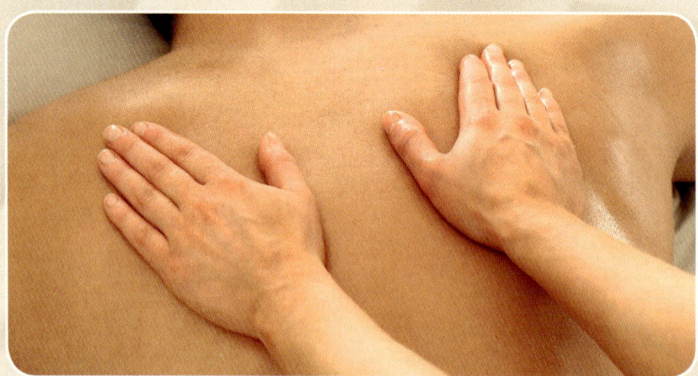

Kreisen

Ziehen Sie mit flacher Hand gleichmäßige Kreise auf Ihrem Partner, sodass die Hände immer wieder zusammenkommen. Für diese Anwendung sind großflächige Areale wie Rücken, Beine, Bauch, Brust und Po besonders geeignet.

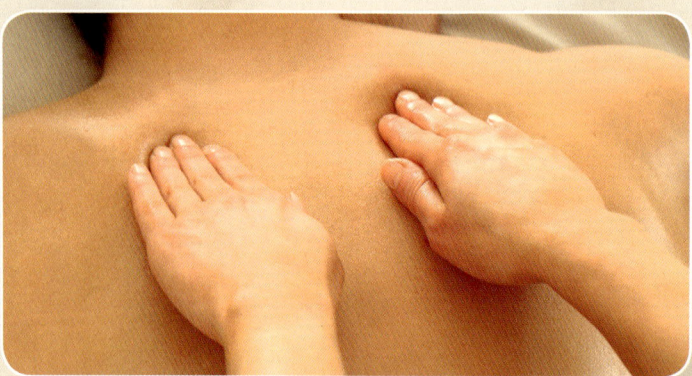

Minikreise

Bei dieser Variante des Kreisens benutzen Sie nur die Fingerspitzen, um kleine Kreise zu ziehen. Der Druck kann hier etwas höher sein als mit der ganzen Hand, vor allem auf gut gepolsterten Körperarealen. Die Technik ist besonders geeignet für die Brüste, den Brustbereich, Bauch, Wangenmuskulatur und für den oberen Rücken und die Schultern, in denen oft Verspannungen und Knoten sitzen.

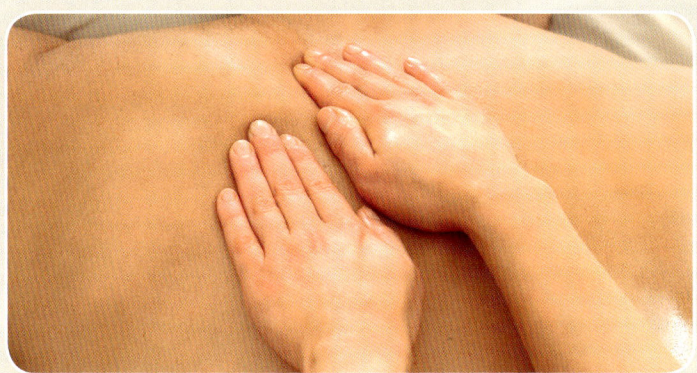

Reiben

Kräftiges und schnelles Reiben mit beiden Händen stimuliert die Hautoberfläche. Die so erzeugte Wärme dringt in tiefere Bereiche des Körpers vor. Dieser kräftige Griff ist am besten für weniger sensible Stellen wie Beine, Arme, Rücken, Po und Schultern geeignet.

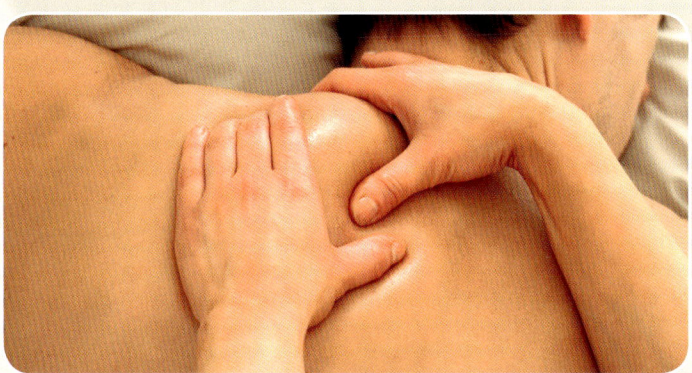

Kneten

Bei diesem Griff wird im wahrsten Sinn des Wortes »geknetet«. Mit Händen und Fingern greifen Sie beherzt in die Muskulatur des Partners und kneten Ihn zügig durch. Bei langen Nägeln ist Vorsicht geboten, und achten Sie stets darauf, wie Ihr Partner mit dem Druck zurechtkommt. Geeignet sind vor allem fleischigere Bereiche wie Taille, Bauch, Po, Schenkel, Waden, Oberarme und Schultern.

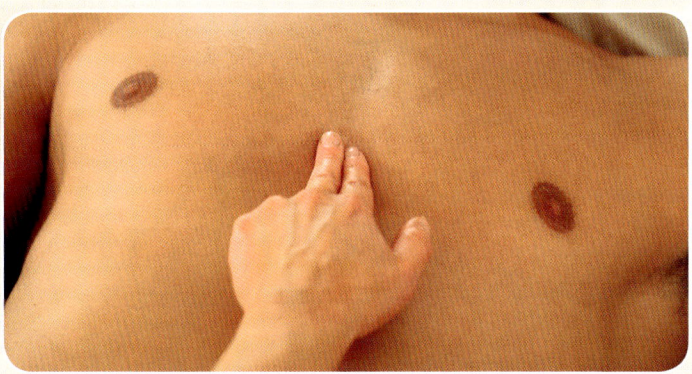

Zwei-Finger-Vibration

Erzeugen Sie eine Art Vibration, indem Sie zwei Finger extrem schnell hin- und herbewegen und die jeweilige Stelle dadurch erzittern lassen. Stellen Sie sich vor, Kraft und Energie würden vom Sonnengeflecht aus der Mitte Ihres Körpers einfließen. Das bewirkt eine Aufladung des Körpers Ihres Partners. Dieser Griff ist für den gesamten Körper geeignet, einschließlich der Stirn, dem Brustbein und der Mitte des Unterbauchs.

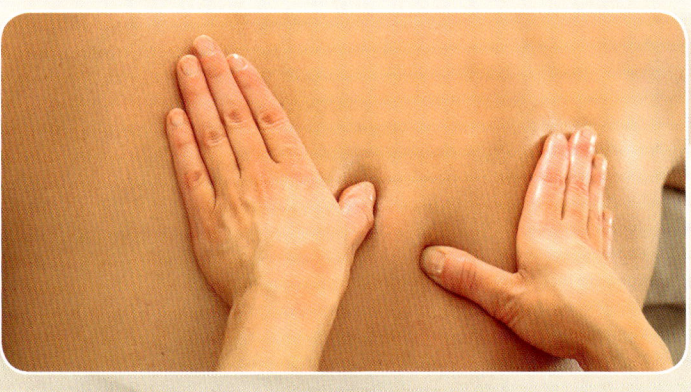

Daumenmassage

Streichen Sie abwechselnd mit kleinen Bewegungen des Daumens, entweder kreisend oder von Ihnen weg. Halten Sie die Hände so flach wie möglich auf dem Körper. Geeignet sind alle fleischigen und muskulösen Körperzonen, oder wenn Sie nahe, aber nicht auf einem Knochen massieren. Mit den Daumen könnten Sie sich z. B. beiderseits der Wirbelsäule bis zur Halswirbelsäule hinaufarbeiten.

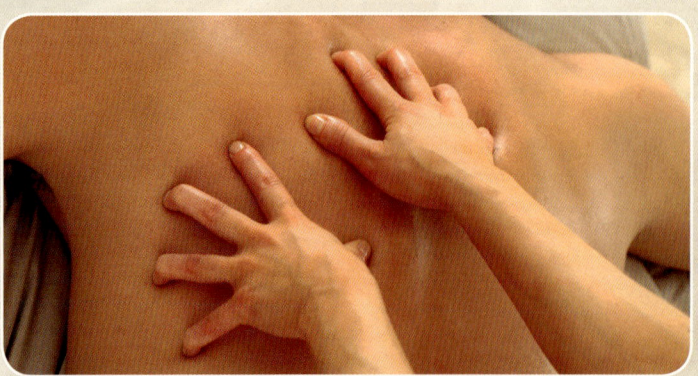

Mit gespreizten Fingern

Ziehen Sie unter Druck die gespreizten Fingerspitzen zunächst der einen, dann der anderen Hand abwechselnd zusammen. Achten Sie auf das Feedback von Ihrem Partner, um ihn nicht allzu sehr zu kratzen. Der Griff ist geeignet für Rücken, Schenkel und Brust.

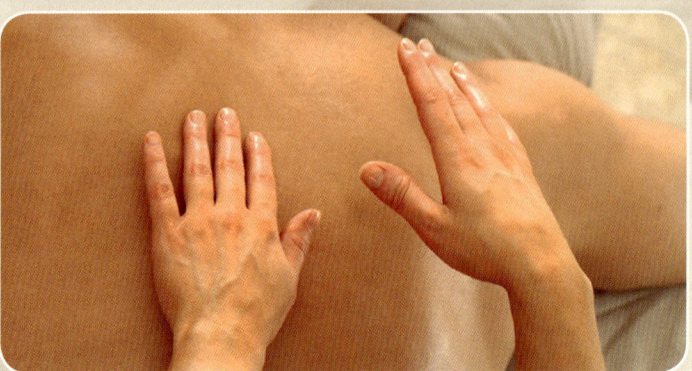

Federleichtes Gleiten

Gleiten Sie allein mit den Fingerspitzen federleicht über die Haut Ihres Partners, indem Sie die Hände abwechselnd zu sich heranziehen. Dieser Griff fühlt sich am ganzen Körper gut an, auch mit einer richtigen Feder. Ziehen Sie mit einer großen, hochwertigen Feder Spuren über Schultern, Rücken, Po und Beine Ihres Partners.

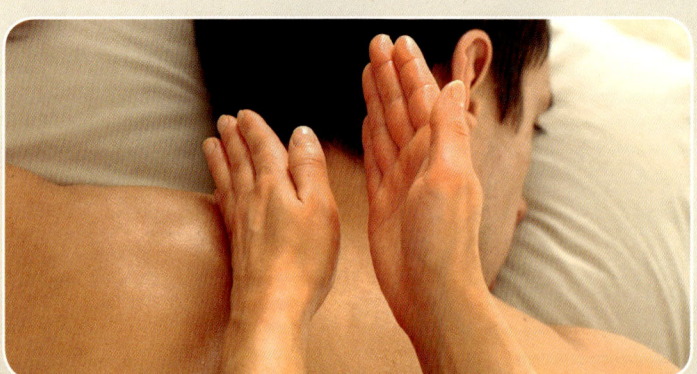

Klopfen

Verwenden Sie die Handkanten, um fleischige Areale »hackend« rhythmisch zu bearbeiten. Dies wirkt stimulierend und belebend und fördert die Durchblutung der Haut. Geeignet sind Schultern, Rücken (nicht direkt auf der Wirbelsäule), Po und Rückseite der Schenkel.

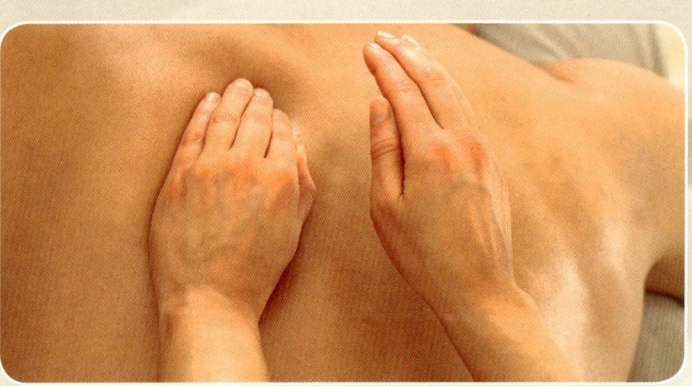

Klopfen mit hohler Hand

Klopfen Sie abwechselnd mit hohl gerundeter Hand auf Ihren Partner, als würden Sie trommeln. Arbeiten Sie sich mit dieser Technik über fleischige Areale wie Rücken, Po, Schenkel und Waden hinweg.

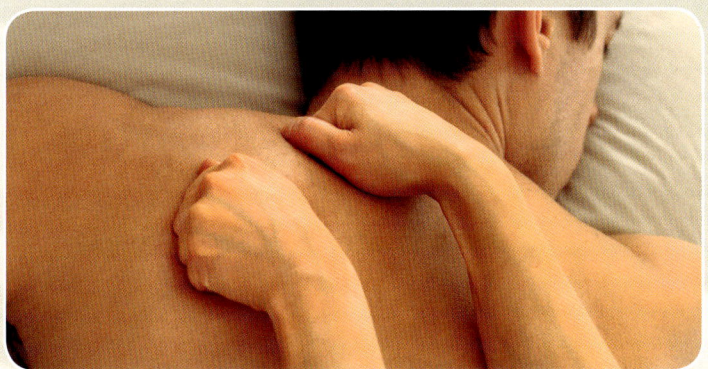

Knöchelmassage

Die Hände leicht zur Faust geballt, »graben« Sie sich mit den Knöcheln in die Muskulatur, wobei Sie knochige Bereiche umgehen. Hierfür sind die Handflächen, Rücken, Fußsohlen (wenn Ihr Partner auf dem Rücken liegt), Po, Rückseite der Beine, oberer Schulter- und unterer Nackenbereich am besten geeignet.

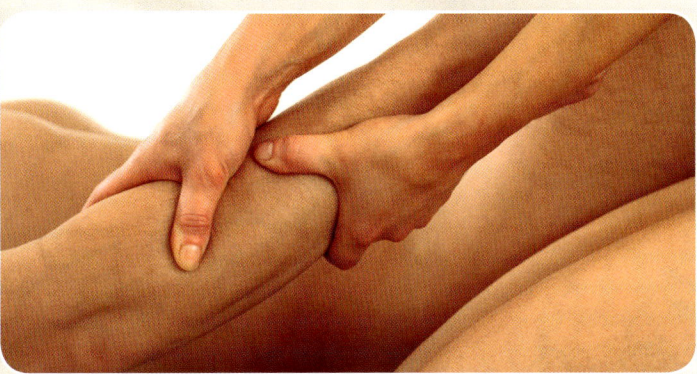

Drainieren

Ein mit großem Druck ausgeübter Griff für Arme und Beine. Fassen Sie Ihren Partner am Handgelenk, und drücken Sie mit beiden Daumen kräftig auf die Arminnenseite. Ziehen Sie die Daumen bis zum Ellbogen hoch, und gehen Sie dann mit flacher Hand seitlich und an den Innenseiten zurück zur Hand. Ebenso verfahren Sie ausgehend von den Fußgelenken an den Waden.

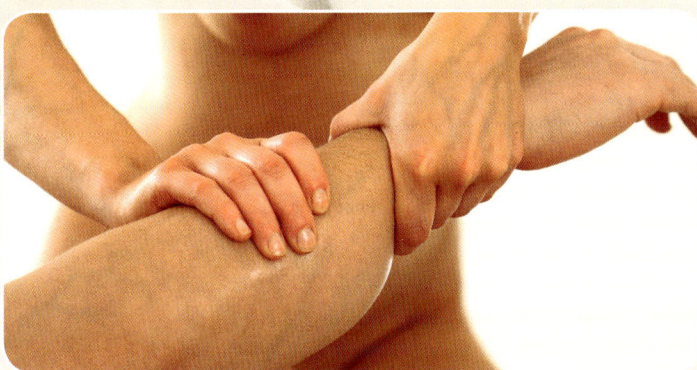

Wringen

Machen Sie mit beiden Händen eine wringende Bewegung, als würden Sie ein Tuch auswringen, und zwar an den Armen und Beinen Ihres Partners. Dieselbe Bewegung können Sie mit einer Hand auch an einem Fuß vollziehen, mit einer einzigen großen, drehenden Bewegung von der Fußsohle zum Spann.

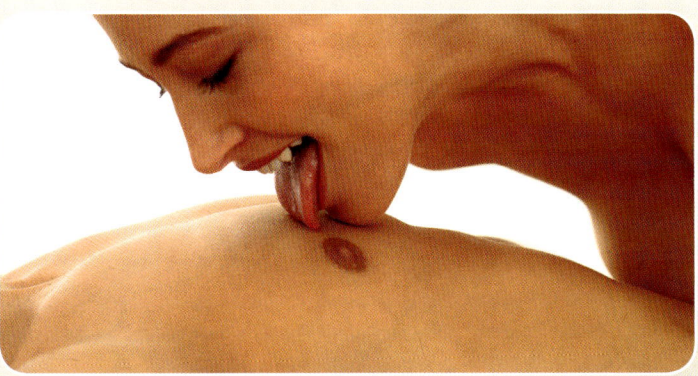

Lecken und Beißen

Der Einsatz des Mundes ist allein der erotischen Massage vorbehalten. Sie können Ihren Partner mit Lippen, Zähnen und Zunge lustvoll verwöhnen. Finden Sie heraus, was sich für Sie beide am besten anfühlt. Lecken Sie nur mit der Zungenspitze oder flach mit der ganzen Zunge, beknabbern Sie sensible Zonen mit den Zähnen und beißen Sie sanft in fleischigere Bereiche. Beruhigen Sie dann die Haut mit Schmetterlingsküssen.

Ganzkörper-Massagetechniken

Mit Hilfe dieser Techniken kommt der ganze Körper in Bewegung. Sie fördern die Durchblutung, lindern Spannungen und stimulieren die Genitalien. Gehen Sie gleichermaßen beherzt wie sensibel vor; arbeiten Sie mit der natürlichen Bewegung des Körpers Ihres Partners, und drängen Sie ihm Tempo und Rhythmus nicht auf. Schaukeln und Schütteln können vor wie auch während einer erotischen Massage eingesetzt werden.

SCHAUKELN

Die Methode wirkt beruhigend, wie das Schaukeln eines Babys. Schaukeln lindert Spannungen in den Muskeln und Gelenken und löst eine steife Körperhaltung. Und durch den Kontakt zur Unterlage werden gleichzeitig auch die Genitalien sanft stimuliert. Denken Sie daran, Ihr Partner kommt umso leichter zum Höhepunkt, je länger die Erregungsphase dauert und je weniger Sie ihn drängen.

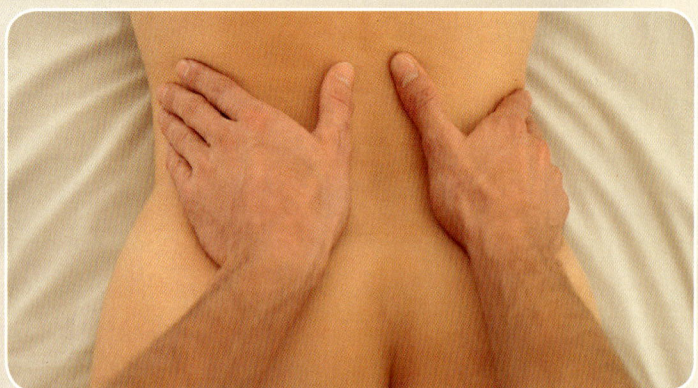

Hüftschaukeln

Legen Sie die Hände seitlich an die Hüfte des Partners und drücken Sie dagegen, wobei Sie den Partner »auffangen«, wenn er wieder zurückrollt. Dieselbe Bewegung können Sie erzeugen, wenn Sie die Hände auf die Rückseite eines Schenkels legen und ihn kraftvoll hin- und herrollen. Wechseln Sie nach ein paar Minuten zum anderen Schenkel.

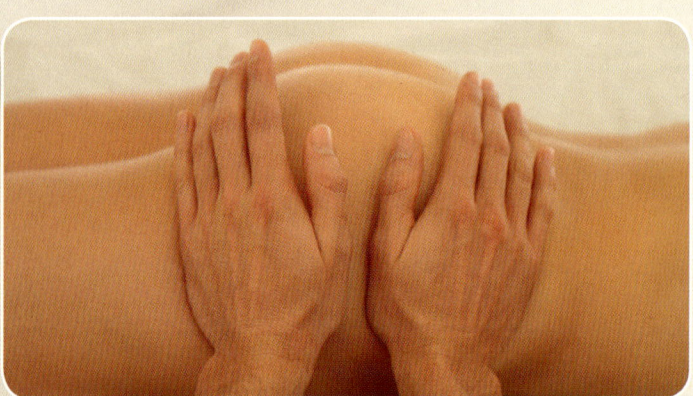

Kreuzbeinschaukeln

Legen Sie beide Hände auf das Kreuzbein des Partners, und schaukeln Sie das Becken hin und her. Folgen Sie dem Rhythmus, den Ihnen die Bewegungen des Partners vorgeben. Steigern Sie allmählich die Intensität des Schaukelns, bis zu einem ziemlich heftigen Grad. Bleiben Sie aber dennoch stets im Einklang mit dem Rhythmus des Körpers des Partners.

SCHÜTTELN

Bei dieser dynamischen Technik setzen Sie beide Hände ein, um eine schüttelnde Bewegung zu erzeugen. Ihr Partner liegt dabei auf dem Rücken.

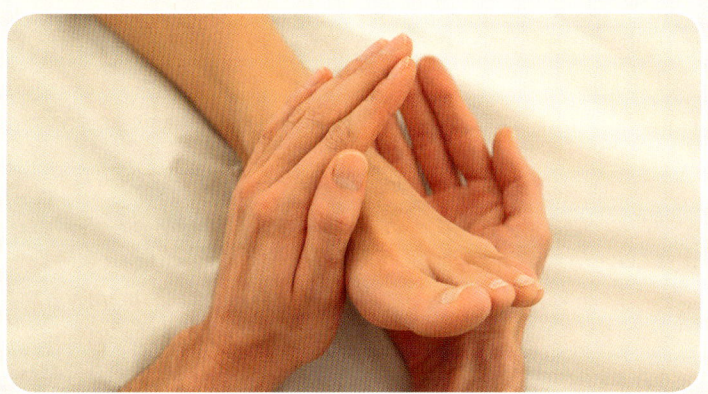

Fuß-Schütteln

Ihr Partner liegt auf dem Rücken, und Sie umfassen mit beiden Händen einen seiner Füße. Dann bewegen Sie die Hände schnell hin und her, sodass der Fuß geschüttelt wird. Dies lindert Spannungen im Fußgelenk. Dasselbe am anderen Fuß.

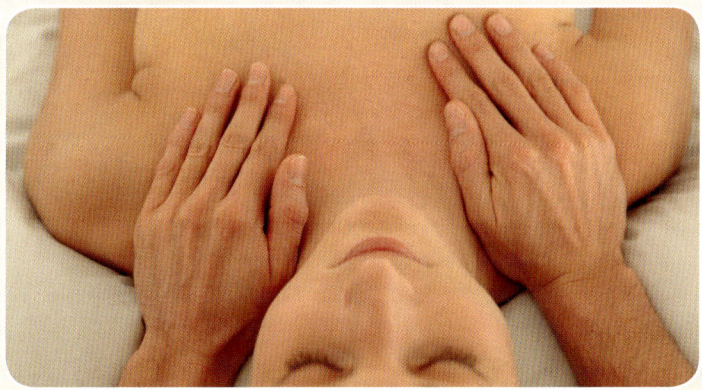

Schulter-Schütteln

Ihr Partner liegt auf dem Rücken. Sie sitzen hinter seinem Kopf und drücken die Schultern in Richtung seiner Füße. Nun bewegen Sie die Hände in schneller Folge hin und her, sodass sein Kopf, je mehr sich die Nackenspannungen lösen, wie von alleine hin- und herrollt.

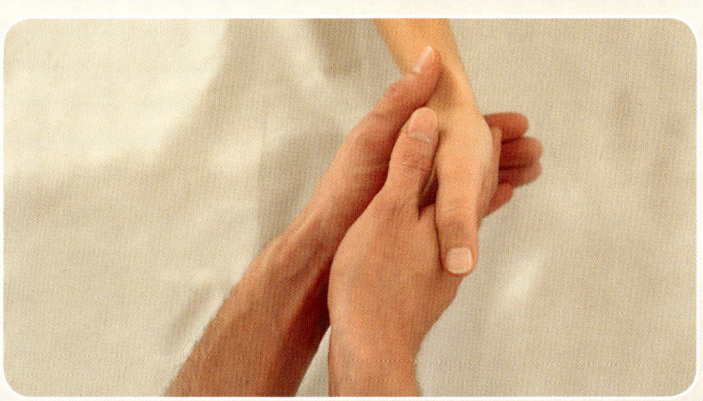

Arm-Schütteln

Fassen Sie Ihren Partner an einer Hand, und heben Sie seinen Arm leicht an. Schütteln Sie nun den Arm kräftig hin und her, um Ellbogen- und Schultergelenk zu lockern. Sie können seine Hand auch mit beiden Händen halten, um dabei selbst nicht allzu sehr zu ermüden. Am anderen Arm wiederholen.

Zärtliche Berührungen

Umarmungen, Küsse und Zärtlichkeiten aller Art bereichern Ihre erotische Massage. Gehen Sie auch sonst verschwenderisch damit um, um das emotionale und körperliche Band zwischen Ihnen zu festigen. Indem Sie dadurch bei der Massage Ihre Zuneigung zum Ausdruck bringen, ermöglichen Sie eine sinnlich-emotionale Erfahrung.

LIEBE ZUM AUSDRUCK BRINGEN

Durch jede Zärtlichkeit, die Sie mit Ihrem Partner austauschen, kräftigen Sie das körperlich-emotionale Band zwischen Ihnen. Sie können gar nicht zärtlich genug sein, nutzen Sie jede Gelegenheit, um Ihre Zuneigung zu zeigen.

Viele Paare vergessen nach der ersten Verliebtheit, weiterhin Zärtlichkeiten auszutauschen, außer vielleicht vor oder während des Sex. Es ist wichtig, sich immer wieder an alte Zeiten zu erinnern, und der Beziehung neuen Schwung zu verleihen.

Menschen verfügen über ein hohes Maß an sinnlicher Kreativität und Ausdrucksvermögen. Fallen Sie also nicht stets in dieselben alten Muster körperlichen Ausdrucks zurück. Experimentieren Sie mit den feinen Berührungsnuancen, die der Mensch zu geben und zu empfangen in der Lage ist. Wenden Sie sich Körperzonen zu, die Sie schon länger nicht mehr geküsst oder gestreichelt haben. Umarmen Sie Ihren Partner ganz überraschend, und geben Sie dieser besonderen Art, Liebe und Zuneigung auszudrücken, auch in Ihrer Massage Raum.

DRÜCKEN UND UMARMEN

Eine enge und innige Umarmung ist eine der besten Möglichkeiten, Liebe in ihrer reinsten Form zu spüren. Umarmen Sie Ihren Partner vor und nach einer Massage, um Liebe und Sicherheit zu spüren. Zärtliche und von Herzen kommende Umarmungen erinnern Sie auch

daran, dass Sie einen wundervollen und liebesbedürftigen Körper haben und nicht nur ein kopfbestimmtes Vernunftwesen sind, das das weitere Vorgehen plant.

In einer Umarmung beginnen Sie automatisch tiefer zu atmen. Sie bringen dabei Ihre verletzliche und bedürftige Seite zum Ausdruck, den Teil von Ihnen, der liebt und gerne geliebt wird. Je mehr Sie mit Ihrem Partner dabei verschmelzen, umso besser werden Sie sich beide fühlen.

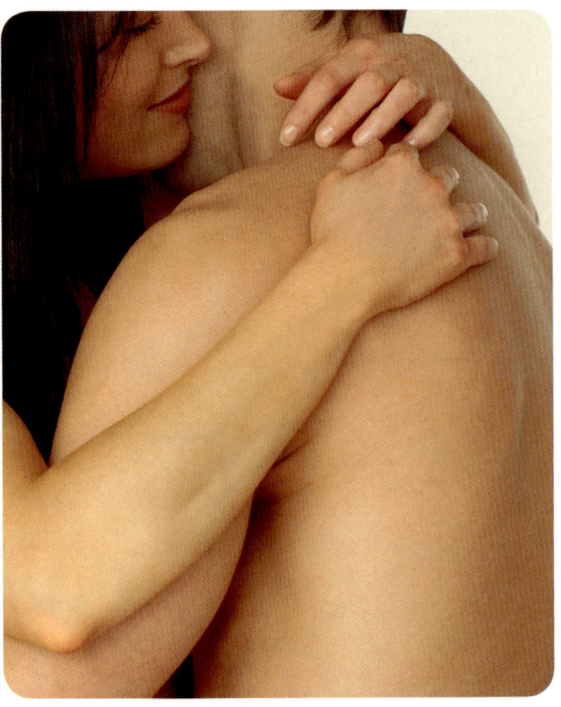

Innige Umarmungen *fördern den körperlichen und emotionalen Bezug zu Ihrem Partner: Umarmen Sie sich vor und nach einer Massage, um das gegenseitige Vertrauen zu stärken.*

Berührungsspiele

Bei diesem Spiel erfahren Sie und Ihr Partner, welche Art von Berührungen Sie gerne haben, und wo Ihre Grenzen liegen. Diese können sich jederzeit ändern, vor allem, wenn Sie sich mit erotischer Massage beschäftigen. Das Spiel kann der Massage vorausgehen, oder Sie genießen es einfach für sich.

1 Sie stehen einander gegenüber und einigen sich, wer beginnt und wie lange das Spiel dauern soll.

2 Der Erste (in diesem Beispiel der Mann) tritt dann einen Schritt näher. Darauf sagt die Frau, ob es ihr recht ist oder nicht: »Ja«, »Ja, vielleicht« oder »Nein«.

3 Der Mann berührt die Frau bewusst und mit Bedacht, etwa Ihre Wange oder ihr Haar.

4 Die Frau antwortet wieder mit: »Ja«, »Ja, vielleicht« oder »Nein«. Wenn Ihre Partnerin mit »Ja, vielleicht« antwortet, gehen Sie etwas sensibler und einfühlsamer vor, um ihr doch noch ein »Ja« zu entlocken. Sie können mit dieser Berührung fort-fahren, oder Sie gehen dazu über, sie vielleicht am Mund zu berühren.

5 Experimentieren Sie weiter, um zu erfahren, was Ihre Partnerin mag und was nicht. Sie könnten ihren Hals küssen, durch ihr Haar streichen, sie kitzeln, sie umarmen oder ihre Brust streicheln. Geben Sie Ihrer Part-nerin Zeit, genau hinzufühlen und authentisch zu reagieren. Machen sie mehr von dem, was sie mag und lassen Sie weg, was ihr nicht gefällt. Halten Sie nicht an Berührungen fest, die Ihrer Partnerin nicht gefallen haben.

6 Spielen Sie das Spiel so lange wie verabredet, wobei Sie die Rollen zumindest alle fünf Minuten tauschen sollten.

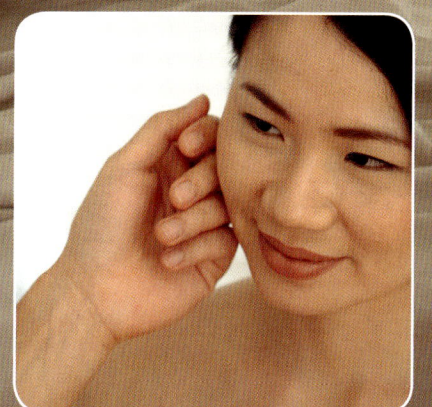

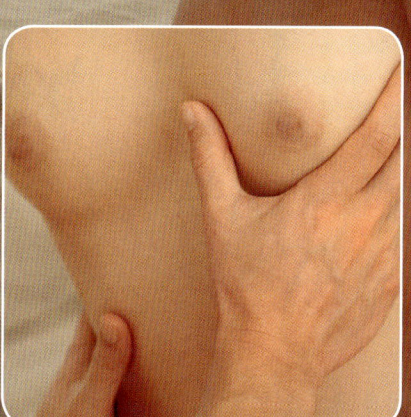

STREICHELEINHEITEN

Ein Streicheln kann Vieles ausdrücken – Verlangen, Wertschätzung und Faszination. Es kann sinnlich sein, erotisch, zärtlich oder leidenschaftlich. Streicheln Sie Ihren Partner beim Massieren mit den Fingerspitzen oder auch mit dem Handrücken. Es kommen alle Körperbereiche infrage, wenngleich besonders sensible Zonen wie die Innenseite der Arme, Gesicht, Hals und Brust am empfänglichsten sind. Gehen Sie behutsam und sanft vor, sodass Ihre Finger federleicht über die Haut Ihres Partners gleiten. Nehmen Sie bei Bedarf etwas Öl. Machen Sie sich bewusst, wo Sie Ihren Partner gerade berühren, und wie sich das für Sie anfühlt. Dadurch wird Ihr Streicheln für Sie zu einer ebenso entspannenden und tiefen Erfahrung wie für Ihren Partner. Zärtliches Streicheln kann Sie beide in einen Zustand ruhiger Entspannung versetzen, der Ihnen, falls Sie fortfahren, neue Horizonte erotischer Ekstasen eröffnen kann.

KÜSSE

Nehmen Sie sich während Ihrer Vorbereitungen zur Massage und auch sonst in Ihrem Alltag ausgiebig Zeit zum Küssen. So kommen Sie einander auf sinnlich romantische Weise näher, und Sie bekommen ein Gespür dafür, wie sich Ihr Partner an diesem Tag gerade fühlt. Sie werden merken, ob er sich dabei entspannt oder sich eher unwohl fühlt und verkrampft. Je nachdem können Sie sich darauf einstellen, wie Sie ihn daraufhin massieren und berühren, und ob Sie beide etwas mehr Zeit brauchen, um sich zu entspannen und loszulassen.

Halten Sie beim Massieren inne, um Ihren Partner auf die Lippen zu küssen, oder wo auch immer sonst Sie es beide mögen. Durch den intensiven Kontakt von Lippen und Zungen entsteht eine sinnliche Nähe, die Sie unmittelbar spüren. Nach dem Mund wenden Sie sich dem Hals und den Schultern Ihres Partners zu. Durch Ihre Küsse geben Sie Ihrer Massage einmal mehr einen sinnlich erotischen Charakter und machen damit deutlich, dass sie keine rein therapeutischen Zwecke verfolgt.

Beim Küssen, ob auf den Mund oder anderswohin, werden Hormone freigesetzt, die eine erotisch entspannte Grundstimmung hervorrufen und Sie für sinnliche Berührungen öffnen. Der Cocktail enthält Dopamine, Endorphine und Phenylethylamine – Wohlfühlhormone, die von der Hypophyse und dem Hypothalamus produziert werden. Wenn diese Hormone ihre Wirkung entfalten, steigert sich Ihr Wohlbefinden, und Sie öffnen sich für weitere körperliche Kontakte. Küssen, Knabbern und Saugen haben dieselbe hormonale Wirkung. Beginnen Sie ganz sanft, und Sie werden leidenschaftlicher, je entspannter Sie sind.

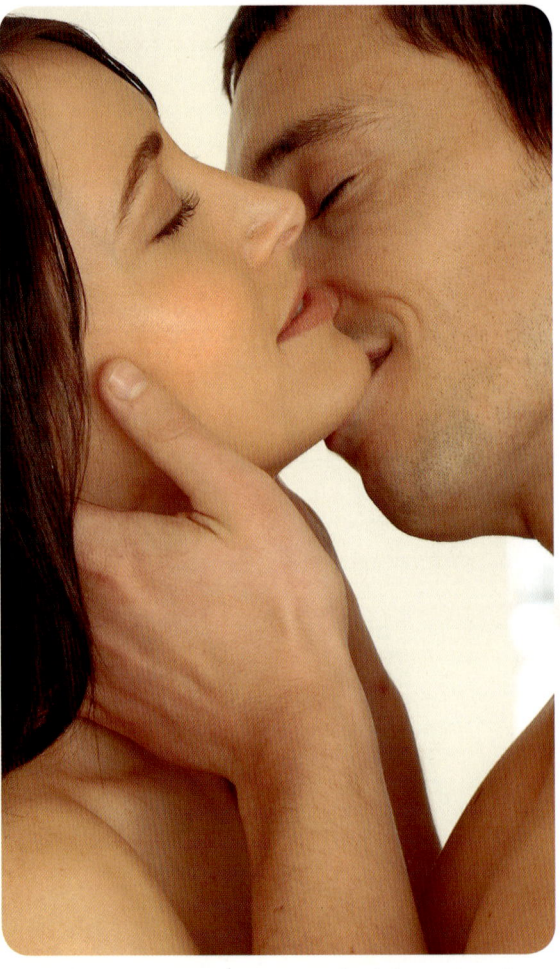

Küsse sind eine besonders intime Ausdrucksform von Liebe, und sie bewirken die Freisetzung sexuell stimulierender chemischer Substanzen im ganzen Körper.

Den Partner streicheln

Sie konzentrieren sich bei dieser Übung auf nur eine Hand, um das Gespür für die Berührung zu erhöhen. Im Lauf der Zeit werden Sie wie »hypnotisiert« sein und in einen meditativen Zustand geraten, der zu innerem Frieden führen kann.

1 Ihr Partner legt sich nackt auf den Bauch, Sie setzen sich dann neben ihn.

2 Beginnen Sie, seinen Körper langsam mit einer Hand zu streicheln. Halten Sie dabei die Hand so flach wie möglich, und gehen Sie sanft, aber doch kräftig genug vor, um nicht zu kitzeln. Verwenden Sie die Fingerspitzen nur für kleinere Bereiche wie Hals oder Gesicht. Streicheln Sie die Körperrückseite zehn Minuten lang, und achten Sie darauf, auch wirklich überall hinzukommen.

3 Bitten Sie Ihren Partner, sich umzudrehen, und streicheln Sie zehn Minuten lang seine Körpervorderseite. Bewegen Sie die Hand so weit wie möglich nahtlos und nur in einer Richtung, und wechseln Sie nicht abrupt von einer Region zur anderen. Dieses gleichmäßige Streicheln bewirkt eine tiefere meditative Erfahrung.

4 Wenn Sie mit der Vorder- und der Rückseite fertig sind, bleiben Sie ruhig neben Ihrem Partner sitzen, um ihm Zeit zum Ausruhen und zur Verinnerlichung der Erfahrung zu geben.

Verbundenheit mit dem Partner

Um möglichst viel von Ihrer erotischen Massage zu haben, sollte Ihr Verhältnis zueinander entspannt und von Nähe und Vertrauen getragen sein. Sich einander nahe zu kommen, sich gemeinsam zu entspannen und aufeinander zu konzentrieren, stellt bereits ehe Sie mit der Massage beginnen eine starke, liebevolle Verbindung her.

DAS GEMEINSAME BAND STÄRKEN

Eine erotische Massage kann neue Empfindungen hervorrufen, das erfordert aber die Bereitschaft, sich darauf einzulassen. Es genügt schon, nur eine Zeit lang eng zusammen zu sein, um sich nahe zu fühlen und das Feuer romantischer Leidenschaft neu zu entfachen. Schauen Sie einander tief in die Augen, drücken Sie Ihren Partner in einer engen Umarmung an sich. Liegen Sie nebeneinander und hören Sie Musik, und seien Sie zärtlich zueinander, sobald Sie dazu in Stimmung sind. Die Übung auf der Seite gegenüber hilft, Vertrauen aufzubauen und Ihre Verständigung zu verbessern.

Nur wenn Ihr Geist entspannt ist (siehe Seite 166), kann Ihr Körper die Massage genießen. Ebenso entscheidend ist Ihr Geist, wenn es um die intime Verbundenheit mit Ihrem Partner geht. Wenn Sie sich miteinander wohlfühlen, können Sie sich auch emotional und körperlich aufeinander einlassen.

Einfache Dinge wie ein gemeinsames Bad können viel für Ihre Beziehung bewirken. Wenn der Abstand zwischen Ihnen wegen einer Dienstreise etwa oder Stress im Büro zu groß geworden ist, dann kann ein gemeinsames Bad wahre Wunder wirken. Sie könnten es auch mit dem Spiel auf der gegenüberliegenden Seite ausprobieren; dabei berühren Sie einander und versuchen, die Gedanken des anderen zu lesen. Das kann Ihnen zu einem vertrauteren Umgang mit Ihrer Sexualität verhelfen und Sie ganz allgemein entspannen, ehe Sie mit der erotischen Massage beginnen.

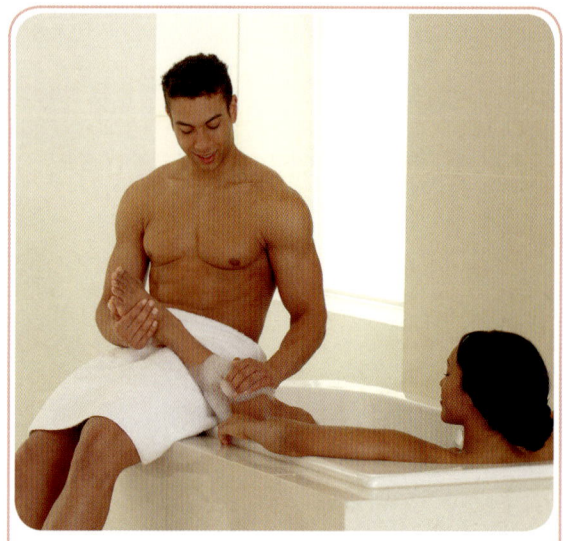

MIT IHREM PARTNER BADEN

Ein sinnliches Bad wird auf wunderbare Weise das Band zwischen Ihnen stärken. Sie können dieses Ritual auch unter der Dusche vollziehen.

1 Lassen Sie für Ihren Partner ein Bad ein, und geben Sie einen schönen, natürlichen Badezusatz dazu. Große, angewärmte Badetücher sollten ebenfalls bereitliegen.

2 Bitten Sie Ihren Partner, sich hineinzulegen. Verlassen Sie das Badezimmer, damit er sich in Ruhe entspannen kann.

3 Nach ein paar Minuten kommen Sie wieder herein und beginnen, Ihren Partner sorgsam am ganzen Körper zu waschen, bis hin zu den Fingern, Armen und Beinen. Waschen Sie mit besonderem Feingefühl auch die Genitalien Ihres Partners. Waschen sie ihm schließlich sanft massierend die Haare.

4 Bitten Sie ihn zum Schluss herauszusteigen. Hüllen Sie ihn in ein großes Handtuch und trocknen Sie ihn zärtlich und mit wohlverdienter Hingabe ab.

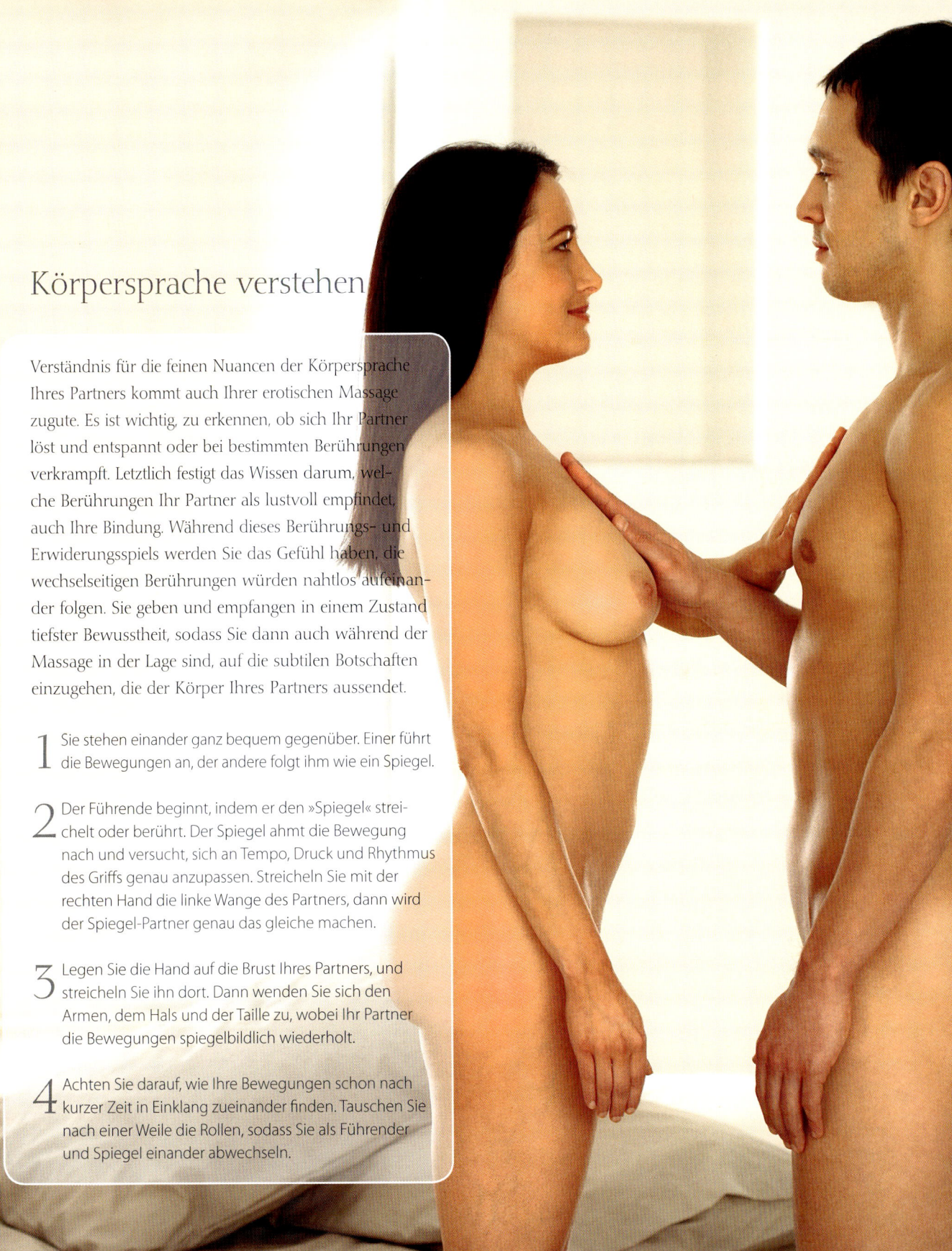

Körpersprache verstehen

Verständnis für die feinen Nuancen der Körpersprache Ihres Partners kommt auch Ihrer erotischen Massage zugute. Es ist wichtig, zu erkennen, ob sich Ihr Partner löst und entspannt oder bei bestimmten Berührungen verkrampft. Letztlich festigt das Wissen darum, welche Berührungen Ihr Partner als lustvoll empfindet, auch Ihre Bindung. Während dieses Berührungs- und Erwiderungsspiels werden Sie das Gefühl haben, die wechselseitigen Berührungen würden nahtlos aufeinander folgen. Sie geben und empfangen in einem Zustand tiefster Bewusstheit, sodass Sie dann auch während der Massage in der Lage sind, auf die subtilen Botschaften einzugehen, die der Körper Ihres Partners aussendet.

1 Sie stehen einander ganz bequem gegenüber. Einer führt die Bewegungen an, der andere folgt ihm wie ein Spiegel.

2 Der Führende beginnt, indem er den »Spiegel« streichelt oder berührt. Der Spiegel ahmt die Bewegung nach und versucht, sich an Tempo, Druck und Rhythmus des Griffs genau anzupassen. Streicheln Sie mit der rechten Hand die linke Wange des Partners, dann wird der Spiegel-Partner genau das gleiche machen.

3 Legen Sie die Hand auf die Brust Ihres Partners, und streicheln Sie ihn dort. Dann wenden Sie sich den Armen, dem Hals und der Taille zu, wobei Ihr Partner die Bewegungen spiegelbildlich wiederholt.

4 Achten Sie darauf, wie Ihre Bewegungen schon nach kurzer Zeit in Einklang zueinander finden. Tauschen Sie nach einer Weile die Rollen, sodass Sie als Führender und Spiegel einander abwechseln.

Erotische Spiele

Nehmen Sie sich gelegentlich die Zeit für erotische Spiele mit Ihrem Partner, und Sie werden feststellen, dass Sie viel weniger kopfgesteuert reagieren und dass Ihr Körper zugänglicher und empfänglicher für Berührungen wird. Die Dinge mit Humor zu nehmen, wird Sie kleine Kümmernisse ebenfalls schneller vergessen lassen.

SICHERER SPASS

Für subtilere erotische Erfahrungen brauchen Sie beide ein Gefühl körperlicher und emotionaler Sicherheit. Ist einer von Ihnen zurückhaltend und angespannt, wird er für tiefer gehende Empfindungen nicht offen genug sein. Oft ist man vom Alltag her ein wenig steif und abgestumpft; da können Zärtlichkeiten und ein liebevoller Austausch den Weg für eine erotische Massage bahnen. Mit etwas Abenteuerlust werden sie stimulierende neue Erfahrungen machen.

LINKE UND RECHTE GEHIRNHÄLFTE

Erotische Berührungen erreichen die rechte Gehirnhälfte, die mehr intuitiv-künstlerische. Die linke Gehirnhälfte hingegen ist eher analytisch und logisch. Es ist die linke Gehirnhälfte, die Sie in das Reich tieferer Erfüllung und einer gesteigerten erotischen Wahrnehmung führt. Erotische Spiele lassen Ihre linke Gehirnhälfte »wachsen«. Durch sie entfaltet sich Ihre Fantasie. Dies wird nicht nur Ihr sinnliches Potenzial steigern, sondern auch Ihr sonstiges Leben bereichern.

Bauen Sie einige Aspekte dieser Spiele auch in Ihre Massage ein, und erweitern Sie Ihr Repertoire. Sie und Ihr Partner werden sich insgesamt wohler fühlen, und obendrein wird Ihnen niemals langweilig. Erotische Spiele können das Gefühl gegenseitigen Vertrauens enorm steigern, und sie bringen Abwechslung und Farbe in Ihr Intimleben. Das kann einer Beziehung nie schaden, egal, wie lange sie schon besteht.

EROTISCHES VERSTECKSPIEL

Dies ist eine sexy Variante des Kinderspiels. Wenn Sie sich mit Spaß darauf einlassen können, werden Sie feststellen, dass Adrenalin und Ausgelassenheit erotischen Spielen einen besonderen Reiz verleiht, der auch eine Massage aufpeppen könnte.

1   Bereiten Sie zunächst einen Platz zum Massieren vor, sei es ein großes Handtuch auf dem Bett oder ein flauschiger Teppich. Öl sollte auch bereitstehen. Stellen Sie für den, der sucht, einen Küchenwecker auf fünf Minuten.

2   Ein Partner versteckt sich, der andere beginnt zu zählen. Laufen Sie rasch in den Garten oder in einen Raum, den Sie wenig benutzen.

3   Dann versucht der Suchende, den versteckten Partner aufzuspüren. Wenn Sie den Partner innerhalb der vereinbarten Zeit finden, bekommen Sie eine zehnminütige Massage von ihm, z. B. eine Schulter-Nacken- oder eine Fußmassage. Wenn das nicht gelingt, hat der Partner im Versteck ein Anrecht auf eine Massage. Gehen Sie an den Platz, den Sie dafür vorbereitet haben.

4   Verschärfen Sie als Suchender die erotische Spannung mit spielerischen Drohungen etwa folgender Art: »Wenn ich dich erwische, kitzle ich dich, bis du schreist«, oder »Nimm dich in Acht, wenn ich dich finde, wirst du mich überall küssen und mir eine zehnminütige Genitalmassage geben müssen.«

5   Nach der ersten Massage erfolgt ein Rollentausch, sodass sich nun der versteckt, der vorher gesucht hat. Ihre Massagen können so erotisch werden, wie Sie mögen – und Sie dürfen auch gerne um etwas bitten.

Berührungsspiel mit Augenbinde

Erotische Spiele mit verbundenen Augen umweht ein Hauch von Abenteuer, und sie machen eine Massage richtig spannend. Der »Blinde« empfängt mit geschärfter Wahrnehmung seiner anderen Sinne.

1 Halten Sie einige Dinge wie Federn, Seidenschals, Öl, Eiswürfel oder einen Vibrator parat. Experimentieren Sie zwischendurch auch mal mit einem Stein, einem Blatt oder einer Mango, und lassen Sie Ihren Partner raten, was es ein könnte.

2 Machen Sie es sich gemütlich und kuschelig warm, mit vielen Kissen zum Drauflegen. Ihr Partner sollte bis auf die Augenbinde nackt sein.

3 Beginnen Sie mit Küssen und Streicheln, gern auch mit Federn. Lassen Sie einen Seidenschal über ihn hinweggleiten bis die Enden über die Haut streichen.

4 Streichen Sie mit einem Eiswürfel über seine Haut. Träufeln Sie warmes Öl auf seine Brust und über den Bauch, und massieren Sie es sanft ein. Wechseln Sie zwischen beidem ab.

5 Stimulieren Sie mit einem Vibrator Schenkel, Hals, Brustwarzen, Schambein, Genitalien. Wenn die Vibration für einen Bereich zu kräftig ist, können Sie sie mit einem Tuch mildern.

6 Belassen Sie es beim Spiel, und gehen Sie nicht zum Sex über. Indem Sie sich haarscharf an der Grenze bewegen, kann Ihr Partner ganz im Moment aufgehen. Er kann entspannt empfangen, ohne das Gefühl, selbst aktiv werden zu müssen. Gönnen Sie Ihrem Partner dieses wunderbare Gefühl.

7 Nehmen Sie Ihrem Partner die Augenbinde behutsam ab. Sie können entweder gleich tauschen, oder Sie warten einen Tag, bis Sie an der Reihe sind. Eine Massage wäre natürlich auch möglich.

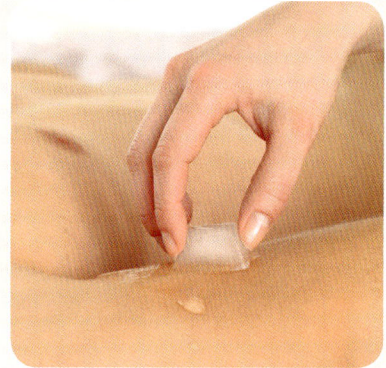

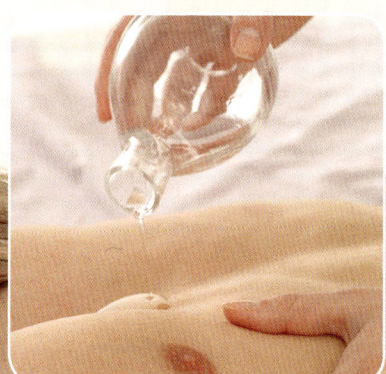

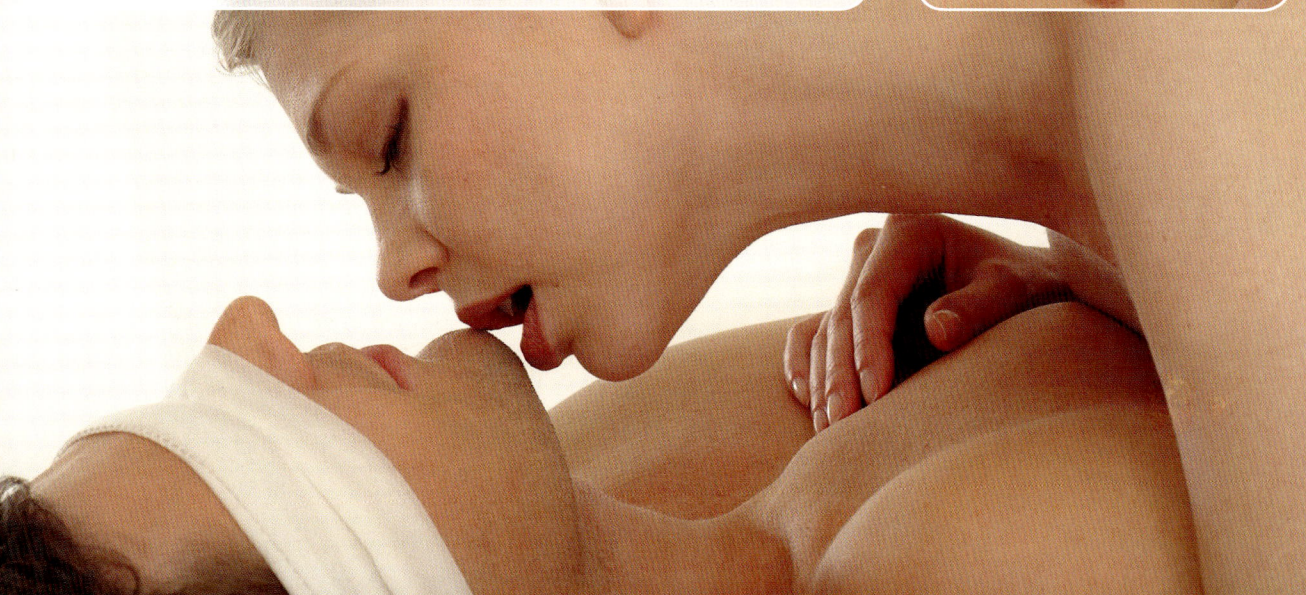

ZEIT ZUM SPIELEN

In einer Partnerschaft sollte man bewusst darauf achten, dass es nicht immer nur bierernst zugeht, denn oftmals vergisst man über dem Alltag, Intimität und Nähe zum Partner zu pflegen. Dann schleicht sich Langeweile ein, und Lust und Leidenschaft schwinden dahin. Eine Beziehung, die Ihnen am Herzen liegt, will gepflegt sein, und nichts bringt frischeren Wind in eine Beziehung, als Spaß und Lebensfreude. Lachen verbindet außerordentlich; Ihnen wird dabei immer wieder neu bewusst, welche Gemeinsamkeiten Sie haben und warum Sie überhaupt zusammen sind.

Um eine Beziehung lebendig und frisch zu erhalten, sind spontane Zärtlichkeiten und Lachen das Allerbeste. Spiele können Ihre Beziehung ungemein beleben, sind aber nicht unbedingt erforderlich. Es genügt auch eine überraschende Schultermassage; das ist für beide entspannend und verbindet mit dem Augenblick. Beißen Sie ihn (oder sie) zum Schluss in den Nacken oder kitzeln Sie ihn. Letztlich kommt es vor allem darauf an, sich selbst nicht so ernst zu nehmen. Wenn Sie mit dem oder der Liebsten nicht herumalbern können, mit wem dann?

ZUR ABWECHSLUNG MAL RAUS

Raus ins Grüne zu gehen, bietet die Möglichkeit, mehr Spontaneität und ein spielerisches Moment in Ihre Beziehung zu bringen. Zärtlichkeiten in freier Natur sind sehr sinnlich und haben obendrein etwas Abenteuerliches.

Suchen Sie sich einen einsamen Strand, einen abgeschlossenen Garten oder eine gut zugewachsene Lichtung. Breiten Sie eine große flauschige Decke aus, und legen Sie ein paar Kissen darauf. Legen Sie sich, wenn Sie mögen, nackt in die Sonne, und genießen Sie die Wärme und die Luft auf Ihrer Haut. Stellen Sie sich mit allen Sinnen auf die Umgebung ein: Sie hören Vogelgezwitscher und Wellenrauschen, und Sie riechen den Duft der Blumen. Streicheln Sie mit Blüten und Blättern über die Haut Ihres Partners, um ihn danach mit einer sinnlichen Massage zu beglücken. Genießen Sie ein Picknick mit

ausgefallenen Leckereien, einschließlich besonders sinnlicher Spezialitäten wie safttriefendem Obst, leckeren Dips und süßen Spezereien zum gegenseitigen Füttern.

Nehmen Sie sich die Zeit, aus Ihrer gewohnten Umgebung herauszukommen, in ein schönes Hotel oder auch auf einen Campingplatz, Hauptsache, Sie durchbrechen die Routine. Ein anderes Umfeld und ein neues Bett verlocken dazu, mal was Neues auszuprobieren. Dies ist Ihre Chance, sich ganz auf Sie als Paar zu konzentrieren.

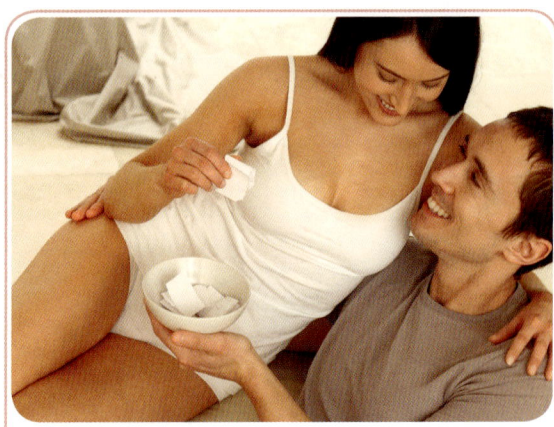

DAS ZETTTELSPIEL

Wenn erotische Spiele neu für Sie sind, wäre dies ein guter Einstieg. Sie schreiben beide Ihre Wünsche auf und ziehen dann jeweils einen Zettel. Dies bietet Ihnen einen sicheren Rahmen für Experimente, und Sie erhalten beide Anregungen, ohne dass nur ein Partner bestimmt, neue Massagegriffe oder Rollenspiele auszuprobieren.

1   Teilen Sie ein Blatt Papier in zehn kleine Stücke, und nehmen Sie sich jeweils die Hälfte. Dann notieren Sie darauf, was Sie gerne ausprobieren würden, und sei es nur, ein Glas Wein miteinander zu trinken, ein Musikstück ganz anzuhören, Ihren Partner überall zu küssen oder ihn mit verbundenen Augen zu massieren.

2   Legen Sie alle Zettel in eine Schale. Ziehen Sie nun abwechselnd einen Zettel, und lesen Sie laut vor, was darauf steht. Sie können einen Vorschlag sofort umsetzen und dann den nächsten ziehen, oder Sie einigen sich auf vier oder fünf Vorschläge, die Sie dann später in aller Ruhe »abarbeiten«.

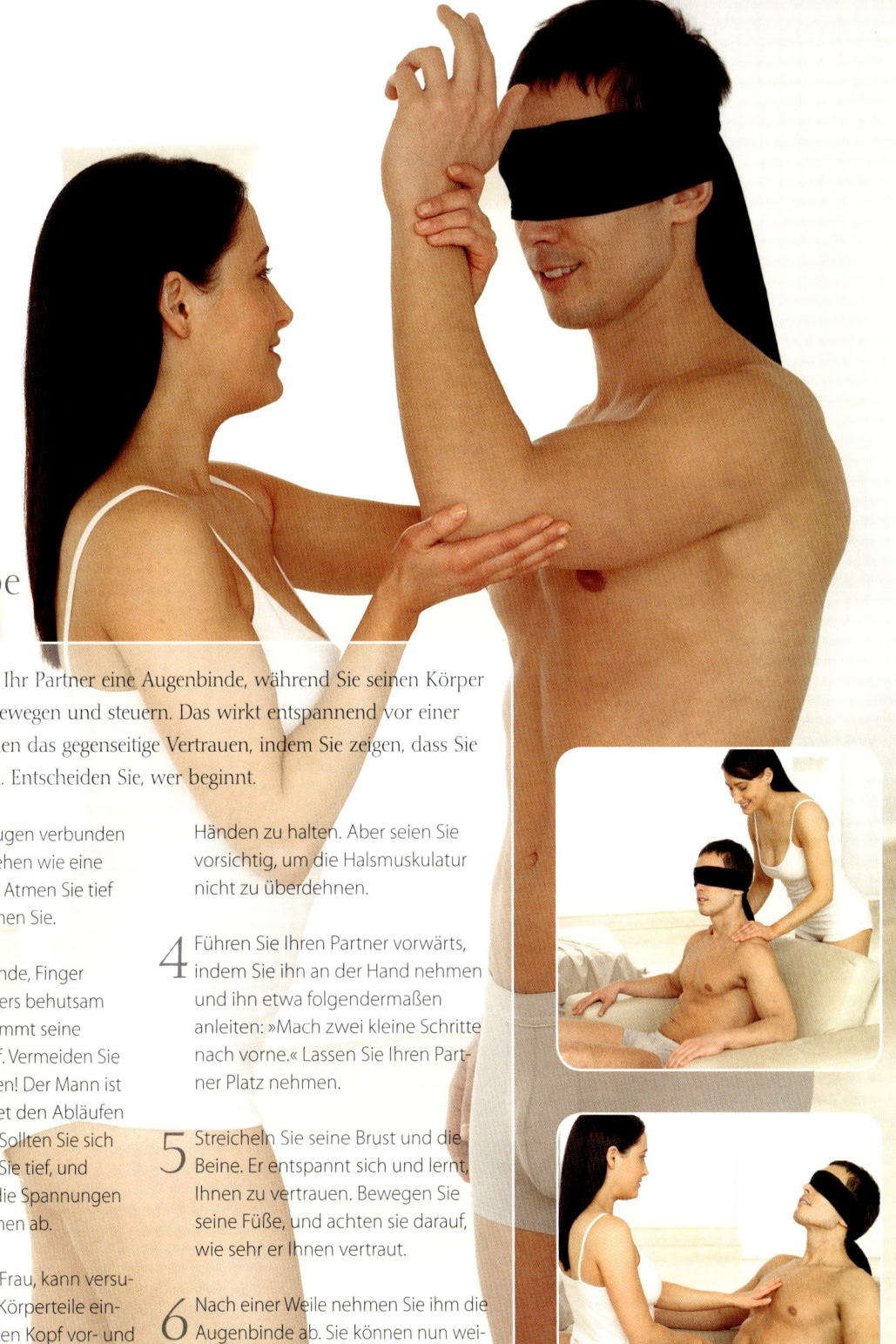

Die Schaufensterpuppe

Bei dieser Übung trägt Ihr Partner eine Augenbinde, während Sie seinen Körper und die Gliedmaßen bewegen und steuern. Das wirkt entspannend vor einer Massage, und Sie stärken das gegenseitige Vertrauen, indem Sie zeigen, dass Sie aufeinander achtgeben. Entscheiden Sie, wer beginnt.

1 Der Mann hat die Augen verbunden und bleibt reglos stehen wie eine Schaufensterpuppe. Atmen Sie tief durch, und entspannen Sie.

2 Die Frau bewegt Hände, Finger und Arme des Partners behutsam und gleichmäßig, nimmt seine Arme über den Kopf. Vermeiden Sie abrupte Bewegungen! Der Mann ist entspannt und bietet den Abläufen keinen Widerstand. Sollten Sie sich verspannen, atmen Sie tief, und stellen Sie sich vor, die Spannungen fließen beim Ausatmen ab.

3 Der Aktive, hier die Frau, kann versuchen, auch andere Körperteile einzubeziehen, etwa den Kopf vor- und zurückzubewegen, ihn vorsichtig kreisen zu lassen, ihn zwischen den Händen zu halten. Aber seien Sie vorsichtig, um die Halsmuskulatur nicht zu überdehnen.

4 Führen Sie Ihren Partner vorwärts, indem Sie ihn an der Hand nehmen und ihn etwa folgendermaßen anleiten: »Mach zwei kleine Schritte nach vorne.« Lassen Sie Ihren Partner Platz nehmen.

5 Streicheln Sie seine Brust und die Beine. Er entspannt sich und lernt, Ihnen zu vertrauen. Bewegen Sie seine Füße, und achten sie darauf, wie sehr er Ihnen vertraut.

6 Nach einer Weile nehmen Sie ihm die Augenbinde ab. Sie können nun weitermassieren oder selbst in die Rolle der Schaufensterpuppe schlüpfen.

Abschließende Berührungen

Nach einer Massage fühlt sich Ihr Partner richtig entspannt, und alle seine Sinne sind geschärft. Die sanfteste Berührung fühlt sich wunderbar an, also verwöhnen Sie ihn mit den zärtlichsten Griffen und Streichbewegungen und sogar mit Pusten, damit Ihr Partner sich genährt fühlt und ganz mit dem Augenblick verbunden bleibt.

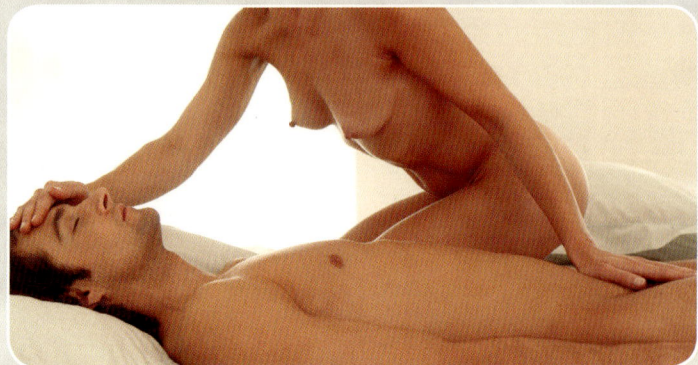

Zwischen Himmel und Erde

Legen Sie eine Hand auf die Stirn Ihres Partners, die andere auf seine Genitalien. Atmen Sie tief ein, und stellen Sie sich vor, Sie würden über die Hände wieder ausatmen. Lassen Sie Ein- und Ausatem mit dem Atemrhythmus Ihres Partners kommen und gehen. Verwenden Sie den Griff als Abschluss einer Ganzkörper- oder Intimmassage, so kann Ihr Partner die Empfindungen nachwirken lassen.

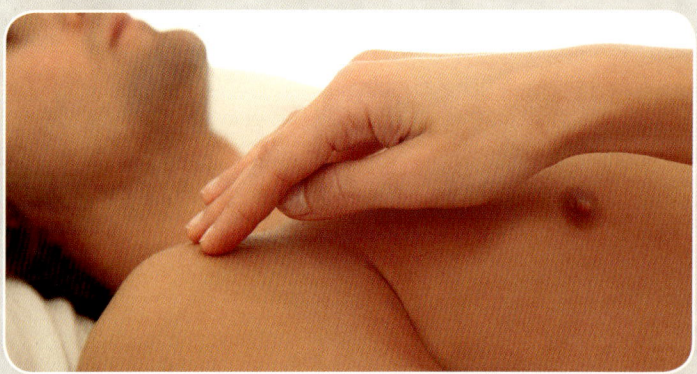

Verbindendes Streicheln

Dieses zärtliche Streicheln verbindet alle Bereiche des Körpers. Gleiten Sie mit den Fingerspitzen vom Kopf bis hinunter zu den Füßen über den Körper Ihres Partners. Wieder vom Kopf ausgehend streicheln Sie dann über die Arme bis hinunter zu den Fingerspitzen. Gerade nach einer Ganzkörpermassage fühlt sich Ihr Partner somit wunderbar eins mit seinem Körper.

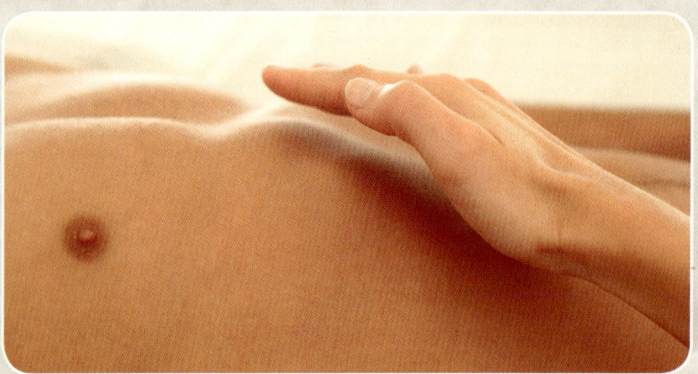

Energie-Streicheln

Hier streicheln Sie die Aura (das den Körper umgebende Energiefeld) Ihres Partners. Gehen Sie mit einem Abstand von ein, zwei Zentimetern mit der Hand zwei bis drei Mal am Körper Ihres Partners entlang nach unten. Vielleicht spüren Sie ein von Ihren Händen ausgehendes Energiefeld oder sogar Wärme. Dieses Aurastreicheln beruhigt den ganzen Körper.

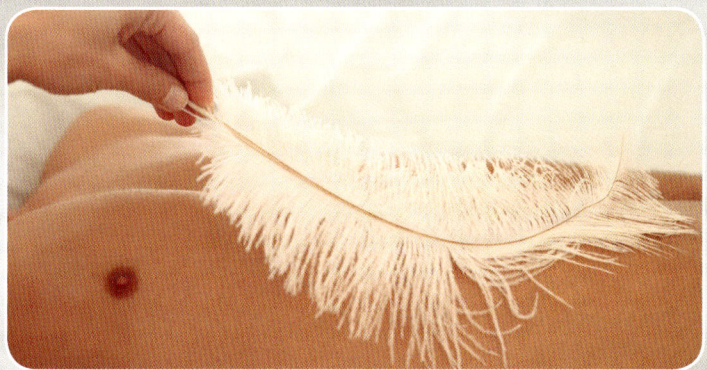

Feder und Fell

Die Übung kann entspannend oder belebend wirken. Streicheln Sie Ihren Partner mit einer Feder oder einem Fellhandschuh in einem hypnotisch langsamen Rhythmus – Bauch, Schenkel und Arme. Zur Entspannung gleiten Sie gleichmäßig sanft; zur Belebung machen Sie eher tupfende Bewegungen. Diese erwecken die Haut zum Leben, ideal, um zum Liebesspiel überzugehen.

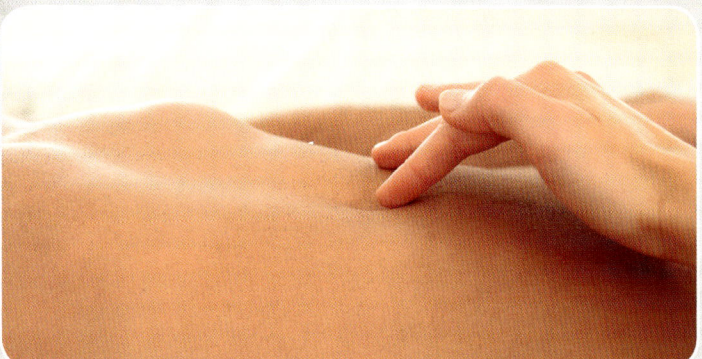

Miteinander verschmelzen

Legen Sie sich neben Ihren Partner, wenn Sie das Gefühl haben, es fühlt sich gut für Sie an. Vielleicht haben Sie einander gerade massiert und fühlen sich körperlich und emotional verbunden. Gleiten Sie mit ein, zwei Fingern absichtslos über den Körper Ihres Partners. Lassen Sie Ihren Fingern freien Lauf; Sie folgen den Konturen und Rundungen, verweilen in einer Vertiefung oder auf einer Brustwarze.

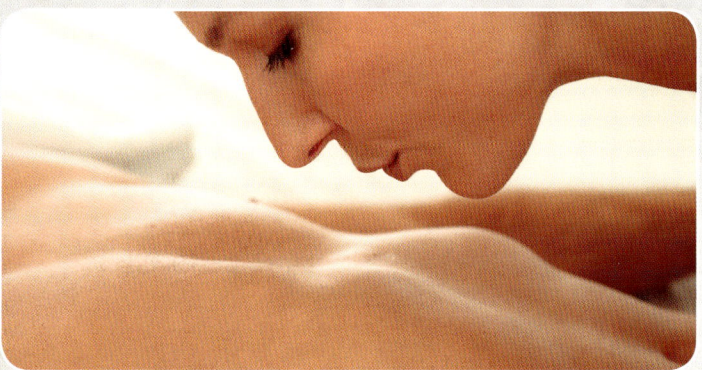

Lebenshauch

Pusten Sie sanft über die Haut Ihres Partners hinweg, und stellen Sie sich vor, Sie blasen Lebensenergie in ihn ein. Ein warmer Hauch wirkt nach einer Ganzkörpermassage beruhigend, kühles Pusten dagegen stimmt eher auf eine Intimmassage oder das Liebesspiel ein.

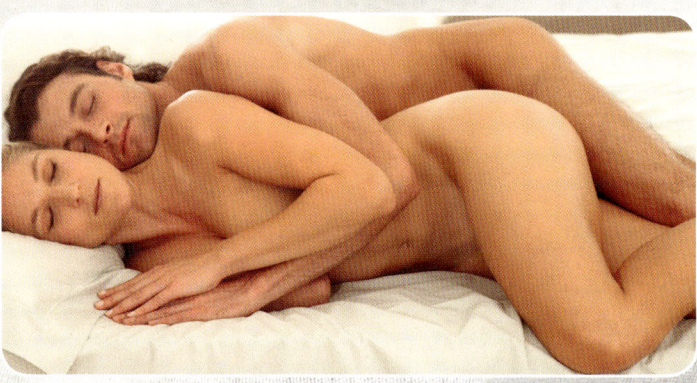

Versinken in Glückseligkeit

Bitten Sie Ihren Partner, sich auf die Seite zu legen, und kuscheln Sie sich in Löffelchenstellung an ihn. Den Kopf können Sie beide auf ein Kissen betten. Entweder Sie schlafen zusammen ein, oder Sie spüren, wie die sexuelle Energie zwischen Ihnen ansteigt und Ihnen einheizt.

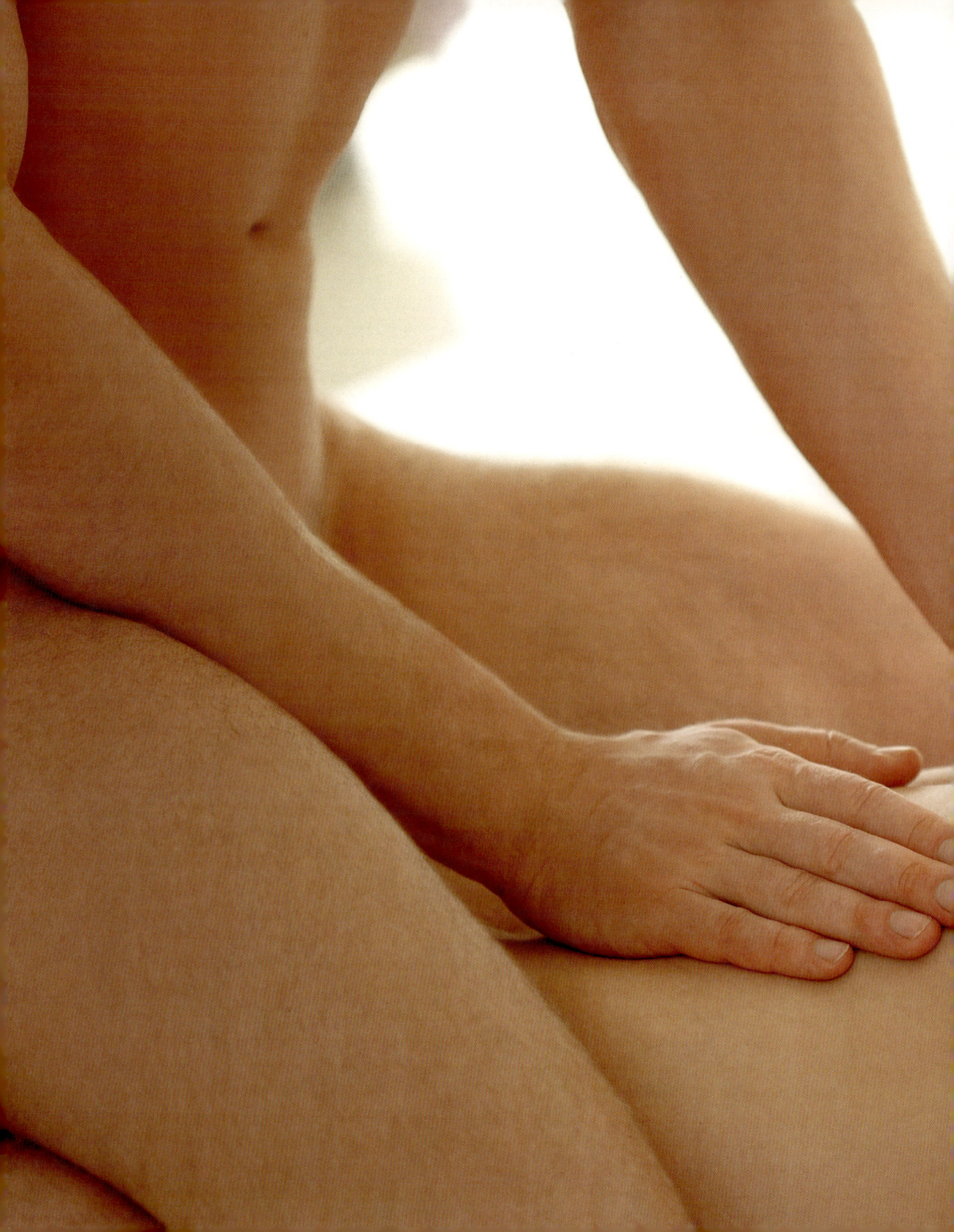

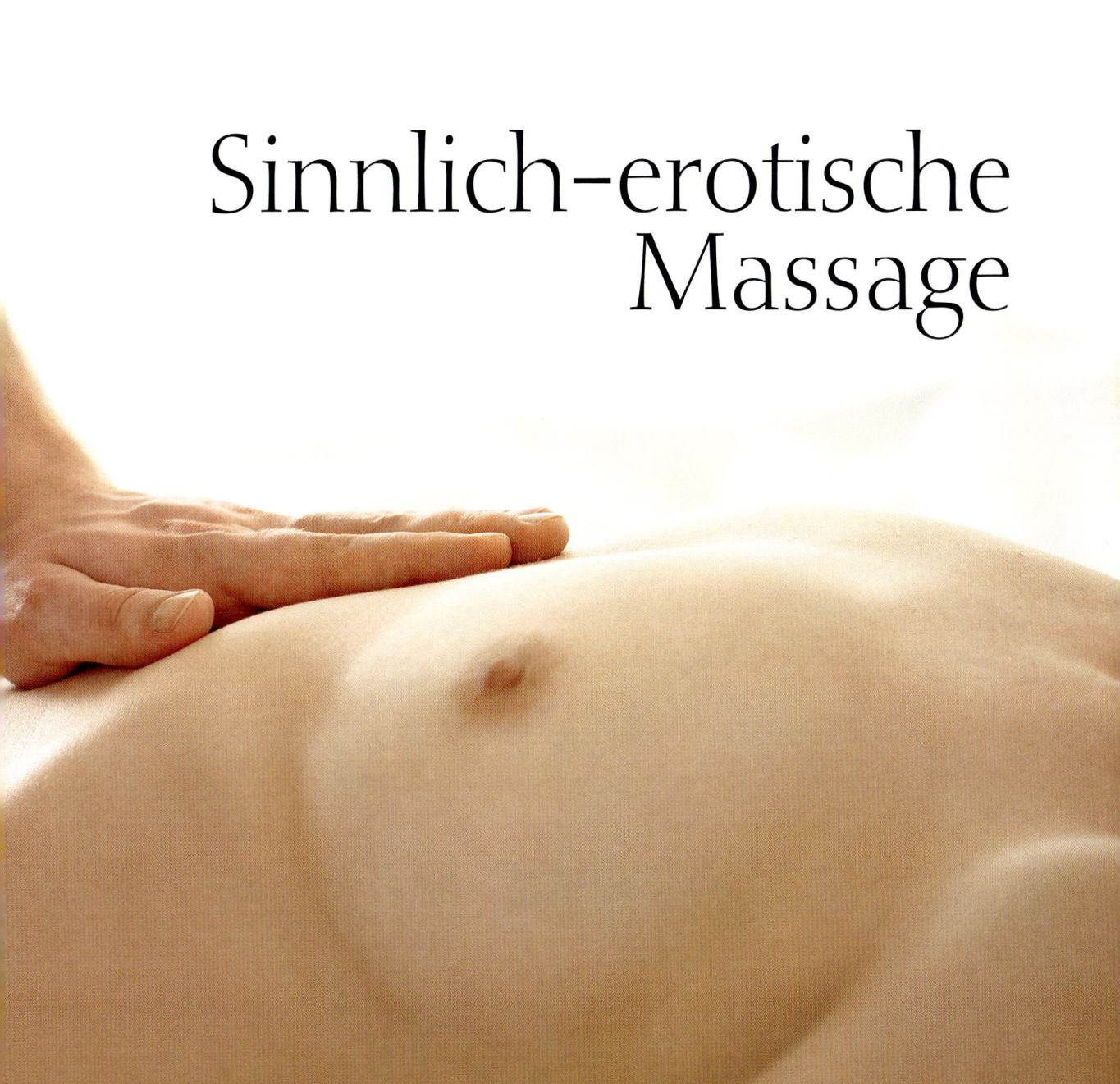

Sinnlich-erotische
Massage

1 Grundlagen der Sinnlichkeit

Ihre Sinne sind die Basis Ihrer erotischen Erfahrungen. Wenn Sie Töne, Geschmack, Bilder und Berührungen bewusster wahrnehmen, wird Ihre Massage zu einem rundum sinnlichen Erlebnis.

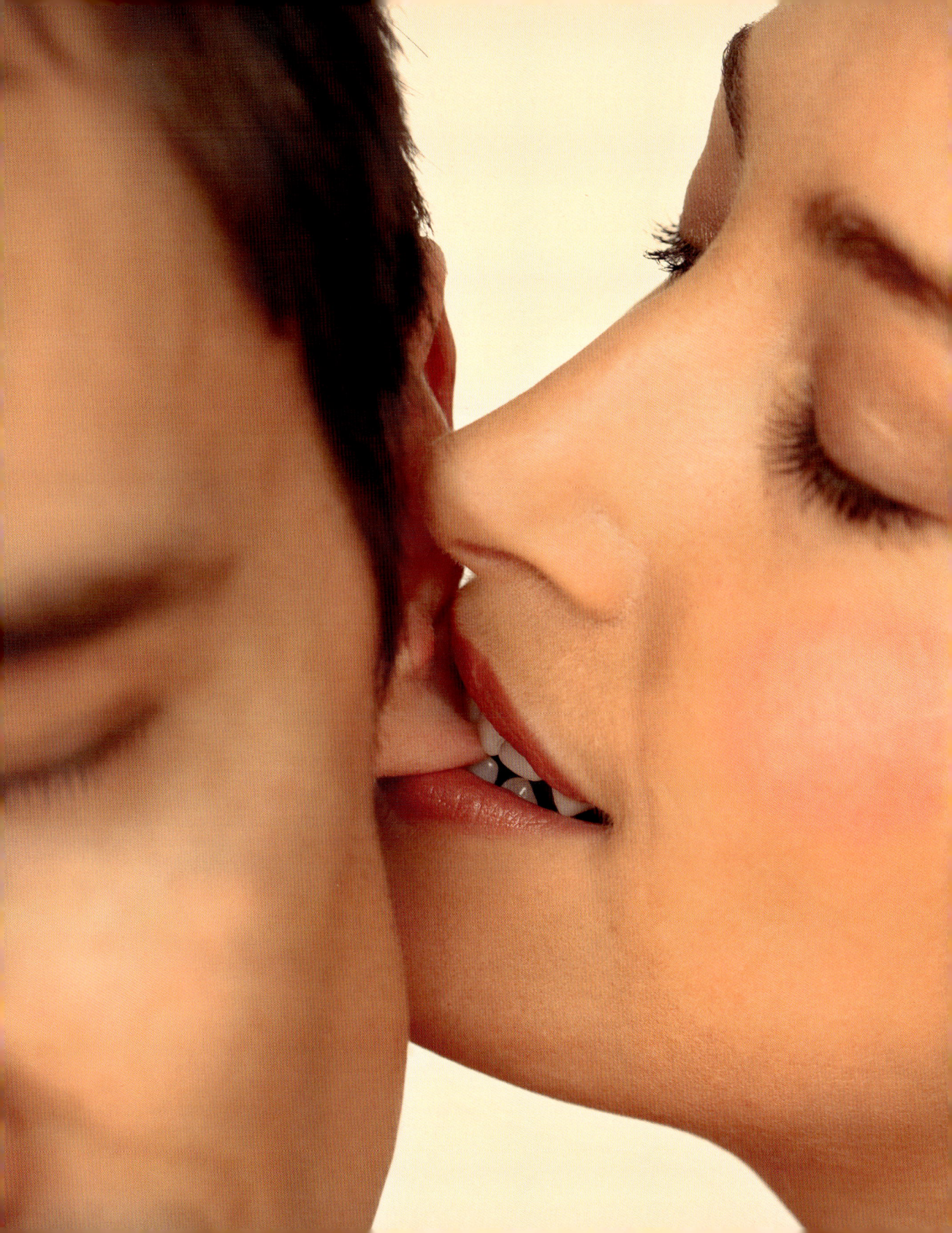

Die Sinne einbringen

Was wir sehen, hören, riechen, schmecken oder fühlen, nehmen wir meist als Gesamteindruck wahr. Indem Sie sich auf einen Sinneseindruck konzentrieren, erleben Sie ihn viel bewusster. Mit gesteigerter Achtsamkeit können Sie sich besser auf einzelne Empfindungen konzentrieren und dadurch Ihr Massageerlebnis vertiefen und intensivieren.

IHR BEWUSSTSEIN SCHÄRFEN

Eine erotische Massage wird jeden Ihrer Sinne schärfen und Sie unterstützen, das volle Potenzial erotischer Erfüllung auszuschöpfen. Nur wenn Sie auch für subtile Sinnesreize empfänglich sind und den Augenblick bewusst genießen können, sind Sie in der Lage, wahre Sinnlichkeit zu erfahren. Bei gesteigertem sinnlichen Wahrnehmungsbewusstsein wird sogar Atmen zu einem ekstatischen Erlebnis. Mit jedem Ausatem werden Sie von Wellen körperlicher Lust durchströmt. Ihr Körper ist dafür geschaffen, von allen seinen Sinnen Gebrauch zu machen und Sie dadurch erotisch zu stimulieren. Stellen Sie sich vor, Sie liegen mit geschlossenen Augen still da. Eine charismatische Stimme spricht Sie an. Sie lauschen gespannt, aber schon bald überkommt Sie das Verlangen, zu sehen, wie diese Person mit dieser unwiderstehlichen Stimme aussieht. Beim Anblick des Gesichtes und der sinnlichen Lippen, werden Sie sich des verführerischen Duftes ihrer Haut bewusst. Daraufhin erfasst Sie die Neugierde, wie ein Kuss dieser Person schmecken würde. Wenn alle Sinne geweckt sind, fühlt sich Ihr Körper lebendig und erwartungsvoll prickelnd an, erregt, noch bevor überhaupt eine Berührung stattfand. Helfen Sie einander, diese »über«-sinnliche Erfahrung zu machen, indem Sie lernen, im Umgang miteinander mehr Empfindsamkeit zuzulassen. Nehmen Sie bewusst wahr, wie Sie einander berühren. Konzentrieren Sie sich ganz auf die Empfindung: Ist die Berührung zärtlich, grob oder zögerlich? Achten Sie auf den Duft und die Wärme der Haut Ihres Partners.

HÖREN

Klangschwingungen werden im Gehirn entschlüsselt und tief im Körper empfunden; auch auf emotionaler Ebene sind wir Menschen dafür zutiefst empfänglich. Ein schönes Liebeslied oder eine sexy Stimme können das reinste Aphrodisiakum sein. Musik erzeugt eine Atmosphäre, die unmittelbaren Einfluss auf unsere Stimmung hat.

MASSAGE UND SINNLICHKEIT

Bei erotischen Massagen stehen zwar Berührungen an erster Stelle, aber für eine tiefergehende Erfahrung lohnt es sich, auch die anderen Sinne anzusprechen.

Hören – Spielen Sie ruhige oder anregende Musik, flüstern Sie Ihrem Partner Liebesworte ins Ohr, oder summen Sie direkt auf seiner Haut, um eine Klangvibration in seinem Körper zu erzeugen.

Schmecken – Machen Sie sich während der Massage den Spaß, leckere Häppchen direkt vom Körper Ihres Partners zu essen oder Ihren Partner mit mundgerechten Bissen, Obst oder Schokolade, zu füttern, während Sie ihn massieren.

Riechen – Geben Sie aromatische Öle in eine Duftlampe, zünden Sie Duftkerzen an, oder träufeln Sie ätherische Öle auf ein Tuch, und schwenken Sie es vor der Nase Ihres Partners.

Sehen – Sehen Sie sich vor der Massage einen erotischen Film an, um in Stimmung zu kommen. Ziehen Sie sich dann im Zuge der Massage in einer Art laszivem Striptease Stück für Stück aus, und wenn Sie schließlich nackt sind, tanzen Sie vor Ihrem Partner. Dekorieren Sie den Raum mit Blumen, Kunstgegenständen und Kerzen.

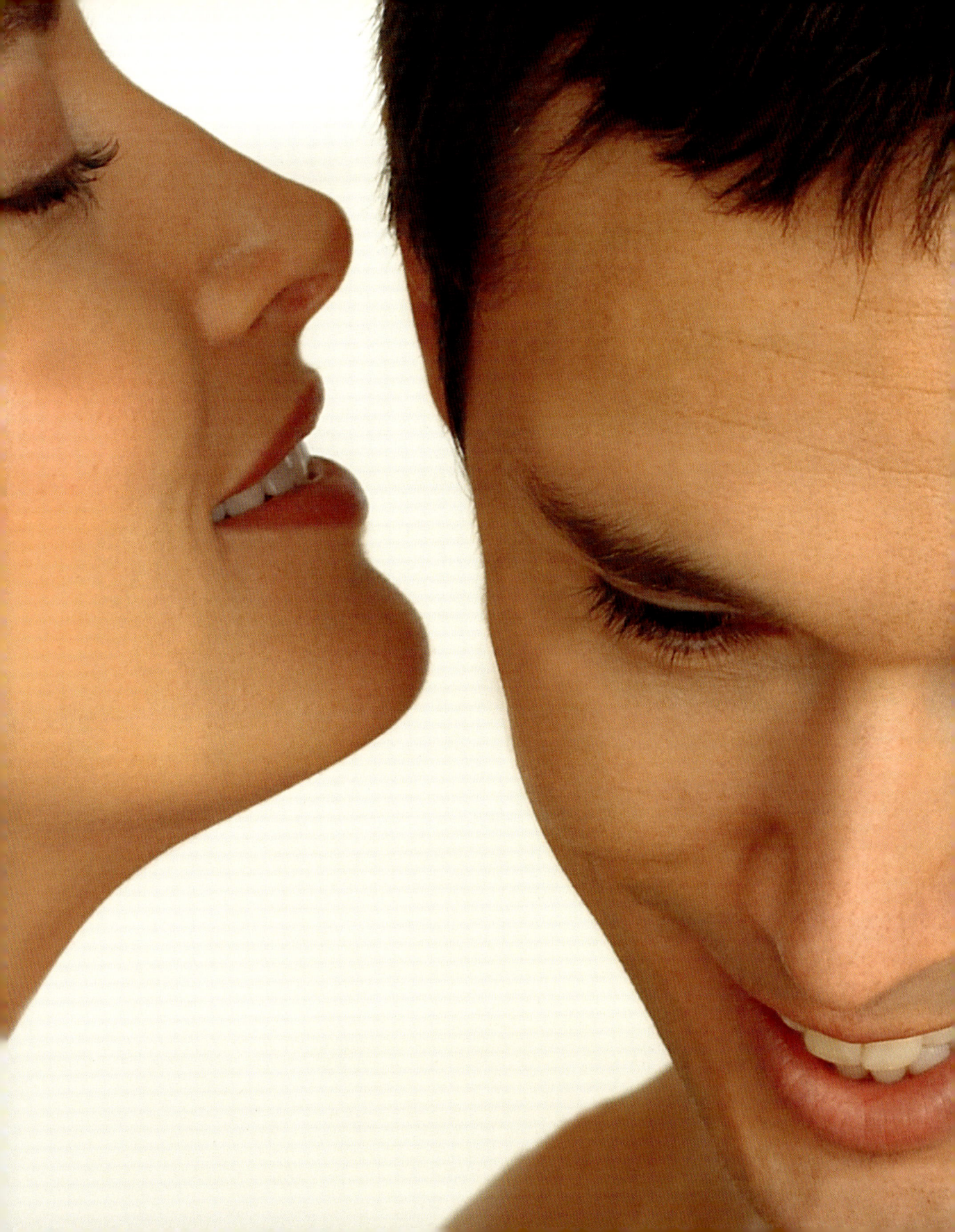

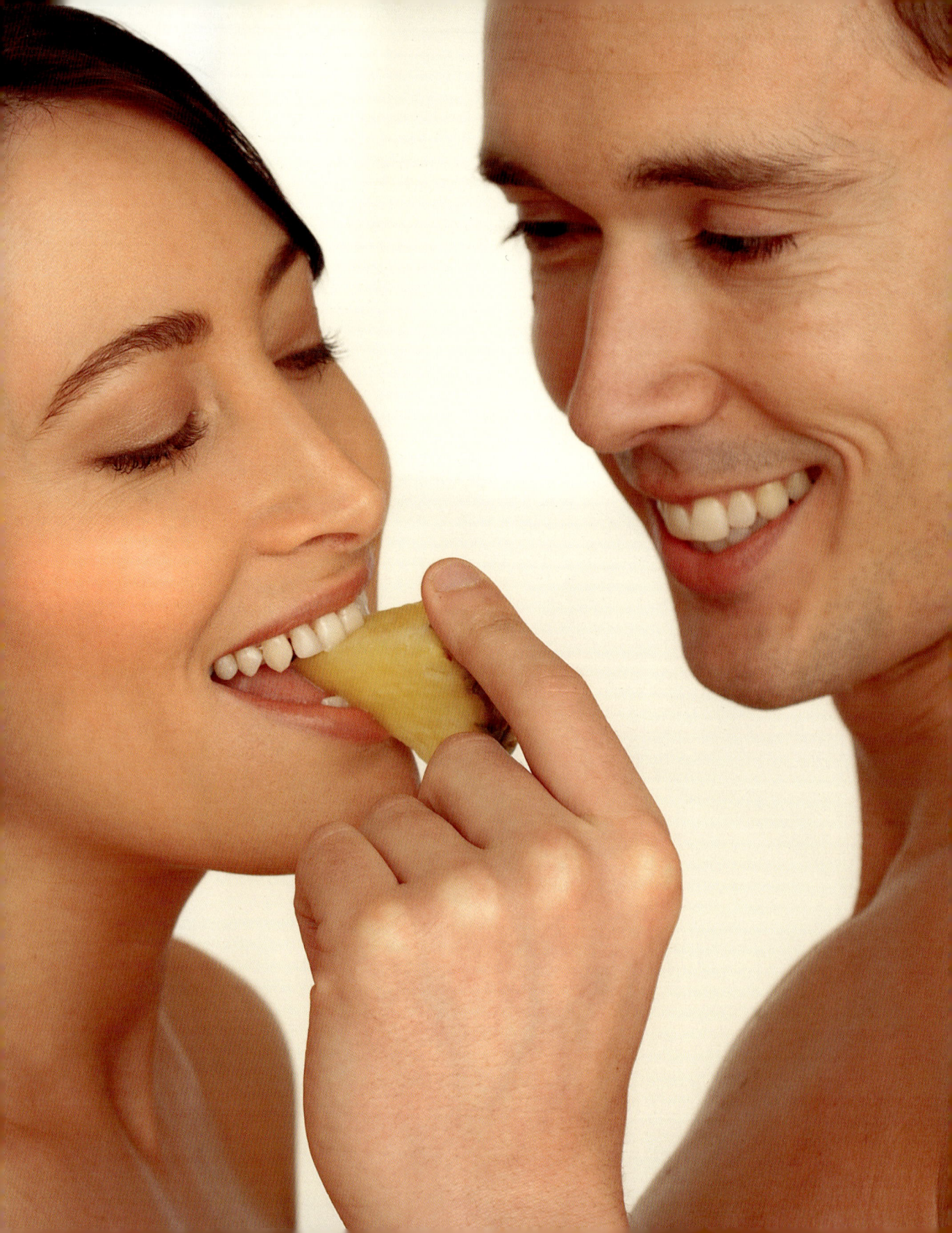

SCHMECKEN

Auf der menschlichen Zunge sitzen rund 10 000 Geschmacksknospen, die über Nervenbahnen Informationen ans Gehirn weiterleiten. Der Geschmackssinn verschafft Ihnen lustvolle Eindrücke beim Knabbern, Lecken und Trinken. Bei jedem Bissen können Sie innehalten und den Moment genießen. Den Geschmackssinn in die erotische Massage zu integrieren, bringt für beide einen zusätzlichen Kick. Füttern Sie Ihren Partner mit Leckereien, die er gern mag. Durch kleine Gesten dieser Art erfahren Sie eine ganz neue Dimension intimen Zusammenseins.

RIECHEN

Gerüche beeinflussen uns auf unterschwellige Art, indem sie wie kaum ein anderer Sinn Erinnerungen wecken. Die menschliche Nase vermag zwischen 10 000 chemischen Substanzen zu unterscheiden. Pheromone sind Duftstoffe, die der Körper im Zustand sexueller Erregung aussendet, und wir können uns von diesem Geruch angezogen oder abgestoßen fühlen. Die Chemie zwischen den Partnern spielt unter Umständen eine entscheidende Rolle dabei, ob die Beziehung langfristig hält. Setzen Sie während der Massage Ihre Lieblingsdüfte ein, um die Erinnerung an glückliche, entspannte heiße Zeiten heraufzubeschwören.

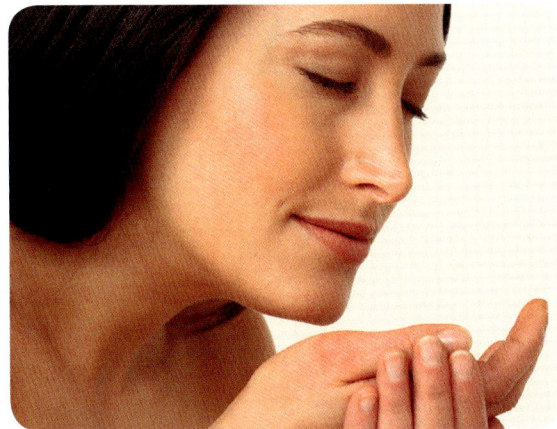

Wählen Sie Massageöle, die Ihre Nase ansprechen und Sie in die richtige Stimmung versetzen. Wenn Sie ein Basisöl verwenden, können Sie es mit ätherischen Ölen aromatisieren.

SEHEN

Der Gesichtssinn spielt für Sexualität und Erotik eine große Rolle, vor allem bei Männern. Mit dem komplexesten unserer fünf Sinne nehmen wir eine Fülle an Informationen auf wie Helligkeit, Farbe und räumliche Tiefe. Der für unsere sexuellen Beziehungen vor allem relevante Aspekt ist der der Perzeption. Was wir als Realität wahrnehmen, beruht auf komplizierten mentalen Prozessen, die von unseren Erfahrungen und der Kultur, in der wir leben, beeinflusst werden. Lassen Sie im meditativen Umfeld der Massage Ihren Blick weicher werden, und »empfangen« Sie die Welt so auf sanfte Weise. Sie entspannen den Blick und verzichten darauf, das Gesehene zu bewerten. Nehmen Sie lediglich die sanften Konturen dessen wahr, was wesentlich ist, und das, was Sie lieben. Dadurch werden Sie sensibler in der Art, Ihren Partner zu sehen. Wenn Ihr Blick weicher wird, lassen Sie das Bild, das die Außenwelt von Ihrem Partner hat, hinter sich und geben ihm Raum, sich zu entspannen und ein zartes, verletzliches Wesen zu werden.

BERÜHREN

Im Alltag neigen wir häufig zu einem kopfgesteuerten Leben, und wir spüren unseren Körper nur dann, wenn wir uns unwohl fühlen oder Schmerzen haben. Unser instinktives Wissen wird über unsere Sinne aktiviert, vor allem durch Berührung. Berührungen führen uns unmittelbar in den Bereich des Körperlichen. Sie verbinden Körper und Geist, wir fühlen uns ganz und gehen im Augenblick auf. Erotische Berührungen lenken Ihre Aufmerksamkeit auf die sexuelle Energie in Ihnen, die nur darauf wartet, geweckt zu werden.

DER SECHSTE SINN

Manche Heilmethoden (darunter Tantra) berücksichtigen auch den »kinästhetischen« Sinn, der Gefühle und Emotionen umfasst. Er bestimmt Ihre emotionalen Reaktionsweisen auf die Welt. Nehmen Sie bewusst wahr, wie Sie auf die Massage und die Beziehung mit Ihrem Partner reagieren und wie sich Ihre Reaktionsweisen mit der Zeit ändern.

Die Sinne wecken

Wenn alle Ihre Sinne präsent sind, nehmen Sie Ihre Umwelt intensiver und bewusster wahr. Indem Sie Ihre vollkommen wachen und geschärften Sinne in Ihre erotische Massage einbringen, haben beide, der Massierende wie der Empfangende, unendlich viel mehr davon.

IHRE SINNLICHE SEITE ENTDECKEN

Je nachdem welchen Sinne wir vorrangig verwenden, nehmen wir die Welt unterschiedlich wahr. So gibt es entweder besonders visuell oder musikalisch veranlagte Menschen oder aber ausgesprochene Gourmets. Auditive Menschen kommen in einen Raum und bemerken z. B. als Erstes das Lachen und die Musik im Hintergrund. Ein eher visueller Typ, der in denselben Raum kommt, würde zuerst auf die Möbel und die Kleidung der Gäste achten. Es lohnt sich also, darüber nachzudenken, worauf Ihre Sinne besonders ansprechen und was Ihren Partner erregt, denn dieses Wissen spielt eine große Rolle für Ihre Fähigkeit, Lust zu bereiten und erotische Freuden zu empfangen, und es hilft ihnen, Ihre erotische Massage mehr zu genießen. Alle Sinne haben einen Direktkontakt zum Gehirn, wo sie die Freisetzung von Endorphinen, so genannten Wohlfühlhormonen, aktivieren. Das macht eine erotische Massage umso erfüllender.

IHRE REAKTIONSFÄHIGKEIT STEIGERN

Bei einer Massage können Sie, unabhängig von Ihrer Rolle, Ihren eigenen Körper sensibilisieren. Was sehen, spüren, schmecken, hören, riechen Sie? Worauf reagieren Sie positiv? Gehen Sie nacheinander alle Sinne durch. Verwenden Sie unterschiedliche Techniken, und variieren Sie die Griffe so, dass alle Ihre Sinne ins Spiel kommen. Fahren Sie damit fort, bis mithilfe der Massage alle Ihre Sinne vor Lebendigkeit vibrieren. Die Übung auf der Seite gegenüber hilft Ihnen, sich auf die einzelnen Sinne zu konzentrieren und die Reaktionsweisen Ihres Partners einschätzen zu lernen.

EMOTIONEN AUSDRÜCKEN

Die Aktivierung bestimmter Sinne kann bei manchen Menschen zutiefst emotionale, aber auch erotische Reaktionen hervorrufen. So können bestimmte Gerüche, Klänge oder Geräusche Erinnerungen an Kindheitserlebnisse wecken, und auch durch eine Massage können intensive Gefühle oder verdrängte Erinnerungen freigesetzt werden. Die starken Gefühle, die Ihr Partner möglicherweise durchlebt, wenn alle seine Sinne aktiviert sind, können positiv oder negativ sein. Es ist normal, wenn der Empfangende bei einer intimen Massage plötzlich zu weinen oder zu lachen beginnt. Wichtig vor allem ist es, dass der Empfangende diese Gefühle, welcher Art auch immer, offen ausdrückt. Als Massierender sollten Sie Ihn dazu ermutigen und darauf achten, dass sich der Empfangende dabei wohlfühlt. Derlei emotionale Turbulenzen bereichern eine erotische Massage und stärken das gemeinsame Band zwischen Ihnen. Es kann Ihnen sogar etwas ganz Unerwartetes passieren: Eine gewisse Empfindung kann eine Reaktion auslösen, mit der Sie nie gerechnet hätten. Viele spirituelle Praktiken wie z. B. Tantra lehren uns, achtsamer durchs Leben zu gehen, indem wir unsere fünf Sinne bewusst gebrauchen. Diese Lehren betrachten die Sinne auch als maßgeblichen Faktor für die Entwicklung eines gesteigerten spirituellen Bewusstseins, denn während wir die Außenwelt mit unseren Sinnen erfassen, können diese uns auch helfen, mit unserem inneren, spirituellen Selbst in Verbindung zu treten. Letztlich können dadurch Geist und Körper in einen höheren Zustand versetzt werden.

Die Sinne
testen

Mit Hilfe dieser Übung entdecken Sie das erotische Potenzial Ihrer Sinne. Indem Sie Ihre Sinne zum Leben erwecken, werden Sie erkennen, wozu sie imstande sind und wie wir dazu neigen, dieses Geschenk im Alltag für selbstverständlich zu halten. Zu riechen und zu schmecken, kann ungemein faszinierend sein, wenn Sie dabei die Augen verbunden haben und sich allein darauf konzentrieren.

1 Stellen Sie ein paar Gegenstände zusammen, von denen Sie glauben, dass sie Ihrem Partner gefallen. Sie sollten unterschiedliche Sinne ansprechen, etwa eine Feder, ein Seidenschal, eine weiche Bürste, mundgerechtes Obst oder Schokolade, heiße oder kalte Getränke, ätherische Öle, Parfum aus natürlichen Grundstoffen, eine Ihrer Lieblings-CDs für den Hintergrund und was zum Anziehen, das Ihnen gut steht.

2 Ihr Partner macht es sich bequem, und Sie verbinden ihm die Augen.

3 Stimmen Sie Ihren Partner akustisch ein, indem Sie Musik spielen, ihm was vorsingen oder ein kurzes Gedicht vorlesen.

4 Verwöhnen Sie Ihren Partner mit den Häppchen, lassen Sie ihn daran riechen und davon kosten.

5 Stimulieren Sie seinen Geruchssinn, indem Sie Nacken und Schultern mit einem süßlichen Öl massieren.

6 Mittlerweile ist Ihr Partner offen und empfänglich, und Sie gehen zum Tastsinn über. Verwenden Sie Ihre Hände, Finger, Mund, Haare und Atem. Seien Sie dabei möglichst kreativ und denken Sie daran, dass seine Sinne hellwach sind, also vermeiden Sie abrupte Bewegungen.

7 Schließlich stimulieren Sie den Gesichtssinn Ihres Partners. Ziehen Sie was Schickes an, und legen Sie laszive Tanzmusik auf. Nehmen Sie Ihrem Partner die Augenbinde ab und beginnen Sie, für ihn zu tanzen. Ihr Partner wird es genießen, Sie hemmungslos zu sehen. Wenn Sie als Frau für Ihren Partner tanzen, werfen Sie sich sexy in Schale, und spielen Sie Ihren weiblichen Charme voll aus.

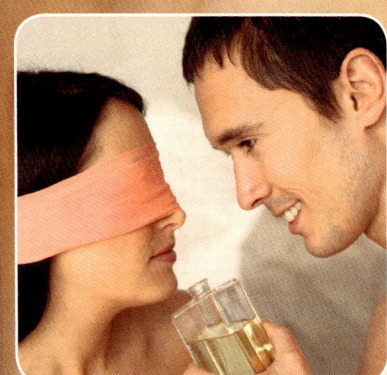

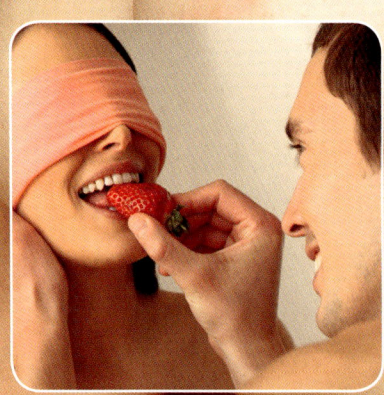

Sinnliche Verbundenheit

Je bewusster Sie Ihre eigenen Sinne erleben, umso besser werden Sie sich in der Sinnenwelt Ihres Partners zurechtfinden. Ein möglichst gutes Gespür für die die Reaktionsweisen Ihres Partners trägt dazu bei, einander auf einer neuen Ebene näherzukommen, dank der transformierenden Kraft der Sinne für Körper, Seele und Geist.

ALLE SINNE EINSETZEN

Ihr Partner ist wie Sie ein Wesen aus Körper, Geist und Seele, das auf vielen Ebenen zu denken, zu fühlen und zu empfinden in der Lage ist. Beim Massieren ist offensichtlich, dass vor allem der Tastsinn erotisch stimulierend wirkt, aber bringen Sie bewusst auch die anderen Sinne ins Spiel. Ein Zusammenspiel aller Sinne steigert die Lust, also ist es gut, möglichst ganzheitlich zu denken. Den ausgeprägten Geruchs- oder Gehörsinn Ihres Partners etwa machen Sie sich für Ihre erotische Massage zunutze, indem Sie beispielsweise hochwertige Duftöle verwenden, die Sie je nach Stimmung auswählen. Wenn Ihr Partner in besonderer Weise auf Klänge anspricht, könnten Sie ruhige, stimmungsvolle Musik auflegen, um eine angenehme Atmosphäre zu schaffen.

GEFÜHLE TRANSFORMIEREN

Tantra und anderen spirituell-sinnlichen Lehren zufolge eröffnen die Sinne einen Zugang zur Seele. Stellen Sie sich vor, dass Ihr Herz, wenn Ihr Körper vor sensorischer Bewusstheit vibriert, als eine Art »Transformator« wirkt. Jede Empfindung, Ihre Gedanken und Emotionen gehen durch Ihr Herz, sodass sich die äußere Welt Ihres Körpers und Ihre innere, spirituelle Welt miteinander verbinden.

Wenn Sie es zulassen können, transformiert Ihr Herz negatives Denken ins Positive. Bei einer wirklich sensiblen und einfühlsamen erotischen Massage empfängt Ihr Herz all die wunderbaren Sinneseindrücke, und Sie fühlen sich großartig dabei. Wenn Sie sich einer Massage hingeben, lassen Sie alle Spannungen von sich abfallen; Sie spüren, wie Ihr Herz sich öffnet und es Ihnen ermöglicht, die Zärtlichkeiten noch mehr zu genießen, und Sie werden das Verlangen spüren, sich körperlich und emotional ganz hinzugeben. Dies bewirkt, dass wir eine tiefere Beziehung zu uns selbst und zum Intimpartner entwickeln. Als Massierender sind Sie imstande, Ihren Partner zu transformieren und es zu ermöglichen, dass seine sinnliche Energie den ganzen Körper durchströmt.

SINNLICHER TANZ

Tanzen Sie, um Ihre Sinnlichkeit zu wecken und anzuregen. Atmen Sie dabei tief, lockern Sie Hüfte und Becken, und spüren sie die aufkeimende sexuelle Energie.

1   Lassen Sie Ihren Partner zuschauen. Legen Sie Musik auf, die Ihre Lust zu tanzen weckt. Bewegen Sie sich fließend, und lassen Sie die Hüften locker werden.

2   Streicheln Sie sich beim Tanzen, und stellen Sie sich dabei vor, Ihre Hände wären die Ihres Partners. Tanzen Sie so, als würden Sie gerade Sex haben. Sehen Sie Ihrem Partner dabei in die Augen, und lassen Sie ihn an Ihrer körperlichen Lust teilhaben.

3   Ziehen Sie sich langsam aus, und stimulieren Sie sich mit den Händen am ganzen Körper. Beobachten Sie, wie sich Ihr Körper sinnlich auflädt und wie die sinnliche Energie ihn beim Tanzen umströmt. Sie können diese Energie daraufhin in eine Massage einbringen, oder Sie schlafen miteinander.

Die Sinne erkunden

In dieser Übung geht es darum, die eigenen Sinne und die sinnlichen Reaktionsweisen des Partners zu erkunden. Diese Übung ist ein Genuss für sich oder auch der Auftakt zu Massage und Liebesspiel. Sie brauchen nichts »darzustellen«; bewegen Sie sich einfach frei und selbstvergessen, und falls Sie als Mann Hemmungen haben, wird Sie Ihre Partnerin sicher beruhigen können. Sie sieht Ihnen gern zu. Wagen Sie's einfach; Ihre Partnerin wird es Ihnen danken. Männer dürfen die Schuhe und die Dessous gerne weglassen!

1 Sie stehen nackt voreinander, nahe, aber ohne Berührung. Der Mann verbindet sich die Augen. Die Frau beginnt und sagt: »Nimm mich energetisch wahr.« Sie bewegt sich so nahe wie möglich vor ihm, ohne ihn tatsächlich zu berühren. Versuchen Sie, sich in die zwischen den Körpern erzeugte Energie einzuschwingen. Nach einigen Minuten tritt sie zurück und lässt ihn eine Minute lang für sich stehen.

2 Die Frau sagt: »Nimm mich über den Geruchssinn wahr.« Sie kommt wieder nahe heran, und er erforscht mit der Nase ihren ganzen Körper von oben bis unten. Nach einigen Minuten tritt sie wieder zurück. Er bleibt ruhig stehen und lässt die Erfahrung nachklingen.

3 Die Frau sagt: »Nimm mich über den Tastsinn wahr.« Er erforscht mit zärtlichen Berührungen ihren Körper. Nach einigen Minuten tritt sie wieder zurück.

4 Die Frau sagt: »Nimm mich über den Klang meiner Stimme wahr.« Sie summt oder singt ihm ins Ohr oder flüstert Liebesworte. Der Mann wird die intime Erfahrung lieben, die Stimme seiner Partnerin für sich alleine zu haben. Dann tritt sie wieder zurück.

5 Die Frau sagt: »Nimm mich mit den Augen wahr.« Darauf kommt sie näher und nimmt ihm die Augenbinde ab. Sie legt Musik auf und beginnt in provokativ sinnlicher Weise zu tanzen. Um noch einen draufzulegen, kann sie High Heels und Dessous tragen.

6 Sofern sie jetzt nicht die Rollen tauschen wollen, können Sie zu Massage oder Liebesspiel übergehen. Holen sie den Rollentausch aber möglichst bald nach.

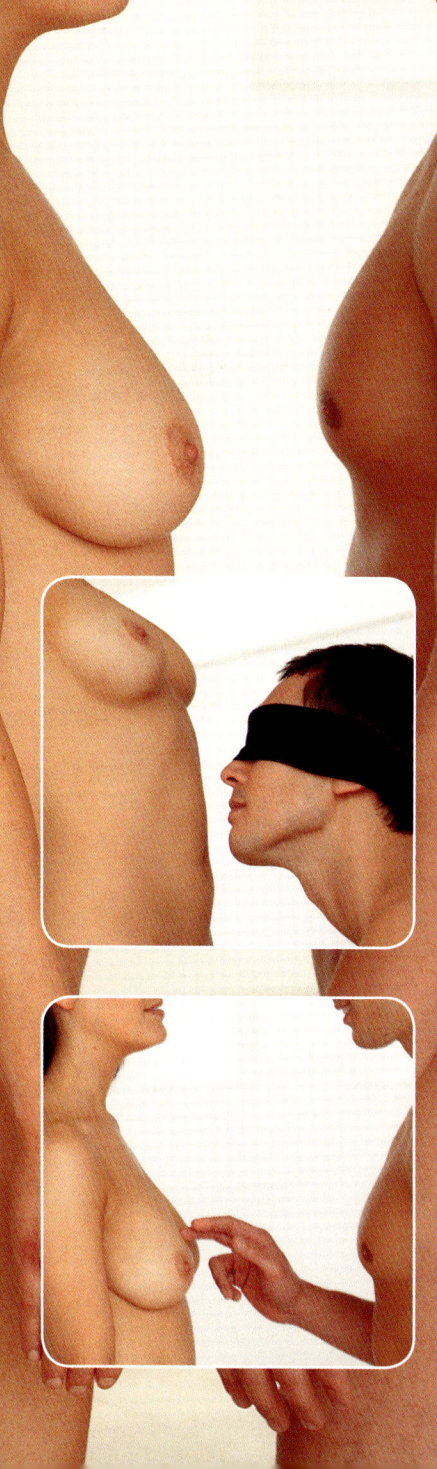

Sinnlichkeit der Frau

Frauen kommen anders auf Touren als Männer, und es kann dauern, bis Sie wissen, wie Ihre Partnerin berührt und stimuliert werden möchte, vor allem in den jeweiligen Phasen des weiblichen Zyklus. Massage hilft Ihnen, Ihre Partnerin besser zu verstehen und herauszufinden, was sie wirklich braucht und sich wünscht und wann.

IHRE SINNLICHKEIT WECKEN

Viele Männer sind geradezu voll ehrfürchtiger Faszination für das sinnliche und sexuelle Potenzial der Frau. Gepaart mit männlicher Leidenschaft enthalten diese Qualitäten alle Voraussetzungen zu rauschhafter Erfüllung. Jedoch ist der hormonelle Zyklus der Frau nicht immer leicht zu verstehen, und der Partner braucht oft Geduld und Hingabe, um die Frau darin zu bestärken, ihre Sinnlichkeit frei und ungehemmt zu zeigen.

Der Menstruationszyklus schafft einen Rhythmus, der das ganze Leben einer Frau bestimmt. Jeden Monat erneut erfährt sie das Auf und Ab eines schwankenden Hormonhaushalts. In einem Moment kann sie sich sinnlich erotisiert fühlen und im nächsten schon wieder ganz anders. Ihre Stimmungen wechseln und ihre Haut kann in bestimmten Phasen des Zyklus empfindlicher sein. Berührungen, die eine Woche zuvor noch angenehm waren, kommen in der nächsten weniger gut an oder werden gar als unangenehm empfunden. Dafür ein Verständnis zu entwickeln und dieses Wissen in die Massage einzubringen, wird die Verbundenheit mit Ihrer Partnerin stärken.

Ihr tiefes sinnliches Potenzial kann eine Frau nur dann ausschöpfen, wenn sie auch tief fühlt. Aus dem Grund ist es wichtig, ihr das Gefühl rückhaltloser Achtung, Wertschätzung und Liebe zu vermitteln. Wenn sie sich geborgen fühlt, kann sie sich Ihrer Massage richtig öffnen. Es gibt feine Gesten, mit welchen Sie ihr das Gefühl vermitteln, rundum angenommen zu sein. Sie können z. B. eine Hand knapp oberhalb ihrer Brust auflegen. Eine Berührung dort, wo das Herzchakra (ein Energiewirbel) liegt, hilft ihr, die Gefühle, die Sie in den erogenen Zonen ihres Körpers hervorrufen, mit dem Herzen zu verbinden. Zudem bestätigen Sie damit körperlich, dass Sie wahrnehmen und würdigen, was sie in ihrem Herzen fühlt.

EROGENE ZONEN DER FRAU

Viele erogene Zonen sind Männern und Frauen gemeinsam, folgende jedoch verdienen besondere Beachtung, wenn Sie Ihre Partnerin erregen und verwöhnen möchten.

Hals: Streicheln und Knabbern an dieser Stelle, vor allem seitlich, regt Ihre Partnerin sehr an.

Lippen: Diese hochsensible Stelle reagiert gut auf Streicheln mit den Fingerspitzen und Küssen auf unterschiedlichste Weise.

Taille: Kneten Sie sie mit beiden Händen oder streicheln Sie sie mit den Fingerspitzen.

Arme: Nehmen Sie nur die Fingerspitzen und streicheln Sie sanft die Innenseite der Unterarme. Fühlt sich toll an.

Hände: Streicheln Sie die Handflächen, saugen Sie sanft an den Fingerspitzen.

Brüste: Streicheln Sie zunächst den gesamten Bereich, sobald sie erregt ist, vor allem die Brustwarzen.

Unterbauch: Massieren Sie diese erogene Zone bis zum Schamhaaransatz, um Ihren sexuellen Appetit zu wecken.

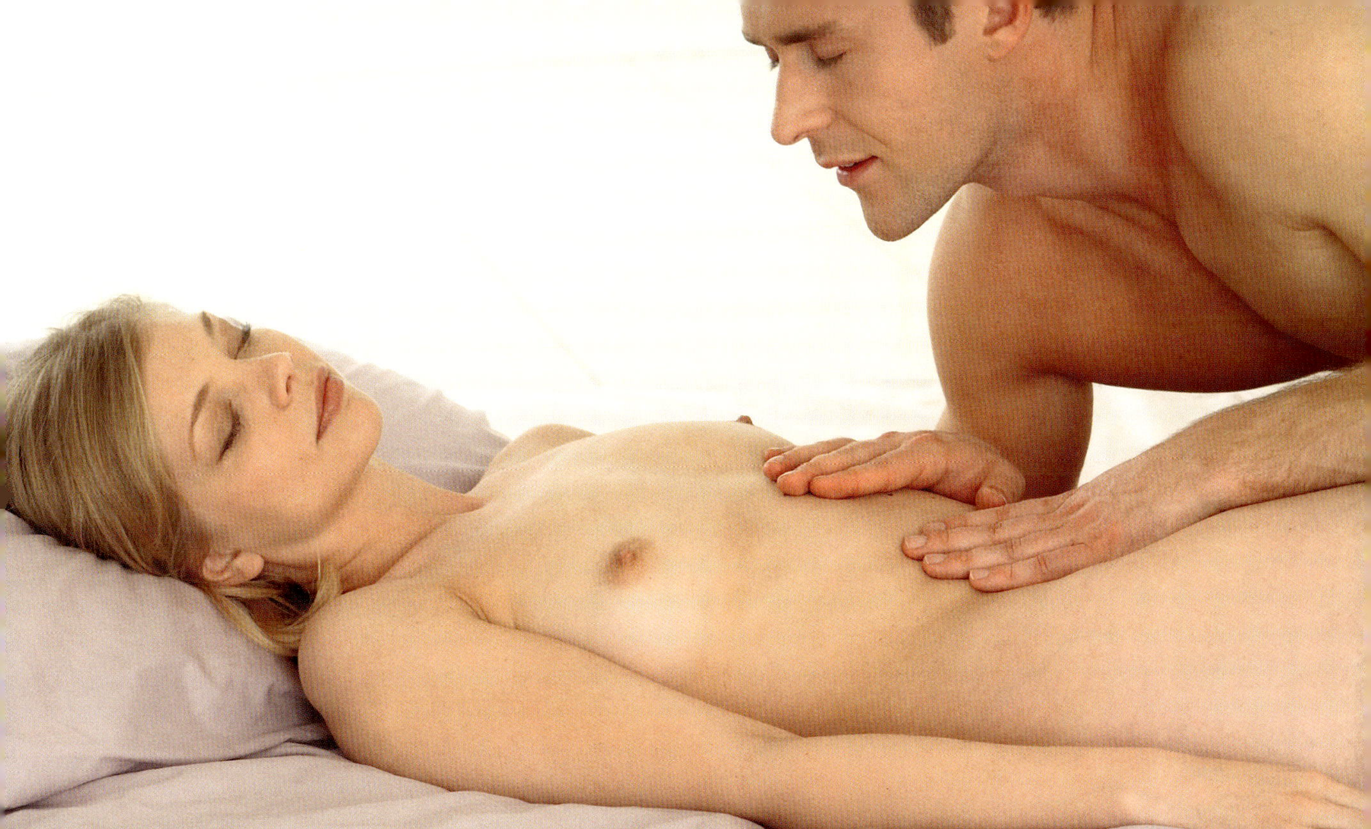

Ihre erogenen Zonen streicheln

Diese Massage hilft Ihnen, streichelnd die erogenen Zonen Ihrer Partnerin zu erkunden. Diese wird mit jedem neuen Mal empfänglicher für Ihre Berührung werden und stets neue Reaktionen entdecken. Sie selbst werden die intime Nähe zu ihren weiblichen Rundungen und ihre Reaktion genießen.

1 Ihre Partnerin legt sich hin, und Sie schließen beide die Augen. Legen Sie die Hände auf ihren Bauch, und stimmen Sie sich in ihren Atem ein.

2 Streichen Sie mit einer Hand um die Rundungen des Körpers Ihrer Partnerin. Sie dürfen dabei durchaus erregt werden, bleiben Sie aber bei Ihrer Partnerin, und lassen Sie sich nicht dazu verleiten, sie zum Sex zu verführen. Atmen Sie möglichst tief, und nehmen Sie bewusst wahr, welche Töne sie als Zeichen ihrer Erregung von sich gibt.

3 Wenn Sie merken, dass Sie eine erogene Stelle streicheln, halten Sie einen Moment inne und spüren Sie das Ansteigen ihrer Energie und die feinen Vibrationen. Ziehen Sie mit zwei Fingern Linien über die erogene Zone.

4 Hauchen Sie warm über die erogene Zone hinweg. Dann lecken Sie über die Stelle und küssen diese aufreizend langsam. Gehen Sie mit Ihrer Hand weiter auf Erkundungstour zur nächsten erogenen Zone, die Sie ebenso liebkosen und reizen.

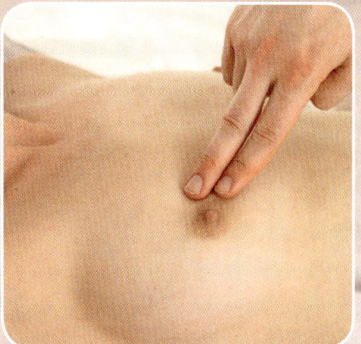

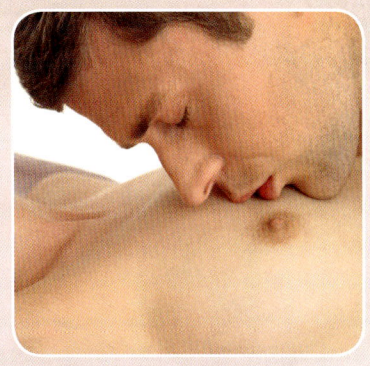

Sinnlichkeit des Mannes

Erotische Massage bringt die sinnliche Natur des Mannes hervor. Eine achtsame und liebevolle Massage hilft ihm darin, Hemmungen abzubauen, seine weichere, sinnliche Seite hervorzukehren, und sie ermutigt ihn, lozulassen und zu genießen.

SEINE SINNLICHE NATUR ERÖFFNEN

Männer sind sinnlich anders gepolt als Frauen. Sie sind meist eher praktisch und weniger intuitiv veranlagt, und sie neigen mehr dazu, Geschehnisse und Ereignisse mit der analytischen linken Gehirnhälfte und nicht mit der eher emotionalen rechten zu verarbeiten. Ein Mann, der mit seiner sinnlichen Seite in Kontakt kommt, macht sich verletzlich, weil er immerhin ein Stück Kontrolle abgibt, wenn er seine sinnliche Seite tiefer erforscht. Erotische Massage kann helfen, die starken sinnlichen Energien des Mannes freizusetzen. Einer der besten Wege, den Zugang zur sinnlichen Natur des Mannes zu finden, verläuft über seinen Kopf. Männer sind visuelle Wesen – daher ihre Vorliebe für erotischen Tanz und Reizwäsche. Sie sind darüber hinaus auch akustisch ansprechbar: Laut vorgelesene erotische Literatur oder allein nur die Stimme der Geliebten kann einen Mann mit seiner Sinnlichkeit in Kontakt bringen. Wenn die Frau es versteht, diese Elemente in die erotische Massage und in das Liebesspiel aufzunehmen, hilft sie ihrem Partner, ganz in der Sinnlichkeit des Moments aufzugehen.

DAS ABSOLUTE LUSTZENTRUM

Die Genitalien des Mannes bilden sein sexuelles Zentrum. Sie können gemeinsam eine Menge Spaß dabei haben, herauszufinden, wie viel Lust er an dieser höchsterogenen Zone empfinden kann. Von den Hoden über den Penis (vor allem die Eichel) bis hin zum Damm (dem Bereich zwischen Hodensack und Anus) ist der männliche Genitalbereich ein einziger Sammelpunkt hochsensibeler Nervenenden. Am besten stimulieren Sie diesen Bereich mit einer intimen Massage des Genital-bereichs (siehe Seite 122–127). Lassen Sie ihn die Wellen ansteigender Erregung reiten und eine Ebene der Lust erreichen, auf der er vollständig erotisiert über einen längeren Zeitraum hinweg verweilen kann.

Je mehr Zeit Sie sich dafür lassen, ihn zu stimulieren, umso mehr sinnliche Lust empfindet er. Eine genussvoll ausgedehnte Phase der Erregung führt dazu, dass die Hoden anschwellen und sich dank der vermehrten Durchblutung auch der Penis ausdehnt.

Die zwischen Hodensack und Anus verlaufenden Muskeln des Damms sind für den männlichen Körper bedeutsamer als für den der Frau. Sie werden häufig sogar als der Ursprungsort der sexuellen Energie des Mannes angesehen und vertragen eine kräftige Stimulation mit den Fingern oder den Fingerknöcheln.

LUST JENSEITS DER EJAKULATION

Die Ejakulation ist eine natürliche Funktion der Abfuhr, die Männer von Zeit zu Zeit brauchen. Aber die meisten Männer ejakulieren gewohnheitsmäßig jedes Mal, wenn sie masturbieren oder Sex haben, ohne zu wissen, dass sie auch ohne Ejakulation zum Orgasmus kommen und sich diese Energie aufsparen können. Der Drang, selbst um den Preis völliger Erschöpfung zu ejakulieren, rührt daher, dass so mancher Mann nichts anderes kennt, um sich Lust zu verschaffen. Oft dient die Ejakulation auch als Ventil für aufgestaute Energie, Stress und Wut. Indem der Mann lernt, seine Sinne zu sensibilieren, kann er auch die Freuden orgastischer Zustände entdecken, ohne unbedingt ejakulieren zu müssen. Tipps zur Ejakulationskontrolle finden Sie auf Seite 147.

Berührungen einstufen

Diese Übung, bei der Sie herausfinden, welche Berührungen er besonders mag, verbessert die Kommunikation im Schlafzimmer. Da viele Männer sexuelle Dinge ungern offen ansprechen, machen beide so manche erhellende Erfahrung. Die absichtslose Konzentration auf die Berührung um ihrer selbst willen wird außerdem die sinnliche Natur des Mannes entfalten.

1 Bitten Sie Ihren Partner, sich entspannt hinzulegen, und beginnen Sie mit der Frage, wo er als Erstes berührt werden möchte. Erkunden Sie dann diesen Bereich allein mit den Fingerspitzen und variieren Sie die Art der Berührung von fester zu sanfter.

2 Bitten Sie ihn, die Berührungen auf einer Skala von eins bis zehn zu bewerten.

3 Bitten Sie ihn, einen anderen Bereich zu nennen, und berühren Sie ihn dort. Fahren Sie über den gesamten Körper so fort.

4 Wenden Sie sich in dem nun erreichten Zustand tiefer Entspannung noch einmal den anfangs erkundeten Stellen zu, und fragen Sie nach, ob sich etwas geändert hat, z.B. die Sensibilität erhöht.

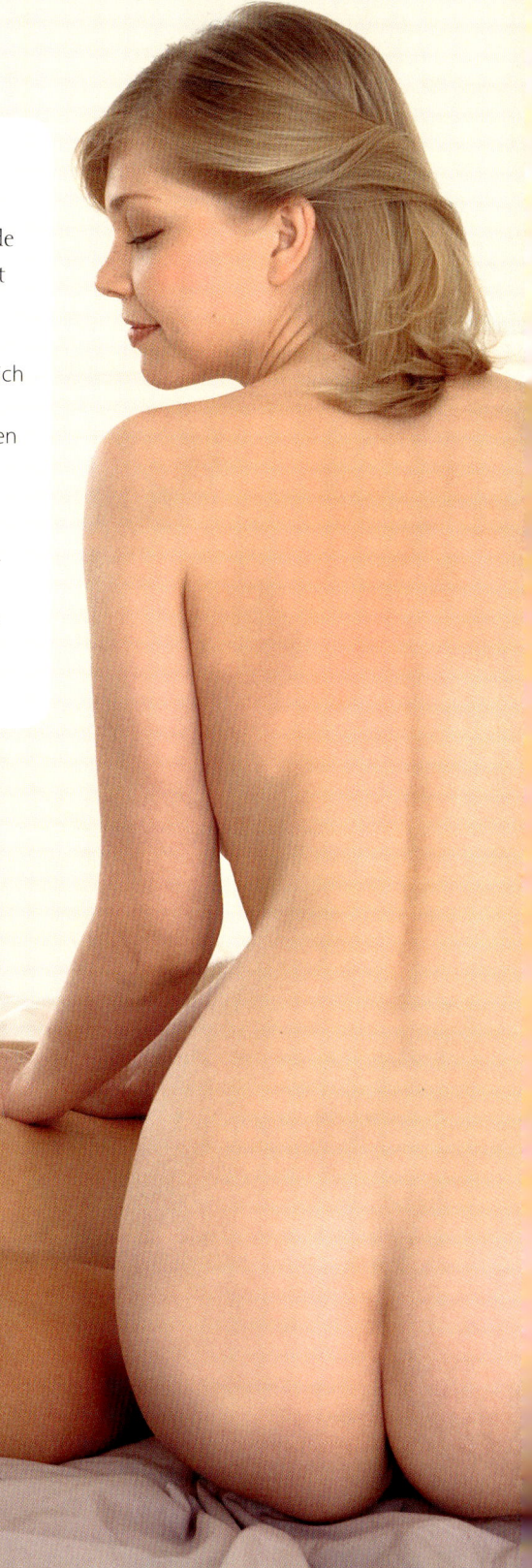

2 Erforschung der Sinnlichkeit

Gehen Sie auf körperliche Entdeckungsreise, wenn Sie einander von Kopf bis Fuß massieren. Schenken Sie einem speziellen Körperbereich Ihres Partners besondere Aufmerksamkeit, oder bieten Sie ihm das volle Programm und ein sensorisches Ganzkörpererlebnis.

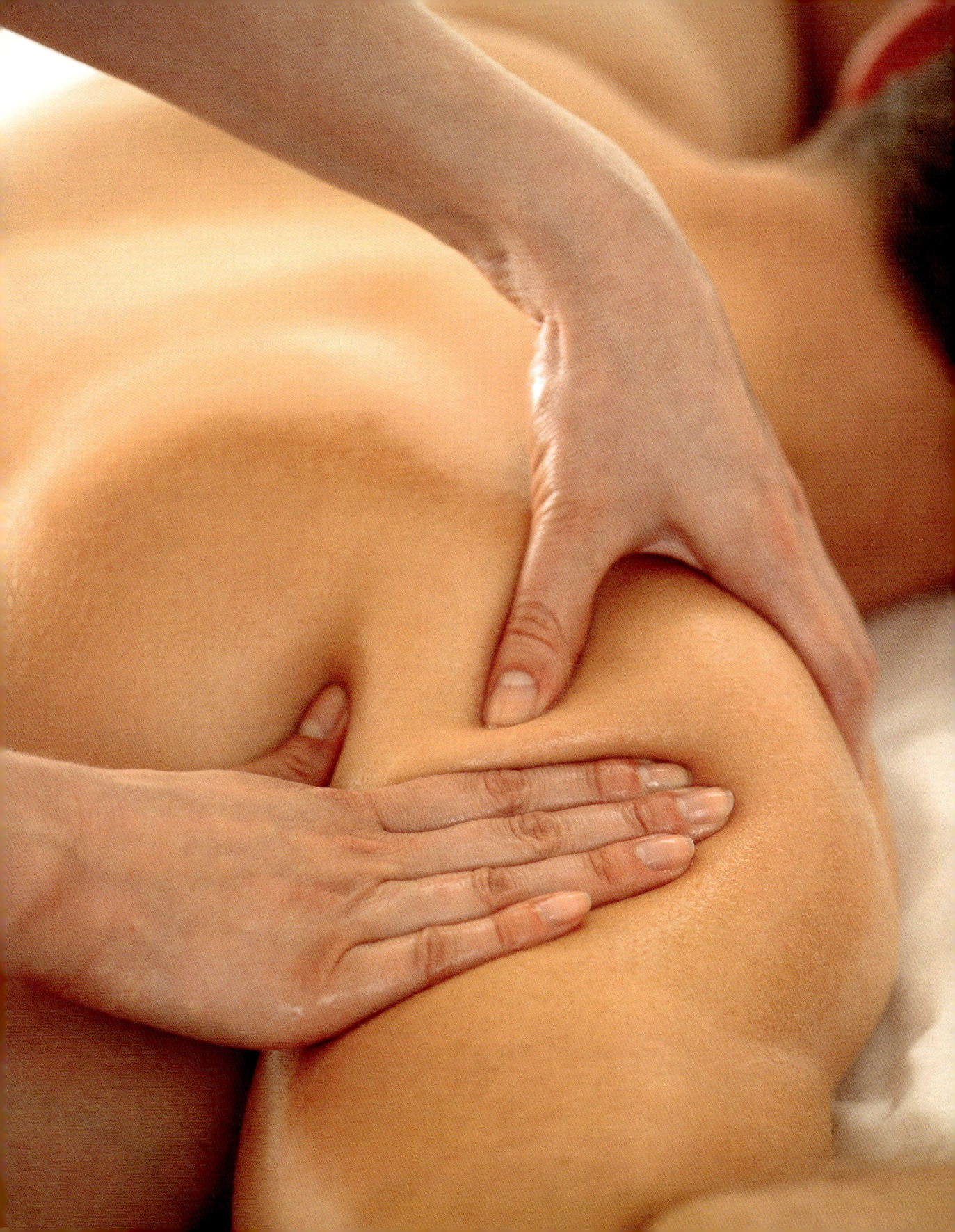

Schultern & Rücken

Durch eine Schulter- und Rückenmassage gleich zu Beginn kann sich Ihr Partner unmittelbar entspannen. Die Wirkung macht sich im ganzen Körper bemerkbar, sodass er sich einer weiteren erotischen Massage besser öffnen kann.

AUSGANGSLAGE

Der Rücken gehört wohl mit zu den am meisten vernachlässigten Körperregionen, zumindest in einer Partnerschaft, denn beim Sex erfahren meist nur Gesicht, Brust und Genitalien sinnliche Berührung. Dabei sind Schultern und Rücken hochsensibel und erotisch empfänglich, und es lohnt sich, diesen Körperbereich besser kennenzulernen. Viele von uns sind dort oft sehr verspannt, aber wenn Sie diesen Bereich massieren, werden Sie feststellen, dass sich unmittelbar der ganze Körper entspannt – der ideale Start für eine Ganzkörpermassage.

WIRKUNG DER MASSAGE

Die Schulterpartie ist häufig verspannt und reagiert gut auf kräftige Streichbewegungen, die die Muskulatur entspannen. Auch ein sanfter Einsatz der Ellbogen hilft, tiefsitzende Verspannungen zu lösen und verhärtete Muskeln zu lockern. Eine Massage der Muskelstränge beiderseits der Wirbelsäule kann eine Entspannung des ganzen Körpers bewirken, da von dort ausgehende Signale über das zentrale Nervensystem überall im Körper ankommen. Der Wirbelsäulenbereich ist sehr empfindlich, gehen Sie hier also behutsamer vor, um die Haut zu sensibilisieren und den dortigen Muskeln feine erotische Signale zu vermitteln. Die Seiten des Rückens reagieren ebenfalls empfindlich, und es kitzelt dort leicht, passen Sie also Ihre Massagestriche den Reaktionen Ihres Partners an. Zärtliches Streichen der Fingerspitzen über die Haut wirkt erotisierend und kann am ganzen Rücken eingesetzt werden. Bei einer Schulter- und Rückenmassage gleitet Ihr Partner sanft in einen Zustand tiefer Entspannung und öffnet sich weiteren Berührungen.

SO MASSIEREN SIE

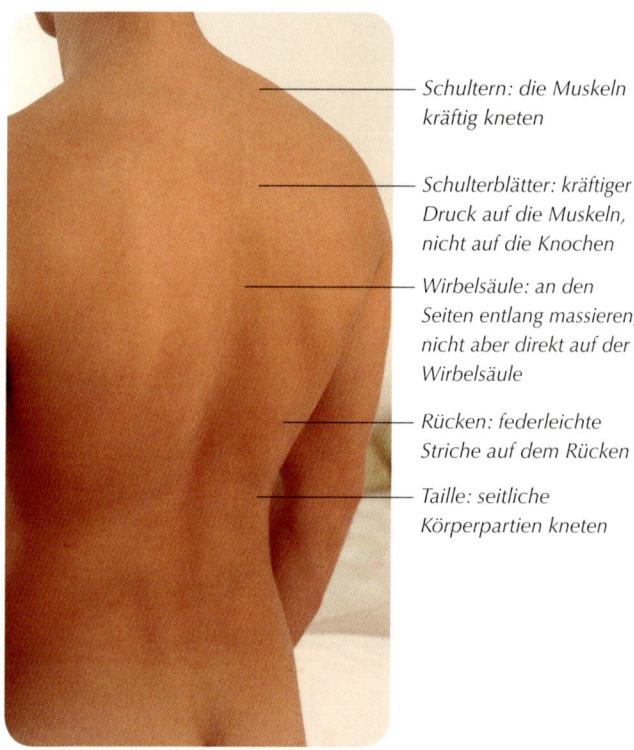

Schultern: die Muskeln kräftig kneten

Schulterblätter: kräftiger Druck auf die Muskeln, nicht auf die Knochen

Wirbelsäule: an den Seiten entlang massieren, nicht aber direkt auf der Wirbelsäule

Rücken: federleichte Striche auf dem Rücken

Taille: seitliche Körperpartien kneten

LEBENSENERGIE

Rückenmark und Gehirn sind von einer Flüssigkeit umgeben, die das ganze Skelettsystem zu harmonisieren vermag. Wenn Sie neben der Wirbelsäule massieren, bewirken Sie eine Verteilung und Zirkulation dieses vitalen Fluidums im gesamten zentralen Nervensystem. Der Empfangende fühlt sich dadurch energetisiert und neu belebt. Die Wirkung einer Rückenmassage reicht so weit, dass Heiler und Ganzheitstherapeuten die dieser Flüssigkeit innewohnende Kraft als »Lebensenergie« bezeichnen.

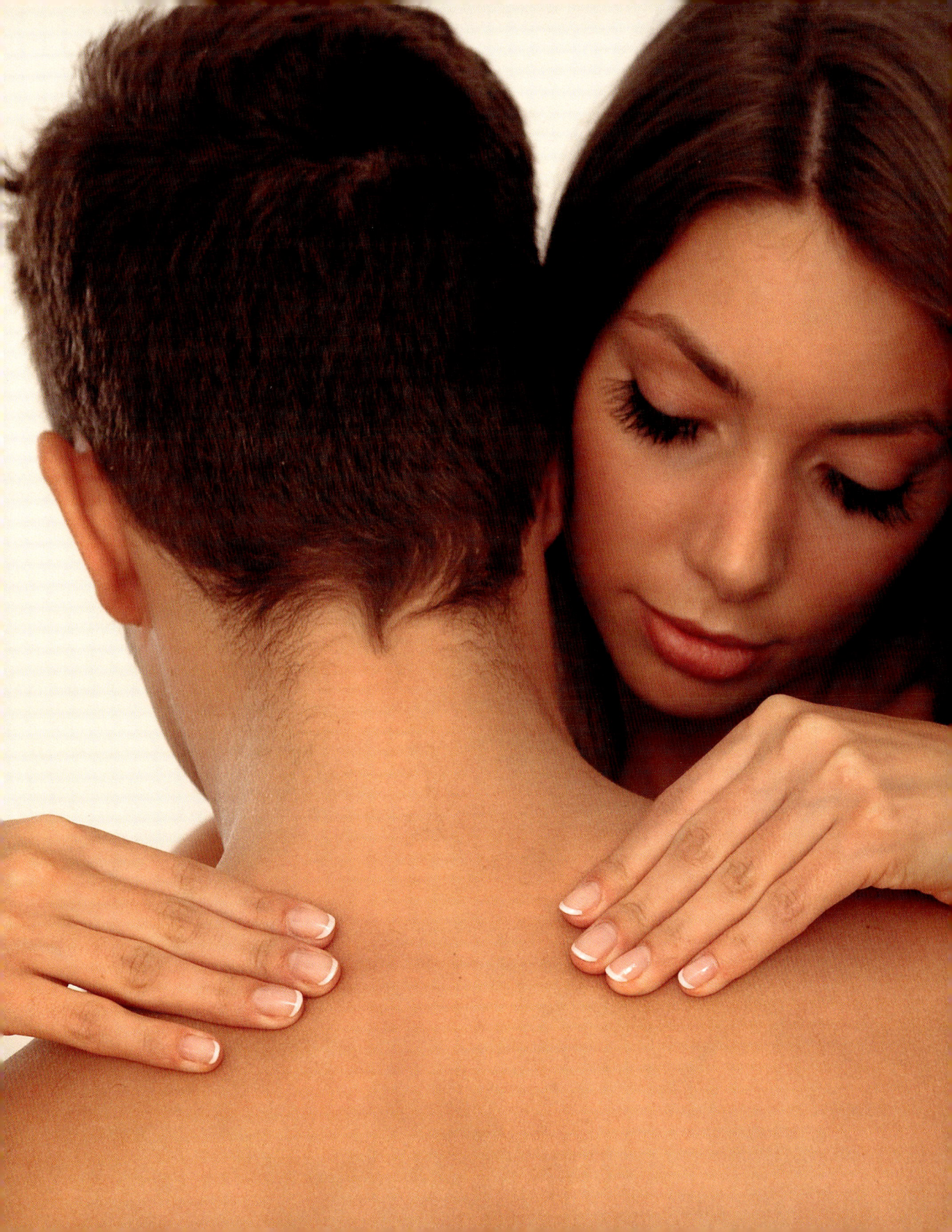

Schulter- & Rückenmassage

Die Berührungen mit Federn und Sarong zu Beginn dieser Massage stimulieren die Hautoberfläche und fühlen sich hocherotisch an. Atmen Sie tief, und entspannen Sie Ihre eigenen Schultern, ehe Sie beginnen; Ihr Partner wird den über Ihre Hände ausströmenden ruhigen Energiefluss wahrnehmen und daraufhin auch selbst tiefer und entspannter atmen. Im Verlauf dieser Sequenz wird sich die Spannung aus den meist besonders betroffenen Schultern und dem gesamten Körper Ihres Partners lösen, sodass er auch an anderen Körperstellen Berührungen zulassen kann. Achten Sie darauf, nie direkt auf der Wirbelsäule zu massieren.

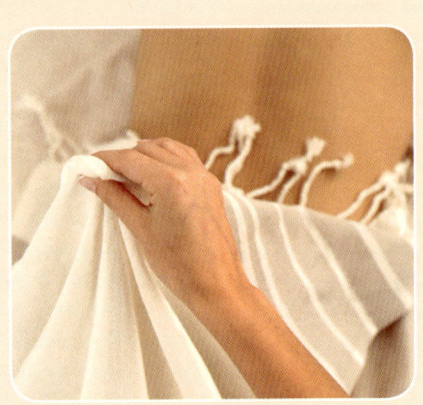

1 Sarong-Streicheln
Bedecken Sie den Rücken Ihres Partners mit einem leichten Sarong. Fassen Sie nun den Sarong in der Mitte, und ziehen Sie ihn langsam hoch. Dabei lassen Sie die Enden sanft über den gesamten Rücken gleiten.

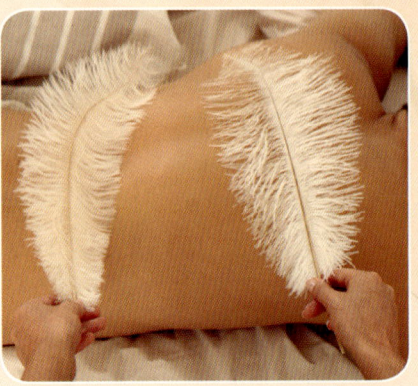

2 Feder-Streicheln
Nehmen Sie eine oder zwei lange Federn zur Hand, und streicheln Sie damit sanft über Rücken und Schultern. Variieren Sie das Tempo, von sehr langsamen bis zu schnellen, leicht tupfenden Bewegungen.

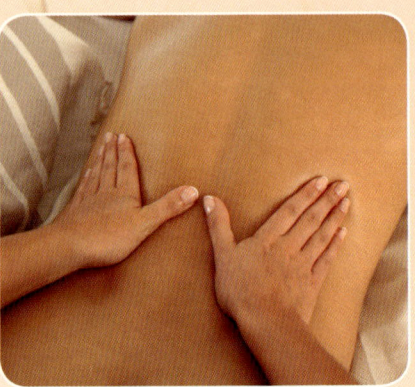

3 Ganzer Rückenstrich
Verteilen Sie mit leichten, fließenden Strichen Öl auf der Haut. Massieren Sie langsam streichend vom Kreuzbein bis hinauf zum Nacken, dann gleiten Sie über Schultern und Arme bis zu den Händen.

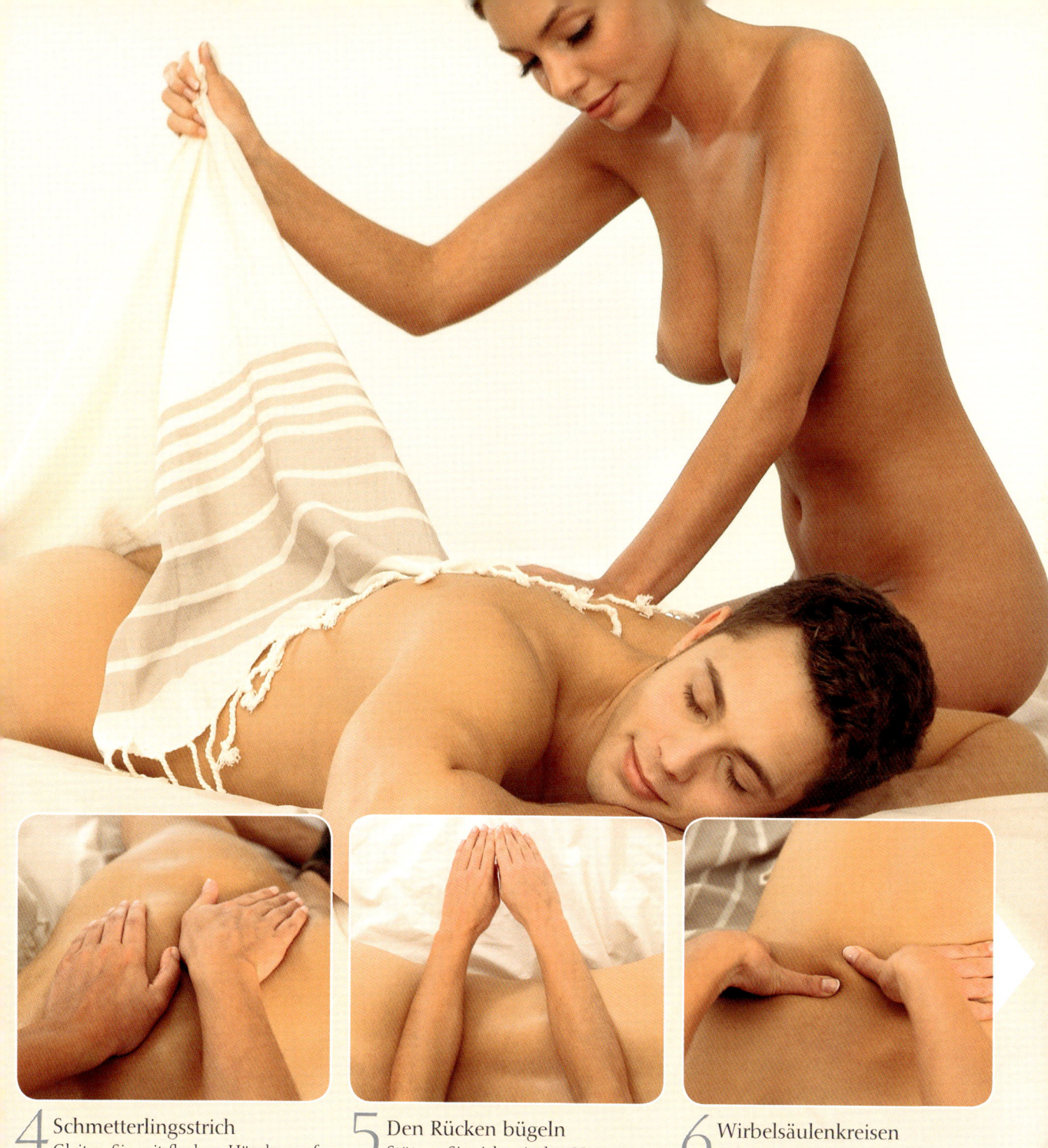

4 **Schmetterlingsstrich**
Gleiten Sie mit flachen Händen auf dem Rücken nach oben und an den Körperseiten entlang nach unten und wieder zurück zum unteren Rücken. Mehrmals wiederholen. Die Bewegung ist kräftig, aber fließend.

5 **Den Rücken bügeln**
Stützen Sie sich mit den Unterarmen quer auf dem Rücken Ihres Partners auf. Legen Sie die Arme aneinander, und drücken Sie sie dann über den Rücken hinweg auseinander, als würden Sie ihn »bügeln«.

6 **Wirbelsäulenkreisen**
Gehen Sie mit beiden Daumen hintereinander kreisend an einer Seite seiner Wirbelsäule entlang nach oben. Wiederholen Sie die Massagebewegung drei bis vier Mal, auch auf der anderen Seite.

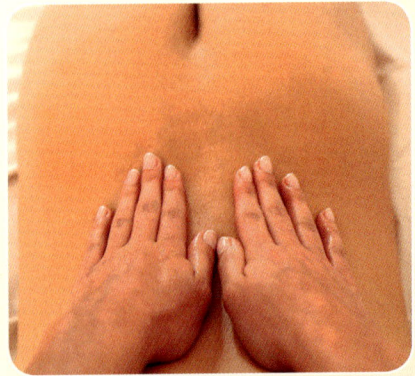

7 Gleiten und wiegen

Legen Sie die Hände oben auf seine Schultern, und gleiten Sie am Rücken entlang nach unten. An den Hüften gehen Sie nach außen zur Taille und wiegen von dort seinen Körper hin und her. Kehren Sie wieder nach oben zurück.

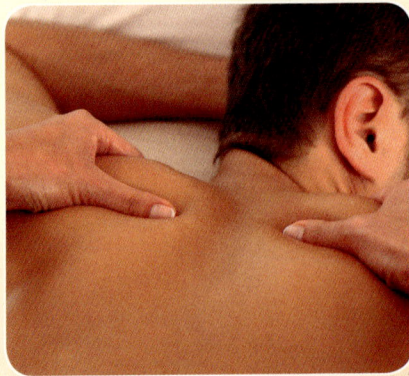

8 Gleiten und kneten

Gleiten Sie mit den Händen und unter Einsatz Ihres Körpergewichts beiderseits der Wirbelsäule entlang mit einigem Druck nach oben. Kneten Sie seine Schultern, und gehen Sie eventuelle Verhärtungen kräftig an.

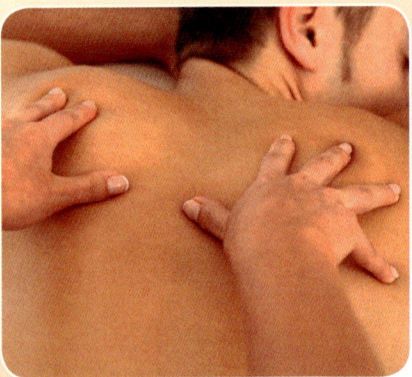

9 Kreisende Massage

Gehen Sie mit den Fingerspitzen in kleinen kreisenden Bewegungen über den gesamten oberen Rücken. Achten Sie darauf, ihn mit den Nägeln nicht zu kratzen. Kreisen sie, wenn Sie sehr lange Nägel haben, lieber mit den Knöcheln.

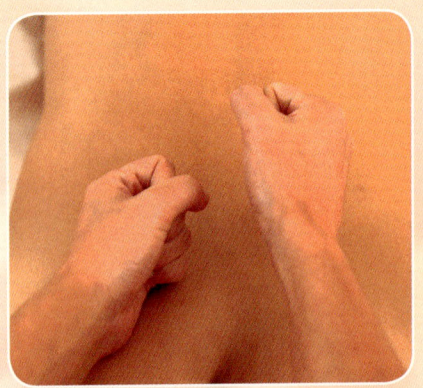

10 Kreuzbeintrommeln

Trommeln Sie mit den Fäusten eine Minute lang nicht allzu fest auf sein Kreuzbein (unterer Rücken). Dann gehen Sie mit flachen Händen nach oben über die Schultern hinweg und seitlich wieder nach unten bis über den Po.

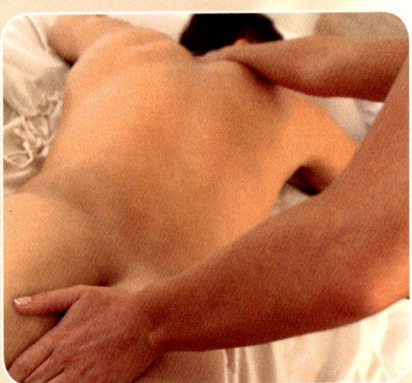

11 Sanfte Striche

Gleiten Sie mit den Fingerspitzen sanft von den Schultern ausgehend am Rücken entlang bis zum Po. Legen Sie dann eine Hand auf seinen Nacken, die andere auf sein Kreuzbein. Atmen Sie im selben Rhythmus wie Ihr Partner.

AUSRUHEN DER HÄNDE

Halten Sie während der Massage von Zeit zu Zeit inne, damit sich Ihre Hände ausruhen können. Lassen Sie die Hände auf Ihrem Partner liegen. Stellen Sie sich einen Energiefluss aus Ihren Händen in seinen Körper vor. Ihr Partner entspannt sich, und es wird ihm in Erinnerung bringen, dass es sich nicht um eine therapeutische Massage, sondern eine sinnlich-erotische Erfahrung handelt.

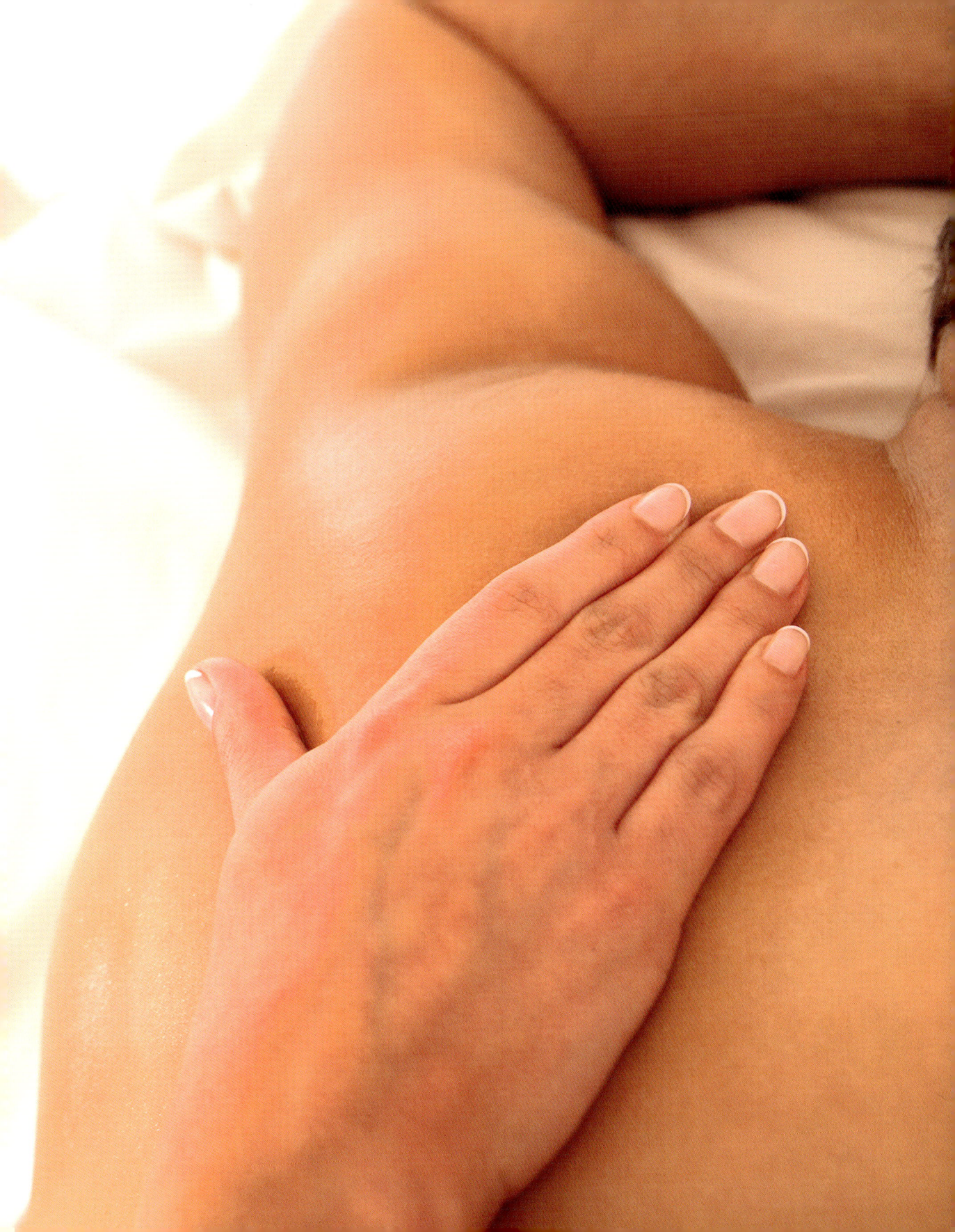

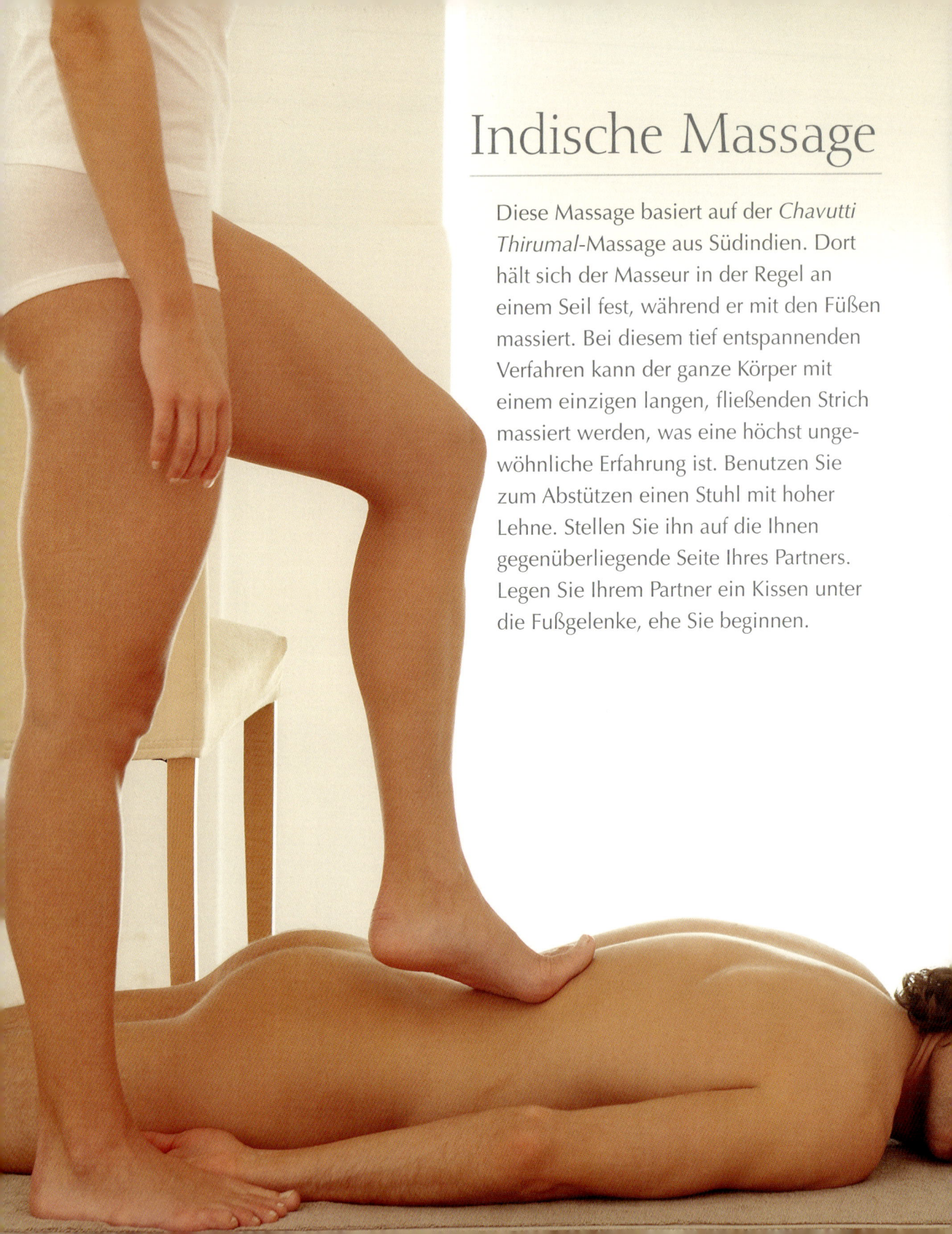

Indische Massage

Diese Massage basiert auf der *Chavutti Thirumal*-Massage aus Südindien. Dort hält sich der Masseur in der Regel an einem Seil fest, während er mit den Füßen massiert. Bei diesem tief entspannenden Verfahren kann der ganze Körper mit einem einzigen langen, fließenden Strich massiert werden, was eine höchst unge-wöhnliche Erfahrung ist. Benutzen Sie zum Abstützen einen Stuhl mit hoher Lehne. Stellen Sie ihn auf die Ihnen gegenüberliegende Seite Ihres Partners. Legen Sie Ihrem Partner ein Kissen unter die Fußgelenke, ehe Sie beginnen.

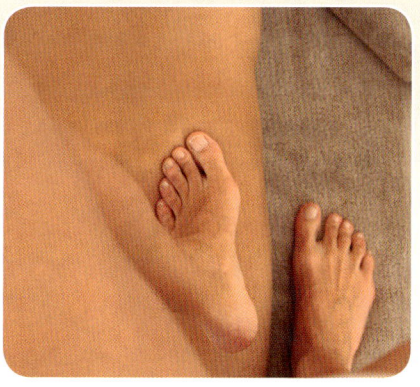

1 Vorbereitungen

Ölen Sie mit den Händen den Rücken Ihres Partners ein. Stellen Sie sich in Hüfthöhe neben ihn. Ölen Sie Ihren linken Fuß ein und stellen Sie ihn auf seinen Po. Halten Sie sich an der Stuhllehne fest.

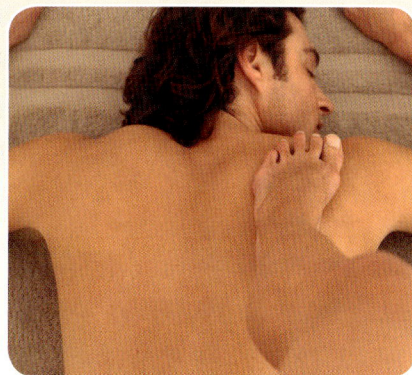

2 Pokneten

Massieren Sie die rechte Pobacke unter kräftigem Druck mit Bewegungen in Form einer Acht. Dann gleiten Sie rechts auf seinem Rücken entlang bis hinauf zur Schulter. Ziehen Sie dabei für mehr Druck die Zehen an.

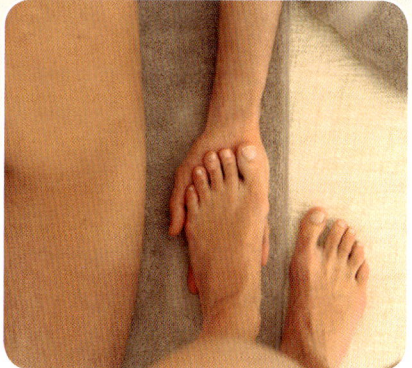

3 Handflächen-Gleiten

Von der Schulter aus gleiten Sie mit dem Fuß hinunter zu seiner rechten Hand und »treten« auf seine Handfläche. Nehmen Sie den Fuß zurück auf die rechte Pobacke und wiederholen Sie den Vorgang mehrmals.

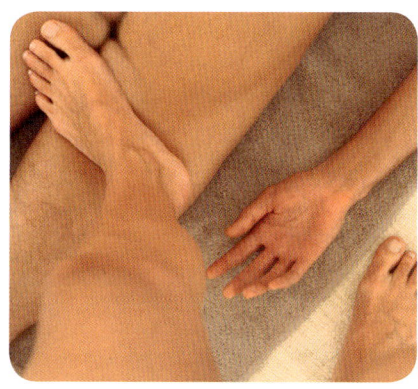

4 Bein-Gleiten

Setzen Sie den Fuß an seinem Schenkelansatz auf. Gleiten Sie dann am Bein entlang bis zum Fuß. Dann gehen Sie wieder zurück zum Po und in einer einzigen langen Bewegung bis hinauf zur Schulter.

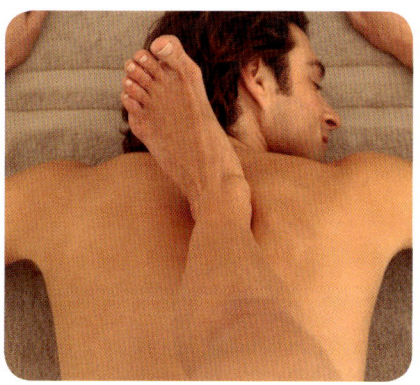

5 Schultermassage

Massieren Sie Schultern und den oberen Rücken mit Ihrer Ferse und anschließend mit dem Fußballen. Wahlweise können Sie sich auch oben neben Ihren Partner stellen und die Fußsohle verwenden.

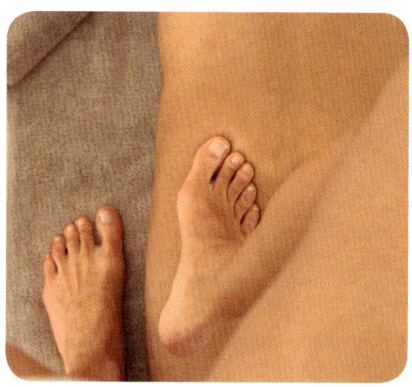

6 Positionswechsel

Stellen Sie den Stuhl neben die andere Seite Ihres Partners. Ölen Sie Ihren rechten Fuß ein, und stellen Sie ihn auf die linke Pobacke. Wiederholen Sie die komplette Massage auf der anderen Körperseite.

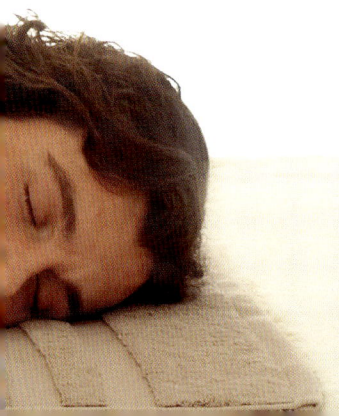

Po & Rückseite der Beine

Eine Massage der Rückseite der Beine, vor allem der Oberschenkel und des Pos, kommt fast immer sehr gut an. Die großflächigen, muskulösen Areale können Sie mit einigem Druck massieren und dadurch Spannungen lindern, aber die Massage wirkt aufgrund der Nähe zu den Geschlechtsteilen Ihres Partners auch sexuell stimulierend.

AUSGANGSLAGE

In diesem Körperbereich liegen mehrere erogene Zonen, und eine Massage der Pobacken ist ein überaus sinnliches Erlebnis für Ihren Partner, vor allem wenn Sie auch weiter zu den Beinen hinuntergehen und damit die erzeugte Energie über seinen Körper verteilen. Beine und Po sind über den Ischiasnerv verbunden, sodass es der Empfangende als ganz natürlich erlebt, vom Po bis zu den Füßen massiert zu werden.

Die Rückseite der Beine ist meist hochsensibel, besonders weil dieser Bereich sonst wenig Beachtung findet. Vorsicht ist bei der Massage des Kniekehlenbereichs angesagt, da dort Lymphknoten sitzen. Gleiten Sie sanft darüber hinweg, um eine zu intensive Lymphdrainage zu vermeiden.

Das Kreuzbein (siehe Kasten rechts) liegt am unteren Ende der Wirbelsäule. Eine Pomassage stimuliert auch diesen Bereich, sodass indirekt sexuelle Energie entsteht.

WIRKUNG DER MASSAGE

Der große Gesäßmuskel ist der größte Muskel des Körpers. Er kann sehr kräftig sein, vor allem bei Männern, und eine feste Massage tut ihm gut. Am Po und an den Oberschenkeln können Sie sehr tief massieren, unter Einsatz von Kneten und Klopfen. Das kann Verspannungen lösen! Federleichte Striche hingegen werden die Haut sensibilisieren und die Durchblutung anregen. Ein Wechsel zwischen festeren und zarten Berührungen kann sich für Ihren Partner sehr erotisch anfühlen.

SO MASSIEREN SIE

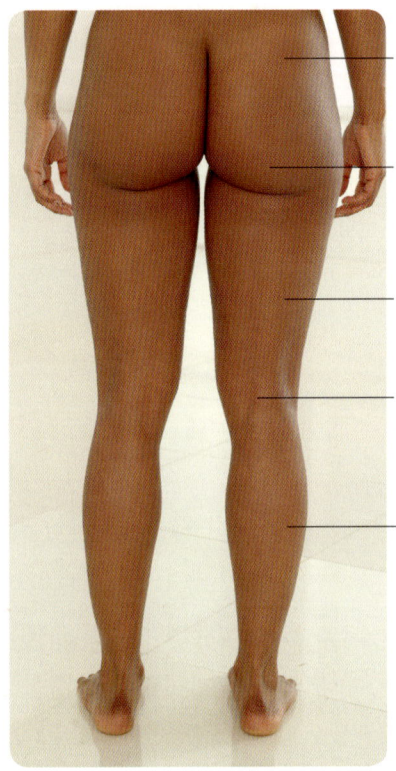

Po: Ellbogen und Unterarme verwenden

Unterer Po: hier fühlen sich leichte und kräftige Striche gut an

Schenkel: starker Druck mit den Unterarmen oder Händen

Knie: sanft über diesen Bereich hinweggleiten

Waden: kräftiger Druck und vibrierende Griffe

KREUZBEIN-MASSAGE

Das Kreuzbein ist ein großer keilförmiger Knochen an der Basis der Wirbelsäule. Von ihm geht der Schamnerv aus, der die Genitalien innerviert und bei Männern und Frauen das Wollustgefühl beim Orgasmus vermittelt, weshalb das Kreuzbein eine stark erogene Zone ist. Massieren Sie diesen Bereich mit kräftigem Druck ebenso wie mit ganz sanftem Streicheln.

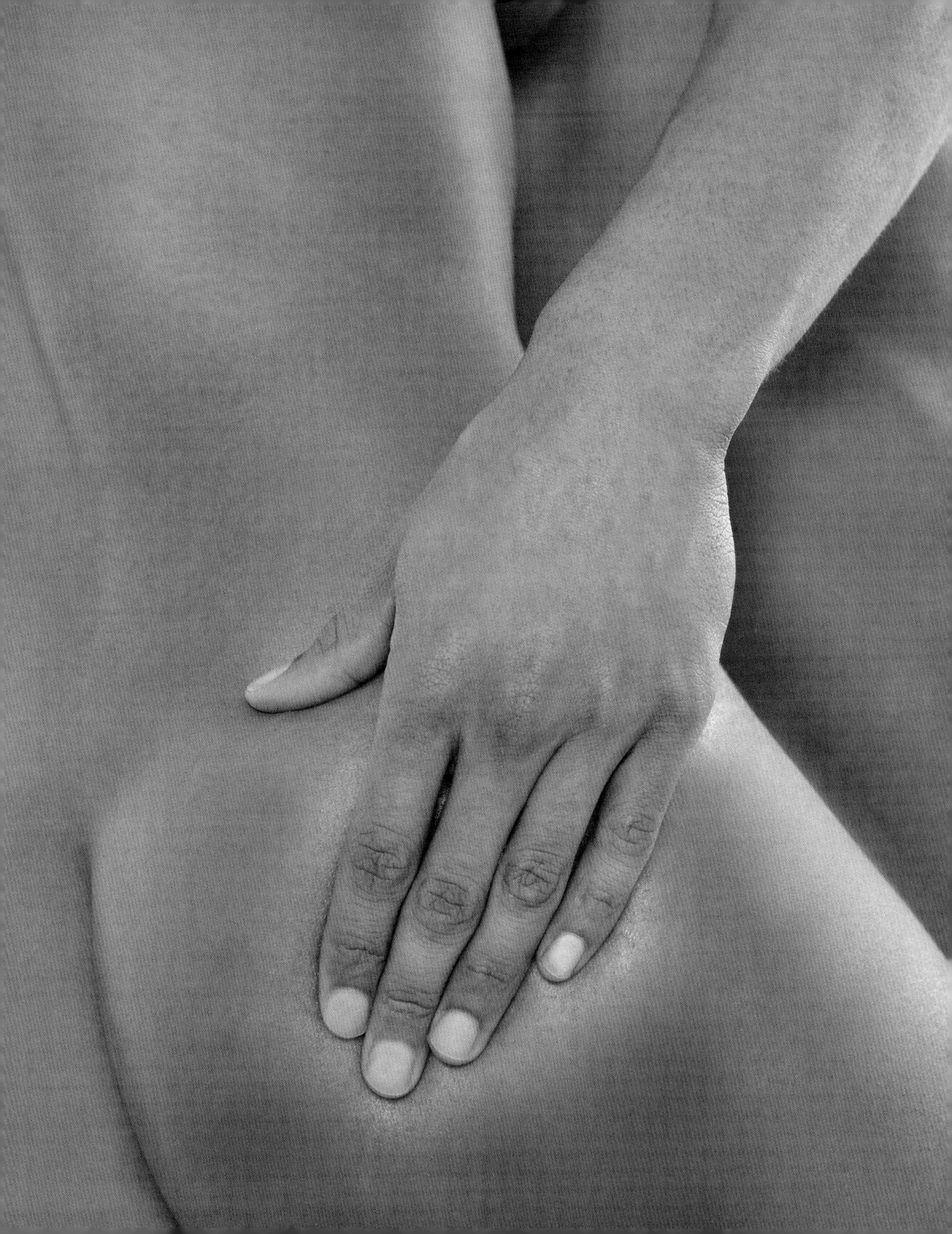

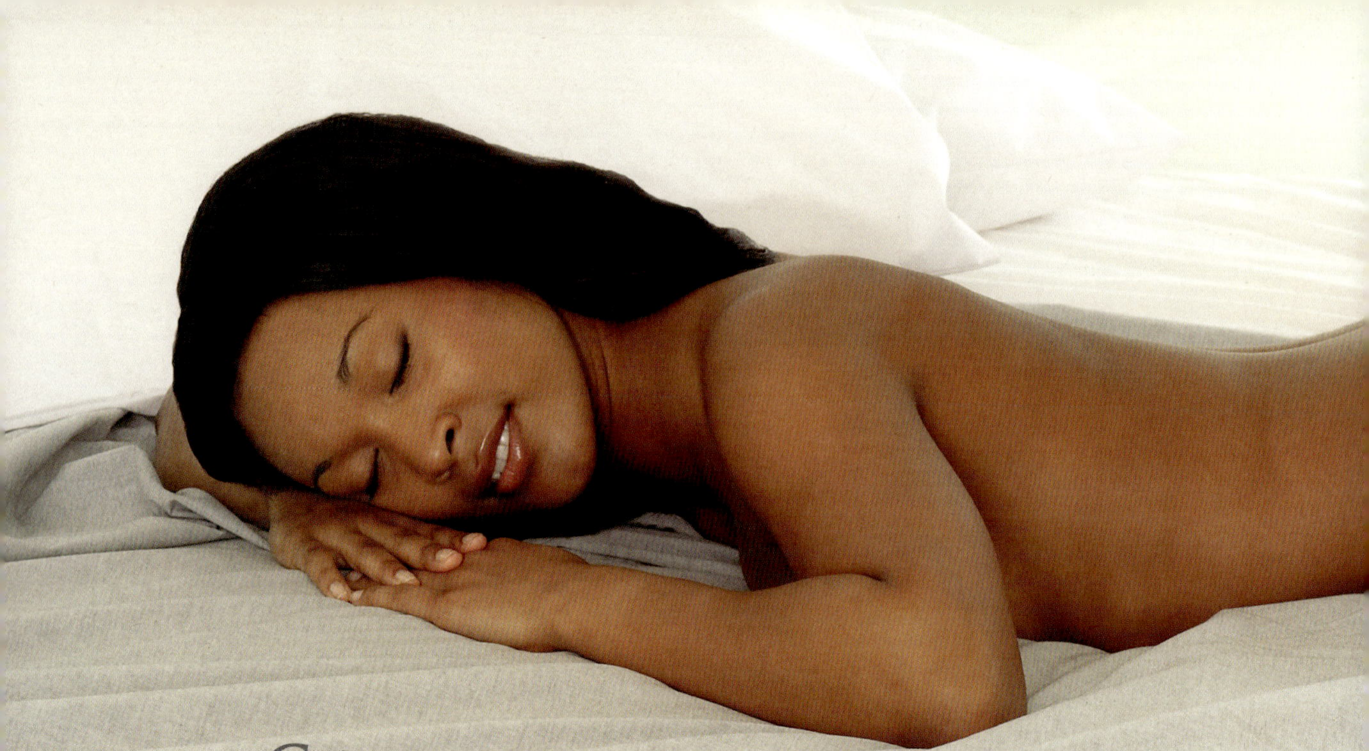

Po & Rückseite der Beine

Verteilen Sie, sobald Ihre Partnerin bequem liegt, großzügig Öl auf dem Po und der Rückseite ihrer Beine. Gleiten Sie beim Massieren auch immer wieder nach oben, damit die bei der Bein- und Pomassage erzeugte Energie den ganzen Körper durchströmt.

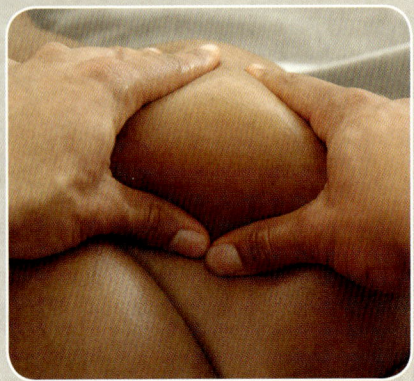

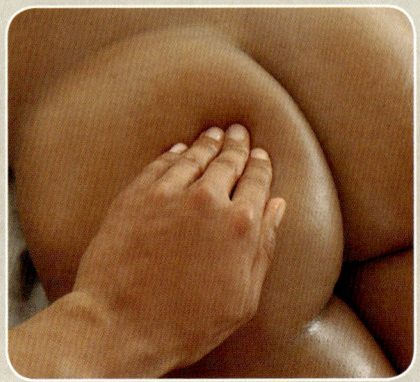

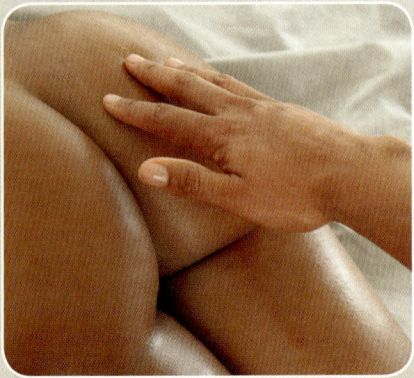

1 Pomassage

Kneten Sie den Po Ihrer Partnerin mit beiden Händen. Steigern Sie die Intensität zunehmend. Gehen Sie so tief, wie sie möchten, und greifen Sie ruhig kräftig zu, das wird als sehr sexy empfunden.

2 Pokreisen

Drücken Sie kräftig in die Pomuskulatur, und kreisen Sie entweder erst mit einer Hand oder mit beiden Händen auf den Pobacken. Steigern Sie den Druck, und achten Sie darauf, wie Ihre Partnerin reagiert.

3 Federstriche

Streichen Sie mit den Fingerspitzen sanft und federleicht über die Pobacken hinweg. Als Kontrast zu vorher fühlt sich das sehr erotisch an. Stimulieren Sie die Pobacken mal kreisend, mal streichend.

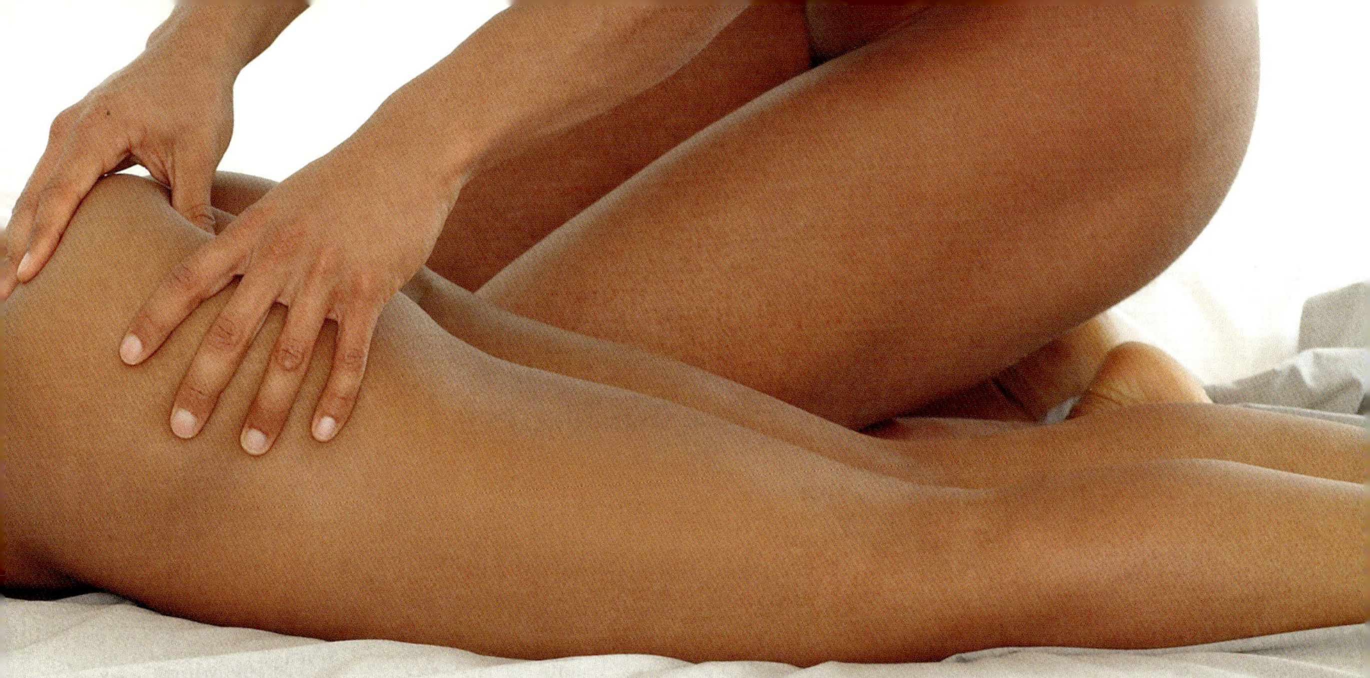

Der Po, bei Manchen eine einzige erogene Zone, ist für Zärtlichkeiten besonders empfänglich. Streichen Sie in langen Strichen über die sanft geschwungenen Rundungen hinweg, greifen Sie aber auch beherzt zu: die kräftige Muskulatur verträgt einiges. Bringen Sie zur Abwechslung auch Arme und Ellbogen ins Spiel.

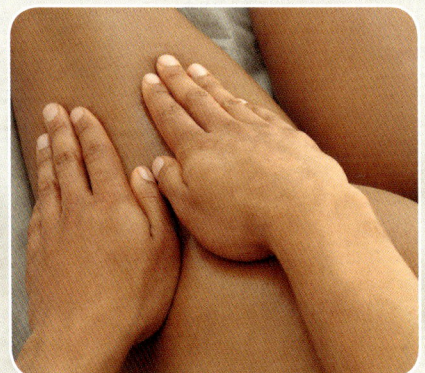

4 Schenkelgleiten
Legen Sie die Hände flach auf die Schenkel, und gleiten Sie mit den Fingerspitzen voran nach unten. An der dicksten Stelle gehen die Hände auseinander und umfassen den Schenkel. Dann gehen Sie wieder zusammen.

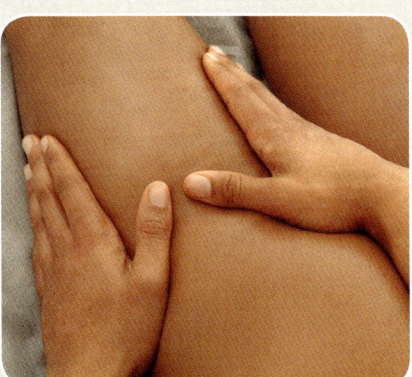

5 Schenkelinnenseite
Sie gleiten wieder über den Schenkel hinweg, aber nun streichen Sie mit einer Hand an der Schenkelinnenseite und den Genitalien entlang. Wiederholen Sie diesen stimulierenden Griff mehrmals, auch am anderen Bein.

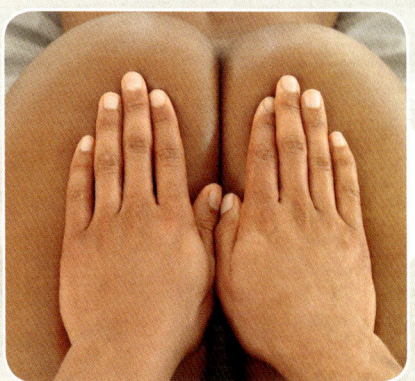

6 Kräftige Schenkelmassage
Gleiten Sie mit flachen Händen und fließendem Strich an den Schenkeln entlang und dann weiter bis zum Po, und halten Sie dort inne, wobei Sie mit dem Körper der Länge nach auf den Beinen der Partnerin liegen.

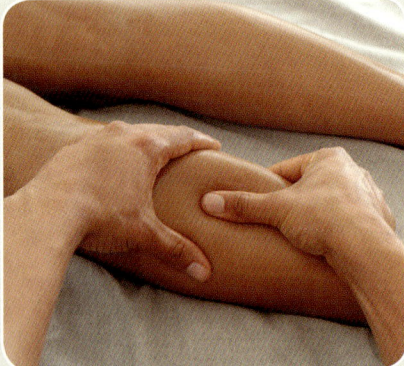

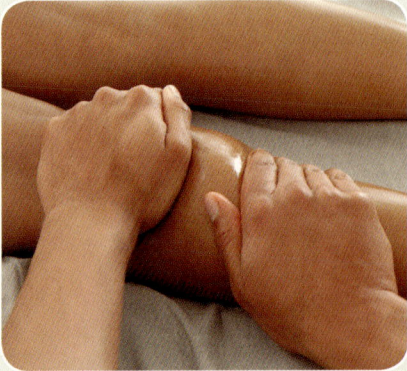

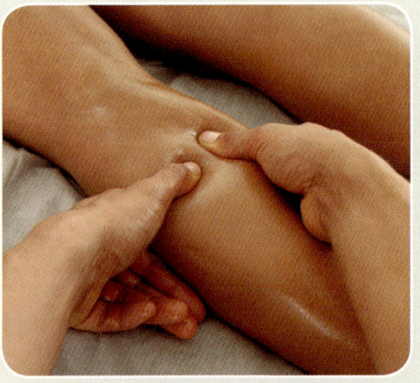

7 Wadenmassage
Kneten Sie die unmittelbar vor Ihnen liegende Wade mit sanften, dann kräftigeren Griffen. Verwenden Sie viel Öl, damit Ihre Hände gut gleiten.

8 Wadenwringen
Vollführen Sie mit den Händen eine gegenläufige, »wringende« Bewegung. Arbeiten Sie sich Sie vom Knöchel hinauf bis zur Kniekehle.

9 Wadenkreisen
Arbeiten Sie sich Sie mit beiden Daumen kreisend vom Knöchel bis hinauf zur Kniekehle. Seien Sie an der Kniekehle etwas behutsamer.

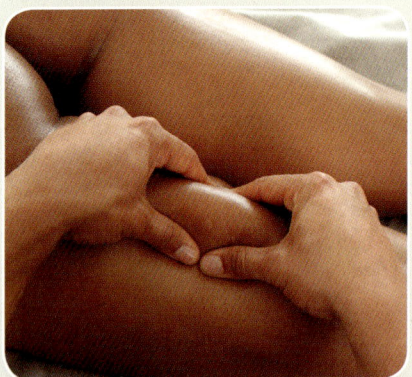

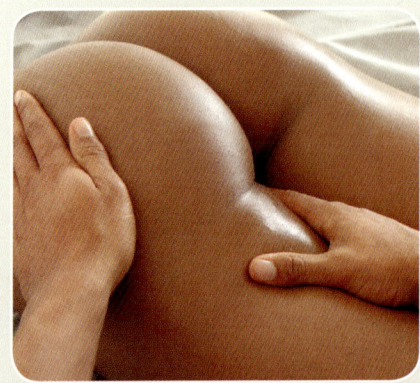

10 Schenkelkneten
Kneten Sie den direkt vor Ihnen liegenden Schenkel mit beiden Händen. Der Muskel ist kräftig, also greifen Sie beherzt zu. Besonders im Kontrast zum Wadenkreisen fühlt sich das für Ihre Partnerin wunderbar an.

11 Schenkelstriche
Legen Sie eine Hand auf das Schenkelinnere, die andere seitlich an den Po. Ziehen Sie zuerst die eine, dann die andere Hand zum Knie, gleiten Sie dann zurück. Wiederholen Sie das beiderseits.

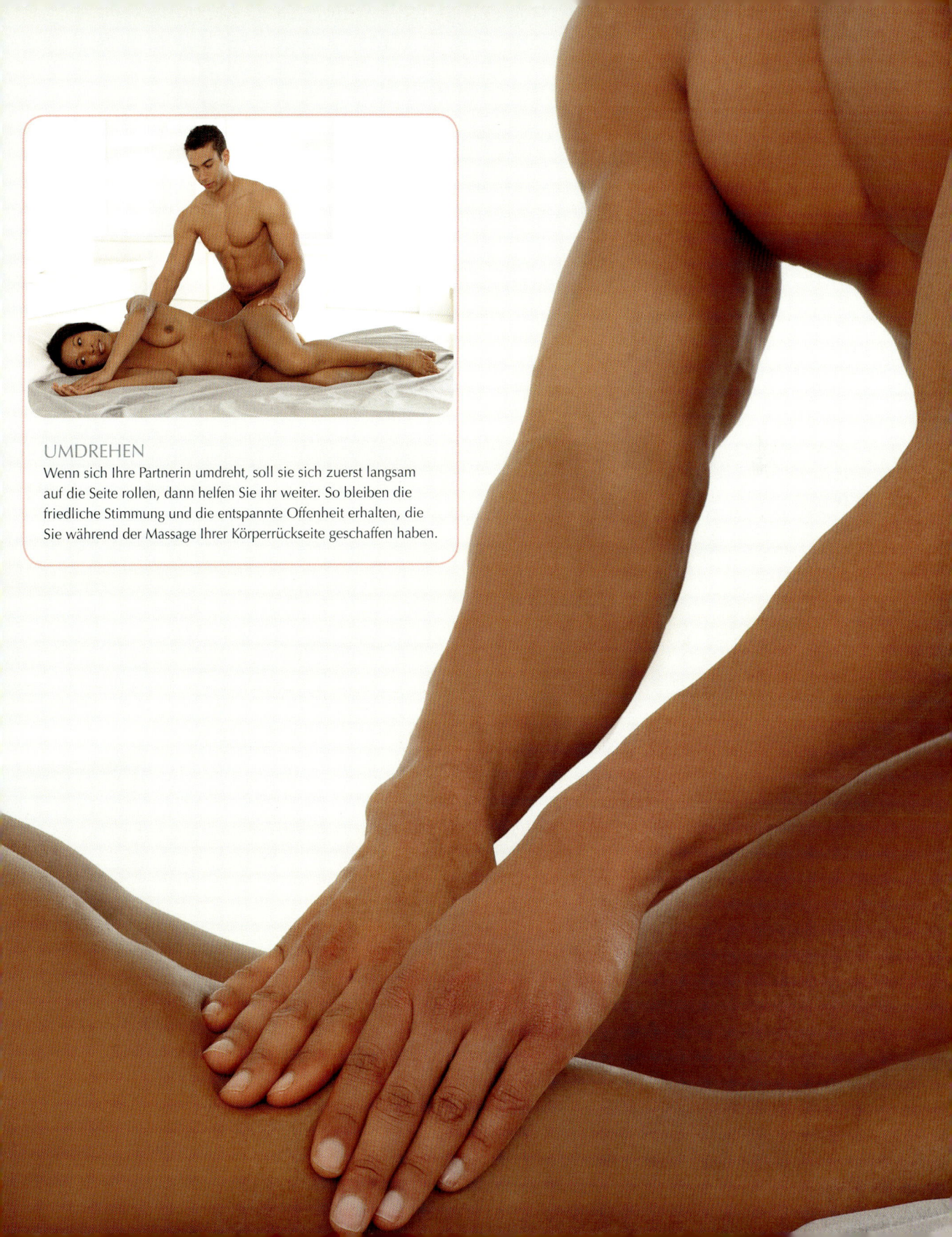

UMDREHEN

Wenn sich Ihre Partnerin umdreht, soll sie sich zuerst langsam auf die Seite rollen, dann helfen Sie ihr weiter. So bleiben die friedliche Stimmung und die entspannte Offenheit erhalten, die Sie während der Massage Ihrer Körperrückseite geschaffen haben.

Massage mit Armen & Ellbogen

Um Ihren Händen eine Pause zu gönnen, stützen Sie sich mit den Unterarmen auf Ihrem Partner auf und setzen Ihr ganzes Gewicht für die Massage ein. So machen Sie muskulösen Arealen wie Schenkel und Po gehörig Druck. Die Ellbogen werden gezielt eingesetzt, um mit druckvollem Kreisen Verspannungen effektiv zu lindern.

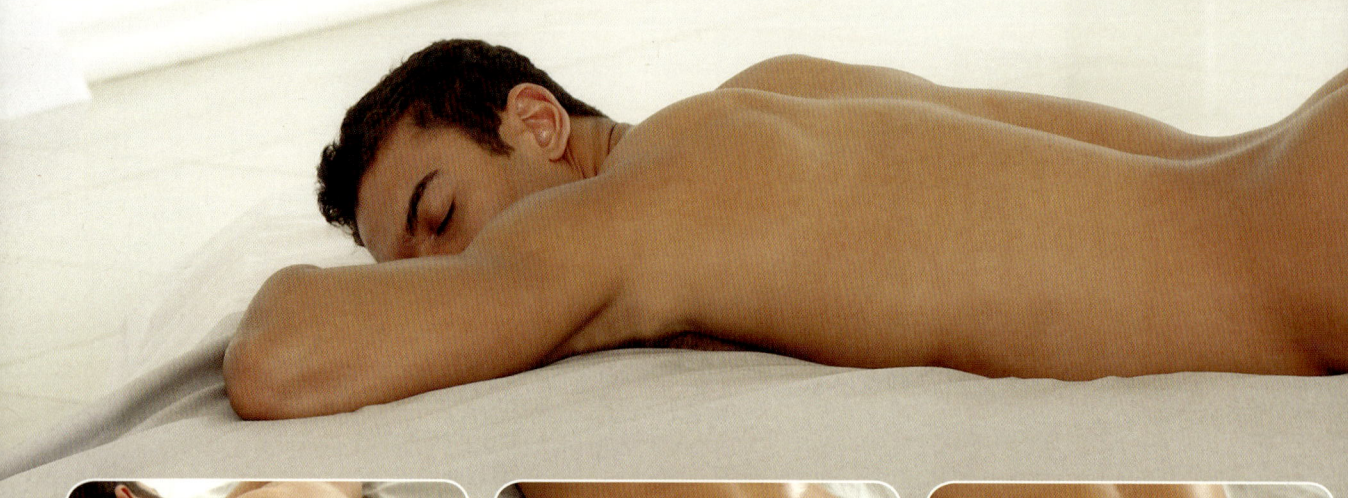

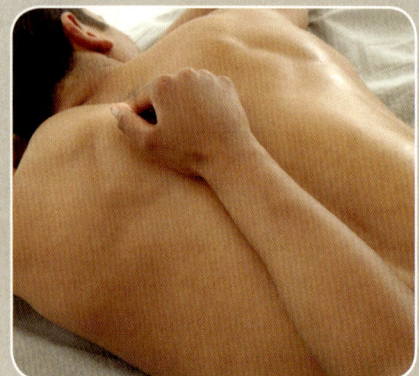

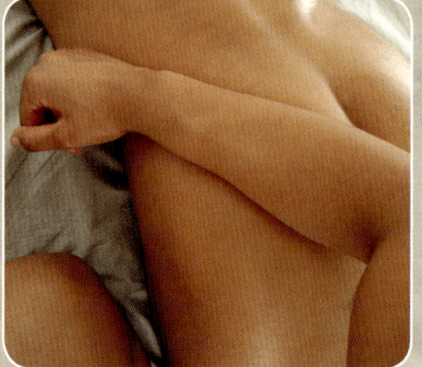

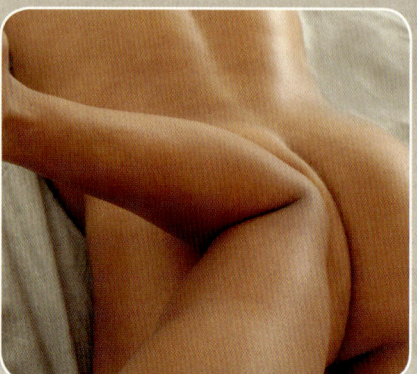

1 Unterarm-Schulterstrich
Legen Sie Ihren rechten Unterarm auf den unteren Rücken. Gleiten Sie mit dem Arm links bis zu seiner Schulter hoch. Dann streichen Sie rechts am Schulterblatt vorbei aufwärts über die Schulter hinweg. Wiederholen.

2 Unterarm-Pomassage
Legen Sie Ihren Unterarm auf seine linke Pobacke, und machen Sie mit Ihrem Körpergewicht Druck. Ziehen Sie mit der Seite Ihres Arms tiefgehende, weite Kreise. Verwenden Sie Öl nach Bedarf.

3 Ellbogen-Pomassage
Setzen Sie Ihren Ellbogen auf den fleischigen Bereich seines Pos, wobei Sie für den Druck wiederum Ihr eigenes Körpergewicht nutzen. Dann beginnen Sie zu kreisen und massieren den Pomuskel besonders tief.

EIN EROTISCHER TOUCH

Bei einer Massage mit den Unterarmen kommen Sie Ihrem Partner besonders nahe. Küssen Sie nach einer Rückenmassage seine Schultern. Gleiten Sie für einen besonders erotischen Kontrast nach einer Massage der Beine mit den Haaren darüber hinweg.

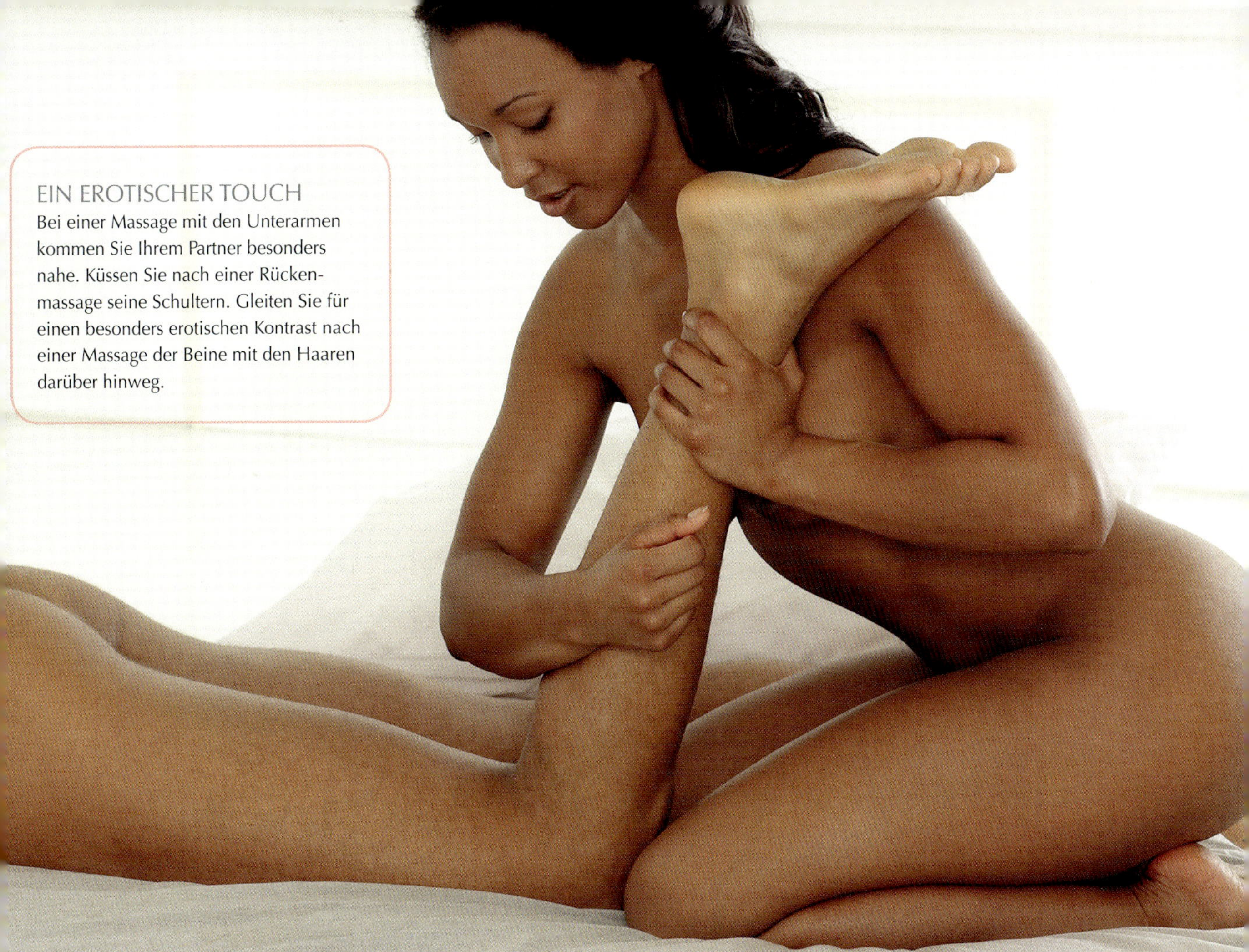

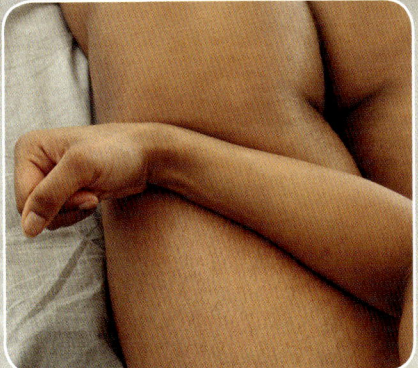

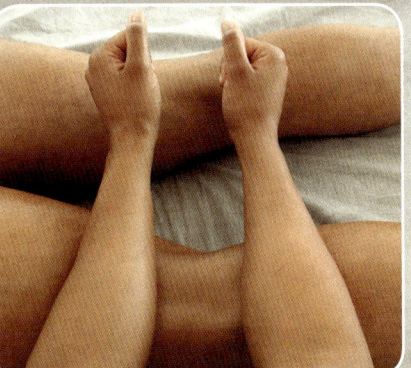

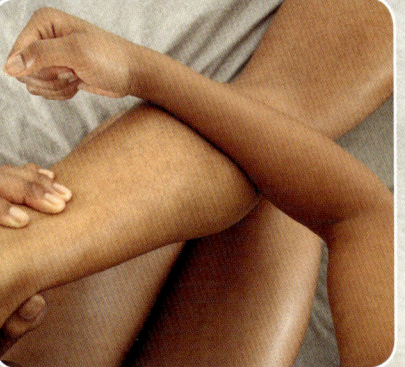

4 Unterarm-Schenkelstrich

Legen Sie Ihren rechten Unterarm knapp über dem Knie auf das linke Bein, gleiten Sie aufwärts zum Po, machen Sie mit Ihrem Körpergewicht Druck. Gleiten Sie über den Po hinweg, kehren Sie zum Knie zurück.

5 Doppelter Armstrich

Legen Sie beide Unterarme leicht auf seine linke Kniekehle, und ziehen Sie sie auseinander. Der eine geht in Richtung Po, der andere zum Knöchel. Halten Sie den Druck während der Bewegung gleichmäßig.

6 Wadenstrich

Winkeln Sie das direkt vor Ihnen liegende Bein an, und massieren Sie mit dem rechten Unterarm die Wade. Dann wechseln Sie die Seite und wiederholen das Ganze auf der anderen Körperseite.

Kopf & Hals

Wir sind, ohne es zu merken, im Bereich von Gesicht, Hals und Kopf oft stark verspannt, und diese Spannungen strahlen in andere Körperbereiche aus. Eine Kopfmassage ist sehr effektiv, um diese Muskelverspannungen im ganzen Körper zu lockern. Außerdem gibt es auch hier erogene Zonen, sodass eine Kopfmassage auch erotisierend wirkt.

AUSGANGSLAGE

Eine gründliche Massage der Kopfhaut hat über die rein entspannende Wirkung hinaus auch einen wunderbar erotisierenden Effekt. Massieren Sie zunächst kräftig zupackend wie beim Haarewaschen. Dann gehen Sie zu sanftem Streicheln mit den Fingerspitzen über, wobei Sie auch durch die Haare gleiten. Ihr Partner wird dabei im ganzen Körper angenehme Schauer spüren.

Das Gesicht ist hochsensibel und von feinen Muskeln durchzogen, die durch Spannungen in den größeren Muskeln von Hals und Nacken leicht beeinflusst werden. Wenn Sie es massieren, sollten Ihre Hände und Finger möglichst entspannt und die Berührungen sanft sein. Die erotisch überaus empfänglichen Lippen reagieren gut auf Berührungen mit den Fingerspitzen und, natürlich, Küsse! Aber auch der Hals und die Ohren sind erogene Zonen und dürfen nicht vernachlässigt werden – Sie können Ihren Partner dadurch ohne viel Kraftaufwand entspannen und stimulieren.

WIRKUNG DER MASSAGE

Eine Massage von Kopf und Hals baut angestauten Stress ab, fördert die Durchblutung und den Abfluss der Lymphe zum Oberkörper und beeinflusst darüber hinaus auch die Chakren, die feinstofflichen Energiezentren im Körper. Am Kopf laufen Hunderte von Nervenenden zusammen, weshalb eine Massage von Kopf bzw. Kopfhaut und des Halses ähnlich wie eine Fußreflexzonenmassage den ganzen Körper beeinflusst. Kopfmassagen, vor allem die indische Kopfmassage, werden seit Jahrhunderten zur Beruhigung und Entspannung eingesetzt.

SO MASSIEREN SIE DEN KOPF

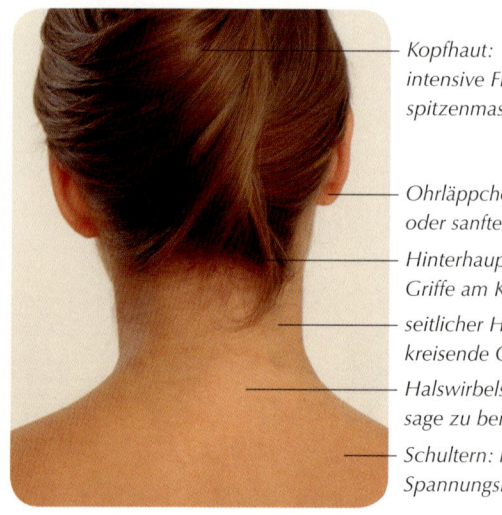

Kopfhaut: intensive Fingerspitzenmassage

Ohrläppchen: Küsse oder sanftes Reiben

Hinterhauptslinie: tiefe Griffe am Knochen entlang

seitlicher Hals: tiefe, kreisende Griffe

Halswirbelsäule: Massage zu beiden Seiten

Schultern: Kneten zur Spannungslinderung

SO MASSIEREN SIE DAS GESICHT

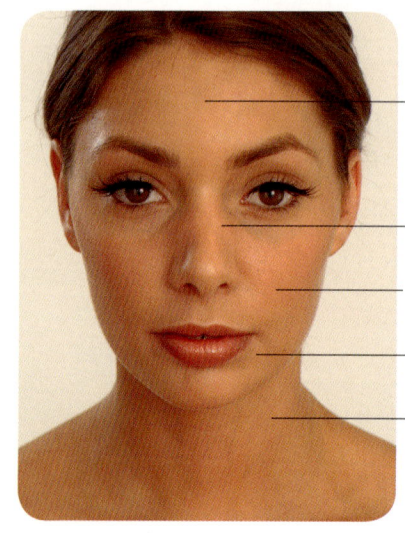

Stirn: das dritte Auge mit Finger oder Daumen stimulieren

Nebenhöhlen: mit den Daumen massieren

Wangen: kleine kreisende Bewegungen

Kinn: Sanfter Druck mit dem Daumen

Hals: Sacht mit den Fingern zupfen.

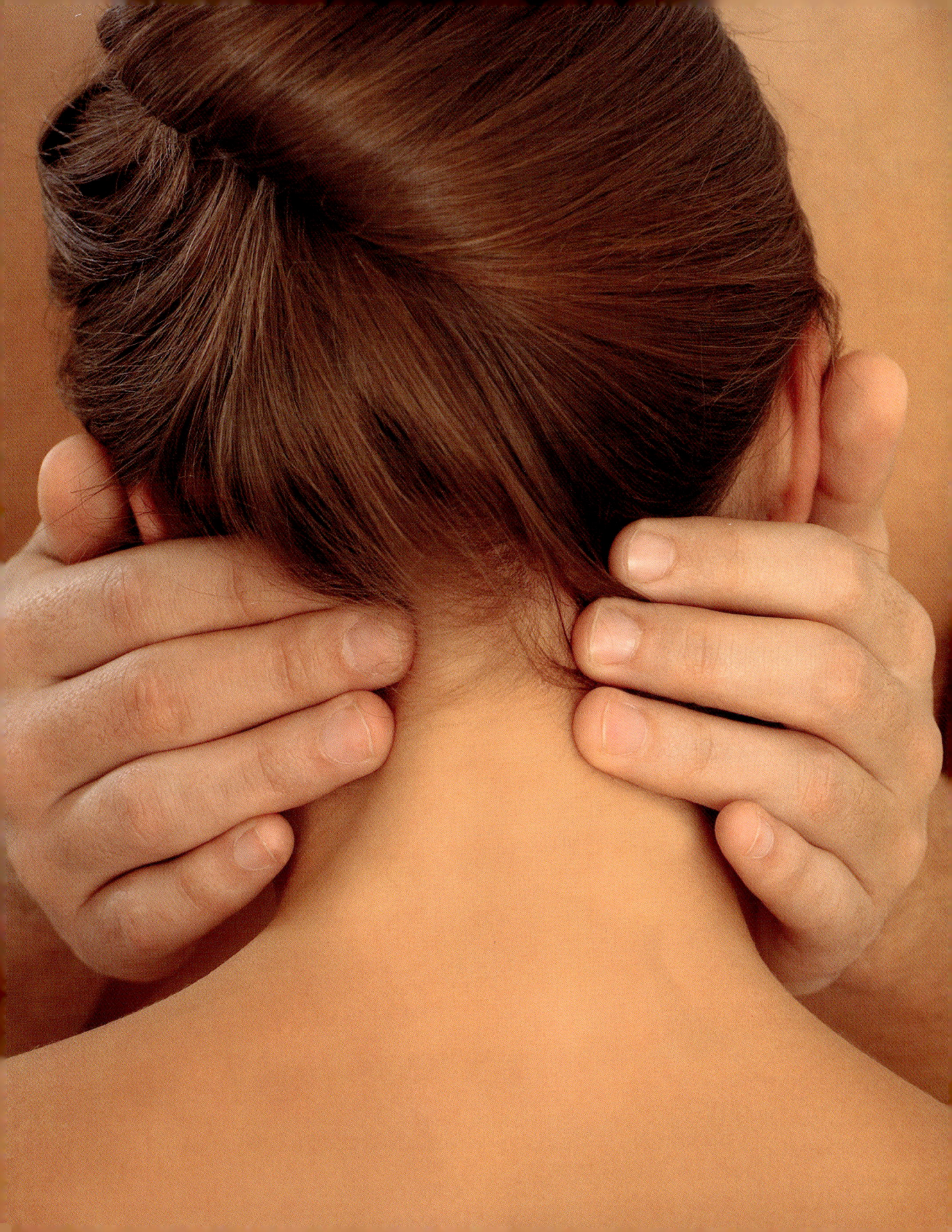

Hals- & Nackenmassage

Sie sitzen bequem hinter Ihrem Partner. Ehe Sie beginnen, umfassen Sie den Kopf Ihres Partners mit den Händen und entspannen bewusst Finger und Hände. Sie werden beide ganz ruhig, und Sie spüren das Gewicht seines Kopfes in Ihren Händen. Dadurch entspannen Sie sich beide, und Ihr Partner fühlt sich geerdet.

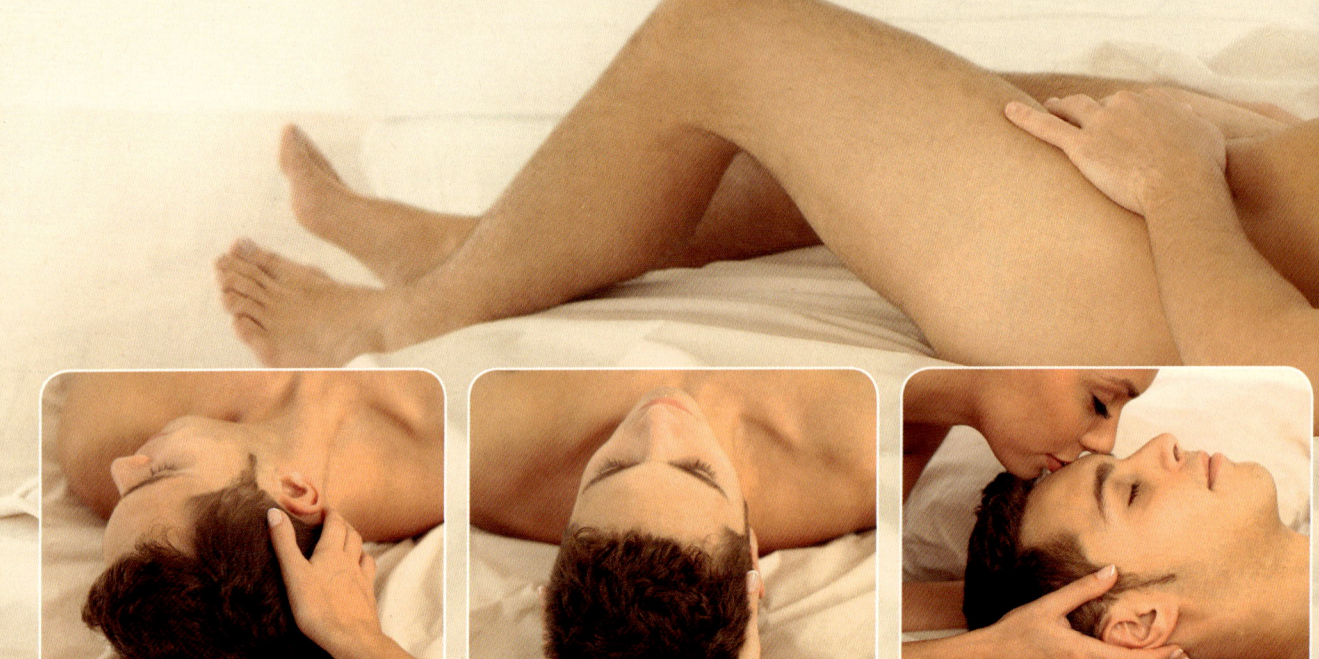

1 Vorbereitung
Sie halten den Kopf Ihres Partners mit beiden Händen und drehen ihn langsam nach links. Dabei sollten Sie ihn mit einer Hand gut abstützen. Drehen Sie den Kopf zurück, und stützen Sie ihn mit der anderen Hand.

2 Kopfwiege
Ihr Partner schließt die Augen und entspannt sich. Sie nehmen seinen Kopf und spüren dessen Gewicht. Sie atmen einige Momente lang gemeinsam. Kehren Sie nach der Massage zu dieser Stellung zurück.

3 Liebevolle Küsse
Hauchen Sie einen Kuss auf die Mitte seiner Stirn (das sogenannte »dritte Auge«), und küssen Sie danach die Augenlider. Ihr Partner fühlt sich durch diese liebevolle Geste angenommen und geschätzt.

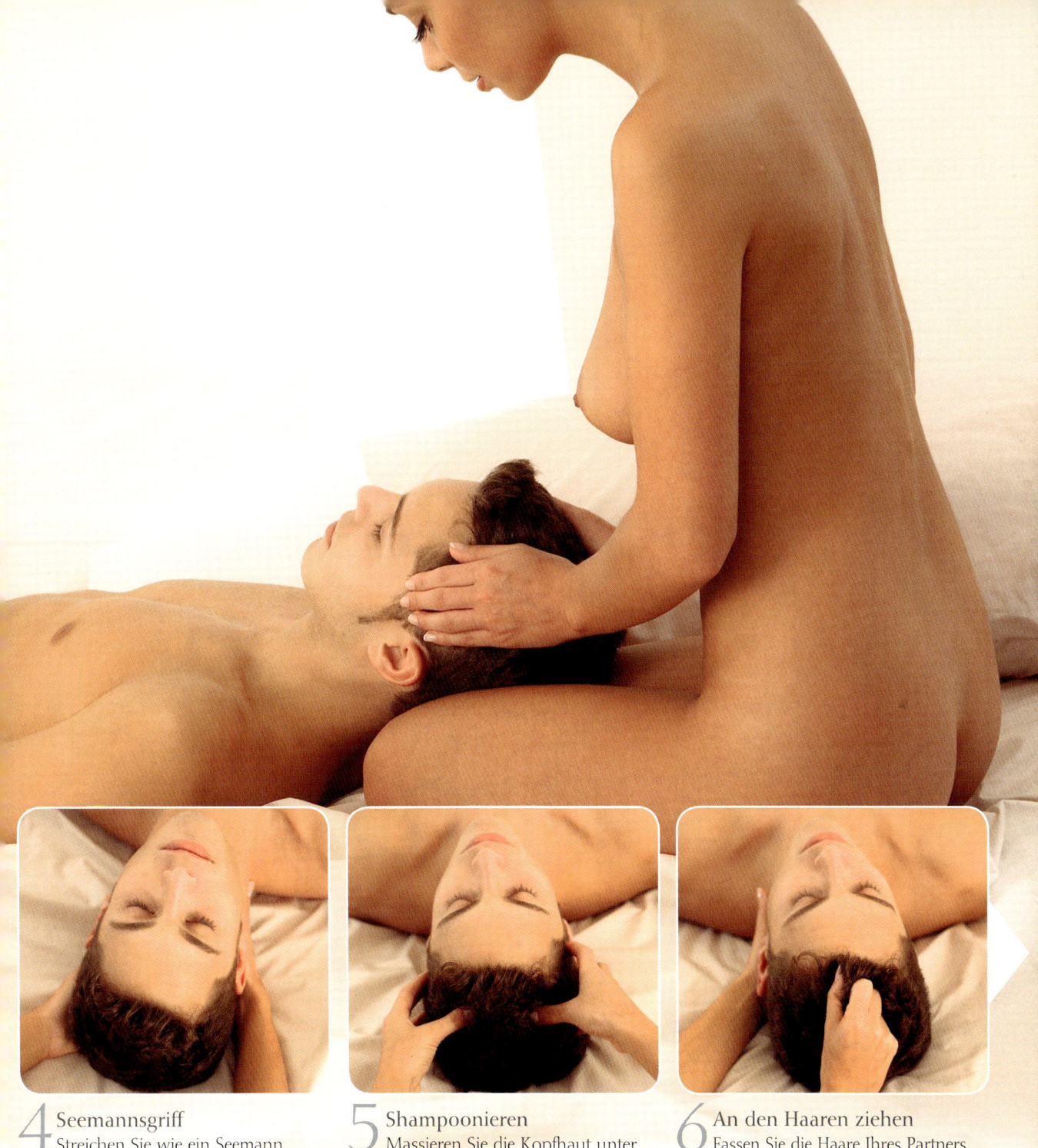

4 Seemannsgriff
Streichen Sie wie ein Seemann, der an einem Seil zieht, mit beiden Händen abwechselnd vom Nacken ausgehend über den Hinterkopf bis ganz nach oben. Seitlich am Hals üben Sie einen gewissen Druck aus.

5 Shampoonieren
Massieren Sie die Kopfhaut unter kräftigem Druck der Finger, als würden Sie »shampoonieren«. Massieren Sie vor bis zum Haaransatz, bis hinter die Ohren und am Hinterkopf entlang nach unten.

6 An den Haaren ziehen
Fassen Sie die Haare Ihres Partners in größeren Büscheln, und ziehen Sie daran. Bei langen Haaren gleiten Sie daran entlang bis zu den Spitzen. Die Kopfhaut wird dadurch leicht angehoben, Spannungen gelindert.

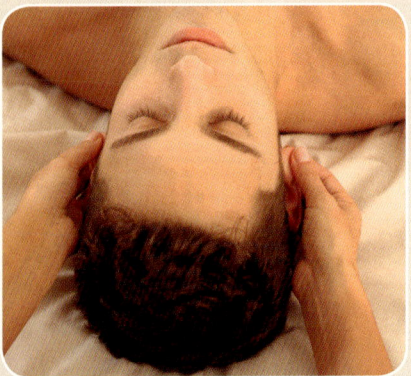

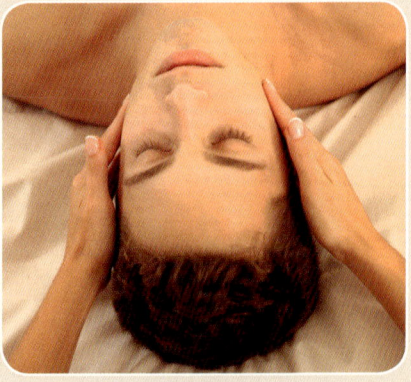

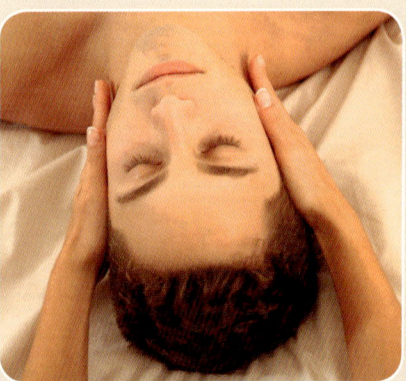

7 Ohrstreicheln

Umfassen Sie beide Ohren ganz oben mit Daumen und Zeigefinger; der Daumen liegt auf der Vorderseite. Dann gehen Sie sanft kreisend am Ohr entlang bis zum Ohrläppchen. Mehrmals wiederholen.

8 Lockern der Kiefer

Bewegen Sie sich in kleinen Kreisen und mit einigem Druck an der Kieferlinie entlang bis zu den Ohren. Sie können beide Seiten gleichzeitig oder nur jeweils eine massieren.

9 Nichts mehr hören

Halten Sie Ihrem Partner mit beiden Händen die Ohren zu. Sie dürfen die Hände gut andrücken, damit er wirklich nichts mehr hört. Belassen Sie die Hände einige Minuten lang dort.

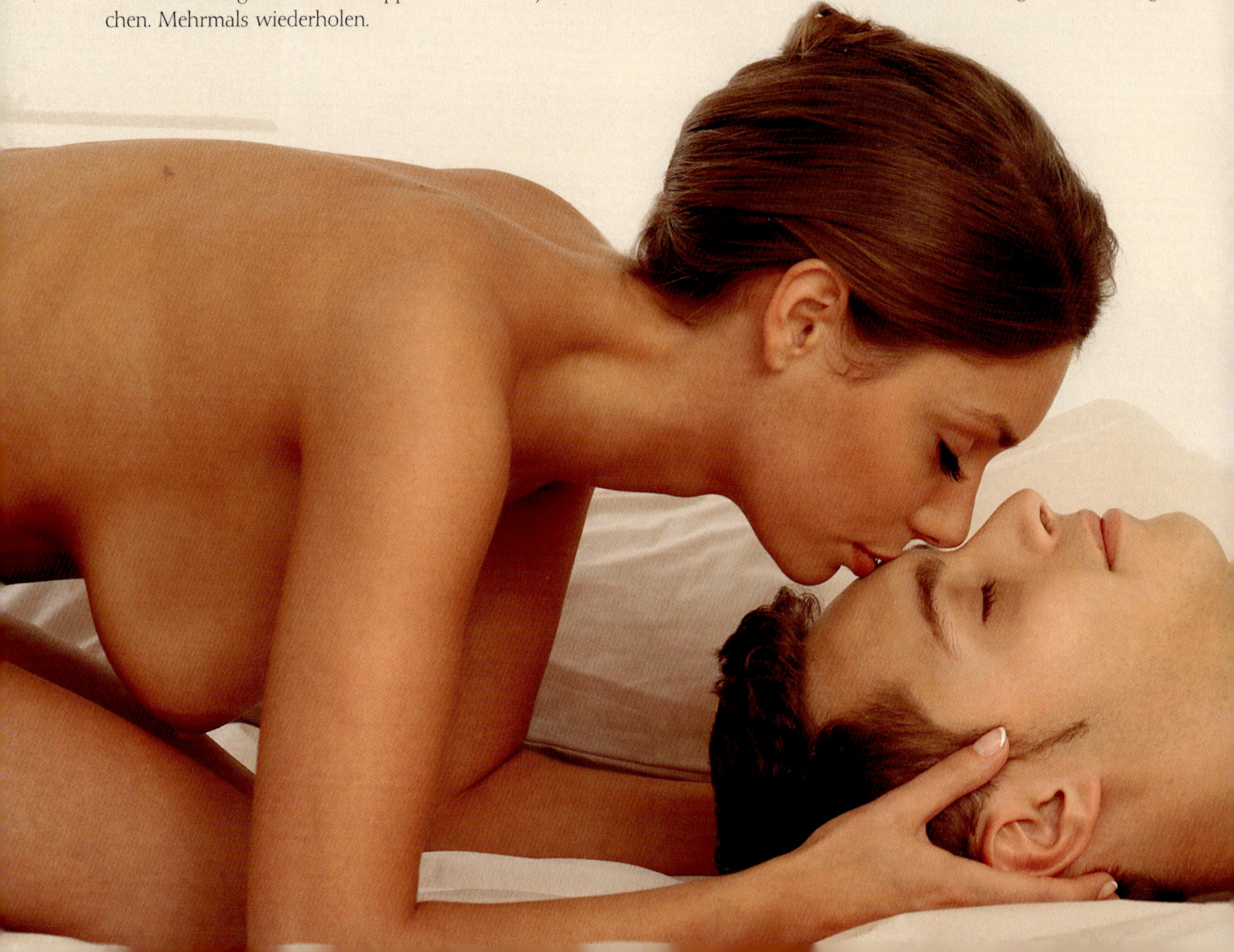

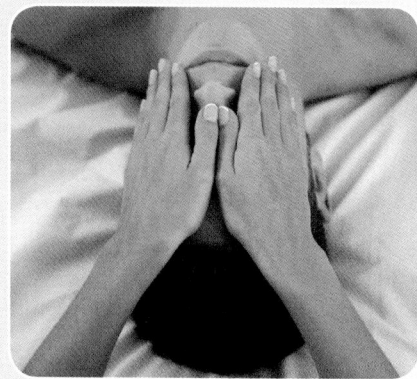 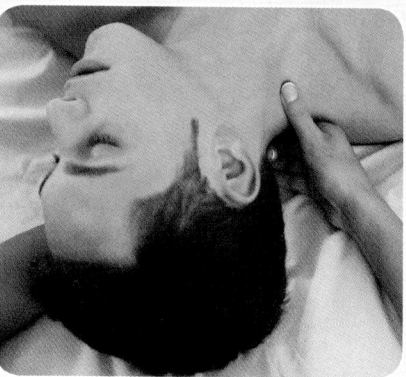 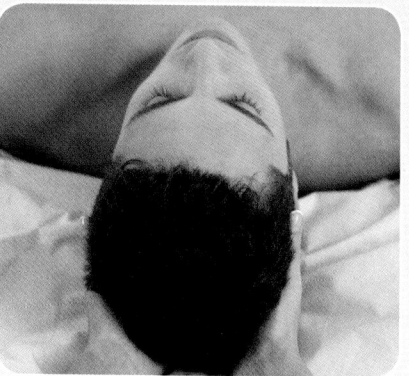

10 Nichts mehr sehen
Nun halten Sie Ihrem Partner mit flachen Händen die Augen zu, wobei die Fingerspitzen zu den Füßen zeigen. Lassen Sie die Hände einige Minuten lang sanft dort liegen.

11 Seitliches Kreisen am Hals
Drehen sie den Kopf Ihres Partners etwas zur Seite, und legen Sie eine Hand darunter. Bewegen Sie nun den Daumen sanft kreisend an seinem Hals auf und ab. Wiederholen Sie die Massage auf der anderen Seite.

12 Schädelmassage
Greifen Sie mit den Fingern leicht unter die Kante des Hinterhauptes. Beschreiben Sie nun mit kräftigem Druck kleine Kreise mit den Fingerspitzen. Bewegen Sie Ihre Fingerspitzen beständig kreisend auf und ab.

Eine zärtliche und mit Feingefühl durchgeführte Gesichtsmassage ist nährend für den Empfangenden und bewirkt Gefühle inneren Friedens und Wohlbehagens. Regelmäßige Gesichts- und Kopfmassagen können sogar Fältchen sowie andere Alters- oder Stresserscheinungen abmildern.

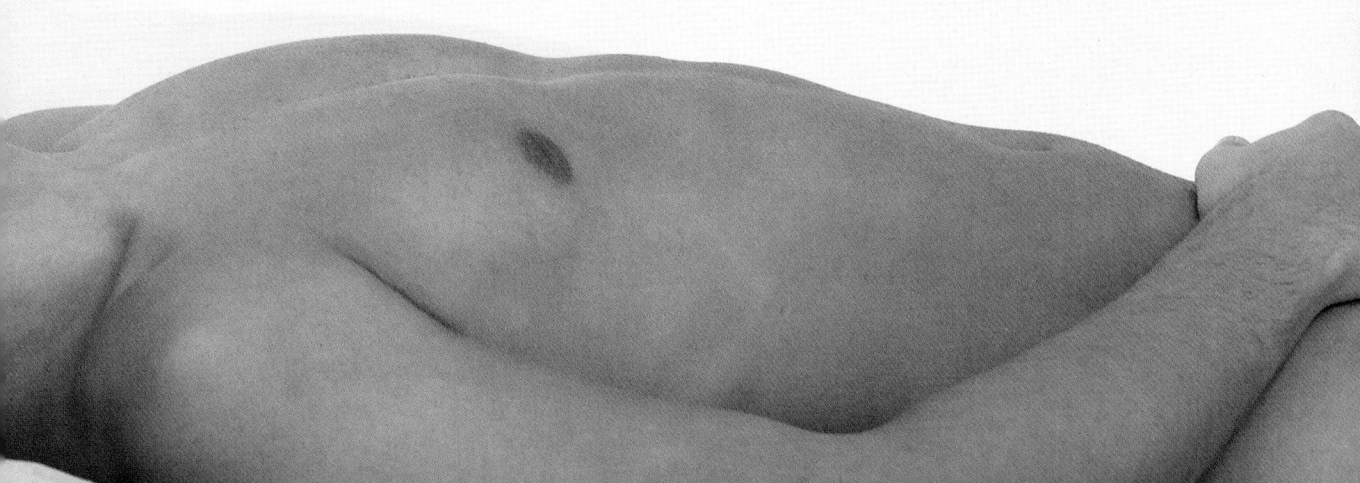

Bauch, Brust & Busen

Über den vorderen Körper verteilt liegen viele erogene Zonen, die stimuliert werden wollen. Eine Massage von Brust und Bauch empfinden beide Partner als wohltuend, da im Bauch oft Verspannungen sitzen; aufgrund der Nähe zu den Genitalien kann eine Massage hier auch erregend wirken.

AUSGANGSLAGE

Brüste und Brustwarzen einer Frau sind hocherogene Zonen, die, wenn sie stimuliert werden, Signale direkt an die Genitalien senden. Für erotische Berührungen ist aber der ganze Brustbereich empfänglich, weshalb Ihre Massage den gesamten Bereich abdecken sollte.

Viele Männer, die sich auf eine Massage einzulassen lernen, stellen fest, dass ihre Brustwarzen sensibler sind als gedacht. Wenden Sie sich als Frau ausgiebig der Brust Ihres Partners zu, um diesen Bereich zu sensibilisieren. Eine Massage des Sonnengeflechts direkt unterhalb des Brustkorbs stärkt sein Selbstgefühl als Mann und ist von daher immer willkommen.

Seine Nähe zu den Genitalien macht den Bauchbereich bei Männern und Frauen erotisch sensibel. Hier lindert eine kräftige Massage Spannungen und setzt im ganzen Körper erotische Gefühle frei.

WIRKUNG DER MASSAGE

Eine liebevolle Brustmassage weckt bei Männern und Frauen das Kraftzentrum. Sagen Sie beim Massieren von Brust oder Busen, wie attraktiv er oder sie ist und wie gerne Sie seinen oder ihren Körper ansehen und berühren. Das stärkt das gegenseitige Vertrauen.

Frauen sind nur dann sexuell empfänglich, wenn ihr Unterbauch weich und frei von Verspannungen ist. Massieren Sie den Bauch Ihrer Partnerin, und sie wird sich tief entspannen.

SO MASSIEREN SIE BEIM MANN

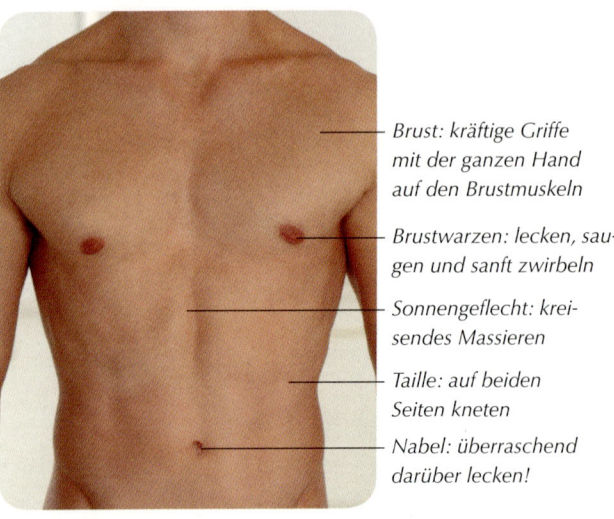

Brust: kräftige Griffe mit der ganzen Hand auf den Brustmuskeln

Brustwarzen: lecken, saugen und sanft zwirbeln

Sonnengeflecht: kreisendes Massieren

Taille: auf beiden Seiten kneten

Nabel: überraschend darüber lecken!

SO MASSIEREN SIE BEI DER FRAU

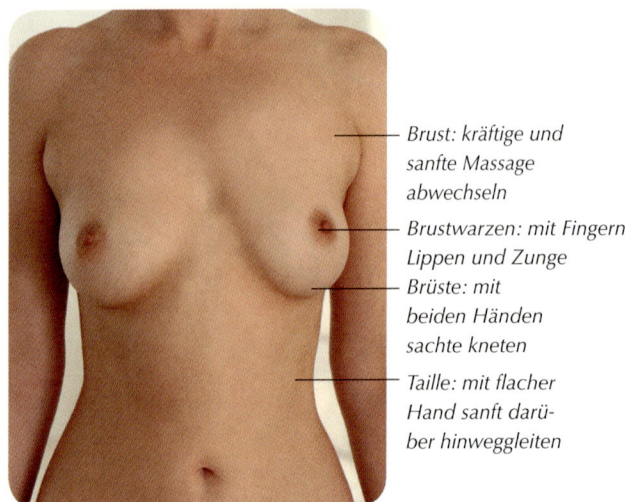

Brust: kräftige und sanfte Massage abwechseln

Brustwarzen: mit Fingern, Lippen und Zunge

Brüste: mit beiden Händen sachte kneten

Taille: mit flacher Hand sanft darüber hinweggleiten

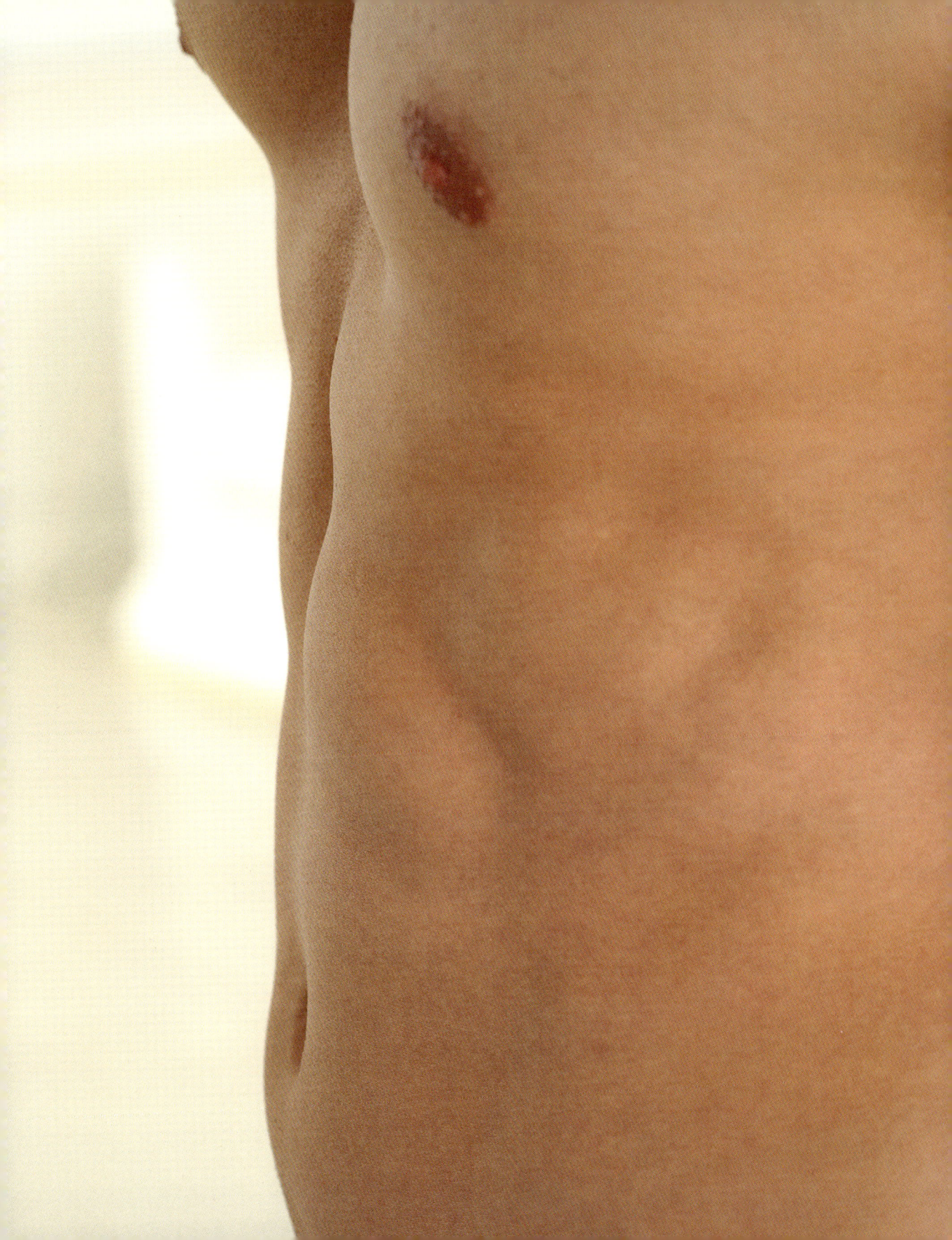

Brust- & Bauchmassage

Nehmen Sie sich zur Massage von Brust und Bauch ausgiebig Zeit. Ihr Partner wird sich dabei so richtig entspannen. Bitten Sie Ihren Partner, tief zu atmen, damit er in einen Zustand erotischer Trance versinken kann. In diesem Zustand ist es möglich, gleichzeitig sexuell erregt und tief entspannt zu sein.

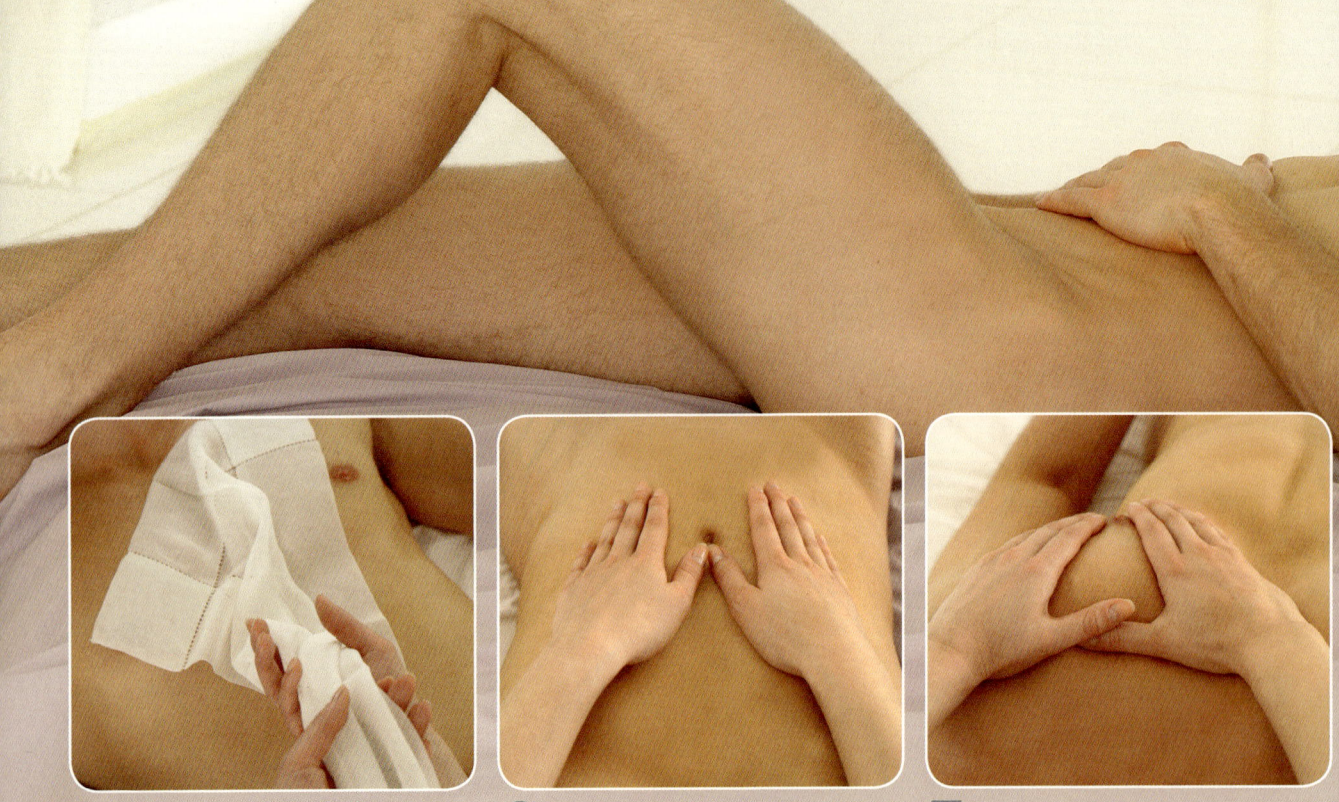

1 Die Haut sensibilisieren
Machen Sie es sich neben Ihrem Partner bequem. Streichen Sie mit einem Seidenschal, einer Feder oder einem Schal mit Quasten längs über Brust und Bauch hinweg.

2 Gleiten über den Körper
Legen Sie die Hände oberhalb der Schlüsselbeine auf. Gleiten Sie nun nach unten und über die Hüften hinweg auf seinen Unterbauch und von dort wieder hoch zur Brust. Wiederholen Sie das Ganze.

3 Brustkreisen
Massieren Sie seine Brust in Kreisen, abwechselnd mit flachen oder hohlen Händen, mal im Uhrzeigersinn, mal entgegen. Bewegen Sie die Brustmuskulatur druckvoll. Siehe für Frauen auch Seite 88.

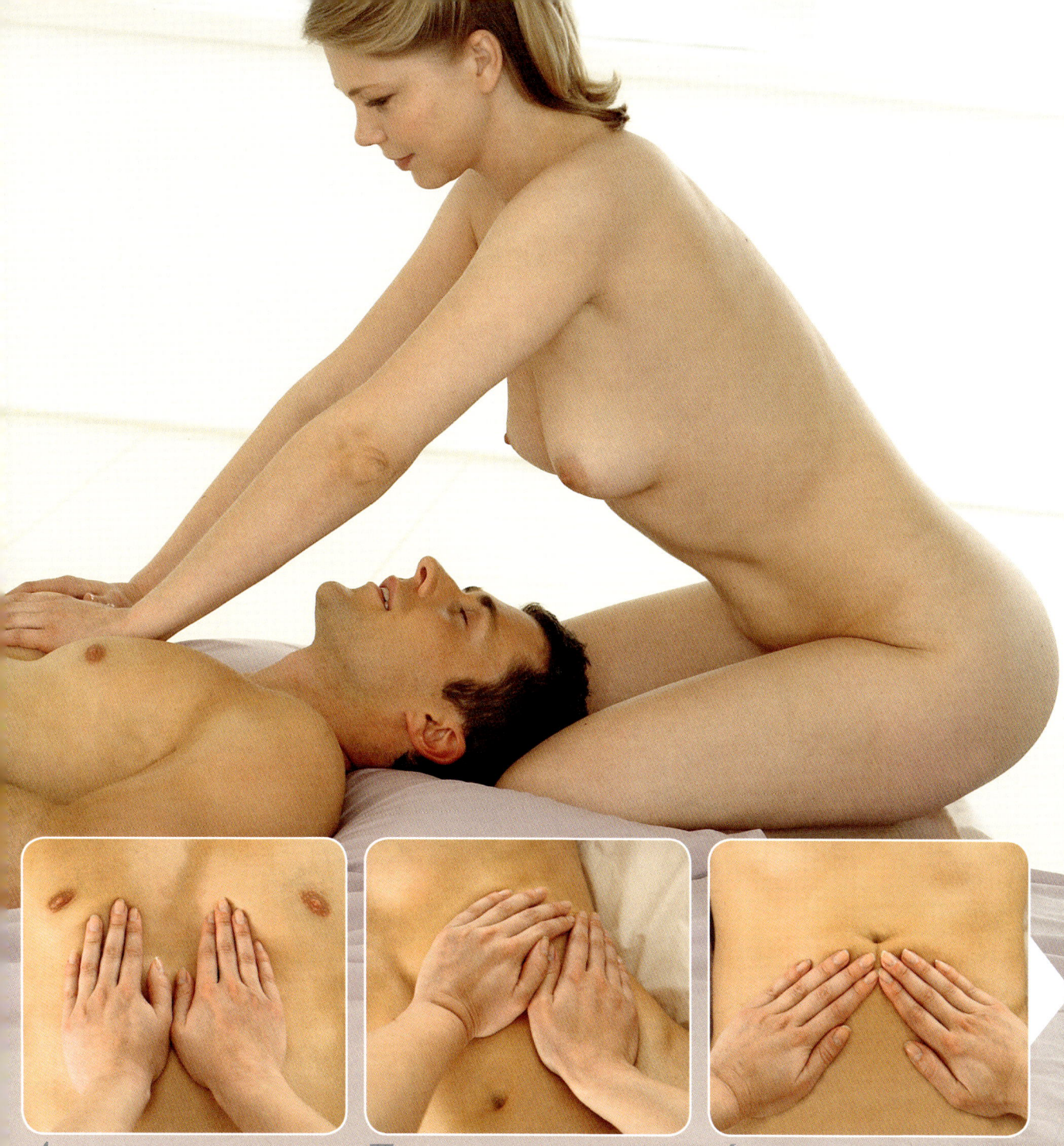

4 Bauchmassage
Setzen Sie sich rittlings auf sein Becken oder die Schenkel. Massieren Sie mit langen, fließenden Strichen vom Bauch nach oben über die Brust und seitlich nach unten.

5 Beruhigendes Kreisen
Ziehen Sie mit sanft fließendem Strich mal engere, mal weitere Kreise auf seiner Brust. Ziehen Sie mit einer Hand einen Halbkreis, und setzen Sie dann erneut an, um den Kreis zu vollenden. Mehrere Wiederholungen.

6 Dreieck
Legen Sie Ihre Hände schräg nach innen weisend knapp unterhalb des Bauchnabels auf. Gleiten Sie dann mehrmals zur Taille nach außen. Vollenden Sie mit einem Strich quer über den Unterbauch das Dreieck.

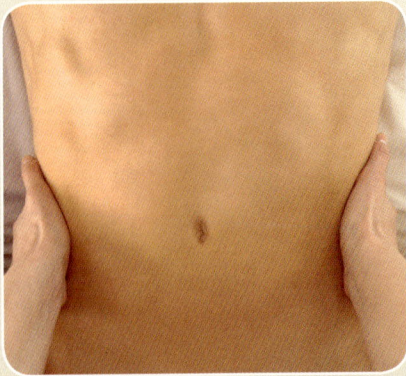
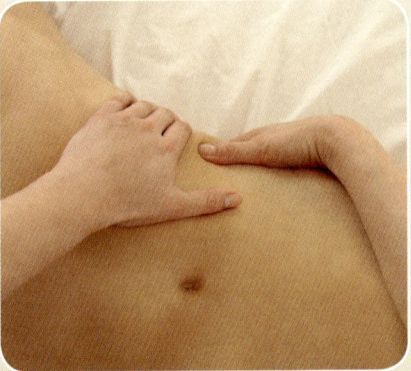
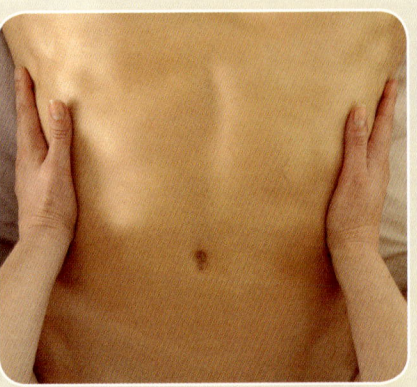

7 Den unteren Rücken anheben
Fassen Sie Ihrem Partner unter die Taille, sodass Ihre Finger einander auf seiner Wirbelsäule berühren. Heben Sie nun seinen unteren Rücken leicht an. Gleiten Sie mit den Händen nach außen, sodass er wieder absinkt.

8 Kneten
Kneten Sie mit beiden Händen Bauch und Taille auf der Ihnen abgewandten Seite. Dann ziehen Sie Ihre Hände über seinen Bauch zu sich heran. Bei den Wiederholungen gehen Sie jeweils ein Stück höher und wechseln dann die Seite.

9 Abschließendes Verbinden
Gleiten Sie mit langen Strichen vom Unterbauch nach oben zum Brustbein und über die Brust nach außen, von dort an den Seiten wieder nach unten. Dadurch entsteht ein wunderbares Gefühl der Zusammengehörigkeit aller Bereiche von Brust und Bauch.

TÖNEN

Ermuntern Sie Ihren Partner dazu, ungehemmt Geräusche und Töne von sich zu geben, wenn er Erleichterung, Lust oder Verlangen verspürt. Er könnte darüber in Kontakt mit seiner wahren erotischen Natur und zu tiefer sitzenden, archaischen Triebenergien kommen. Ermutigen Sie ihn, in der Kehle locker zu lassen und beim Ausatmen Laute von sich zu geben. Lassen auch Sie während der Massage beim Ausatmen Töne hören; je selbstbewusster und spontaner Sie sind, umso mehr kann sich Ihr Partner Ihrem ungehemmten Ausdruck anschließen.

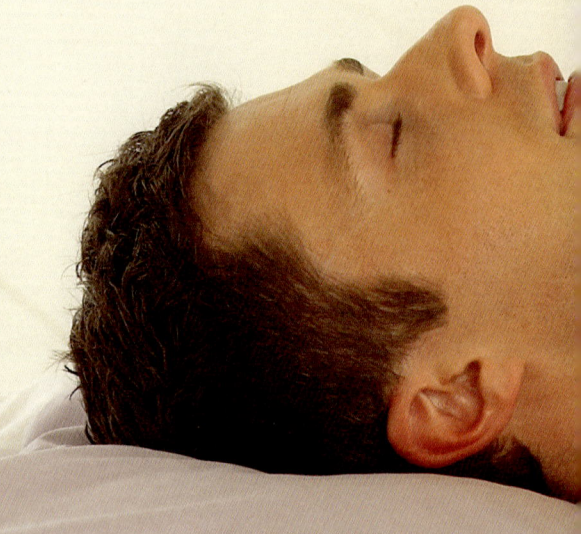

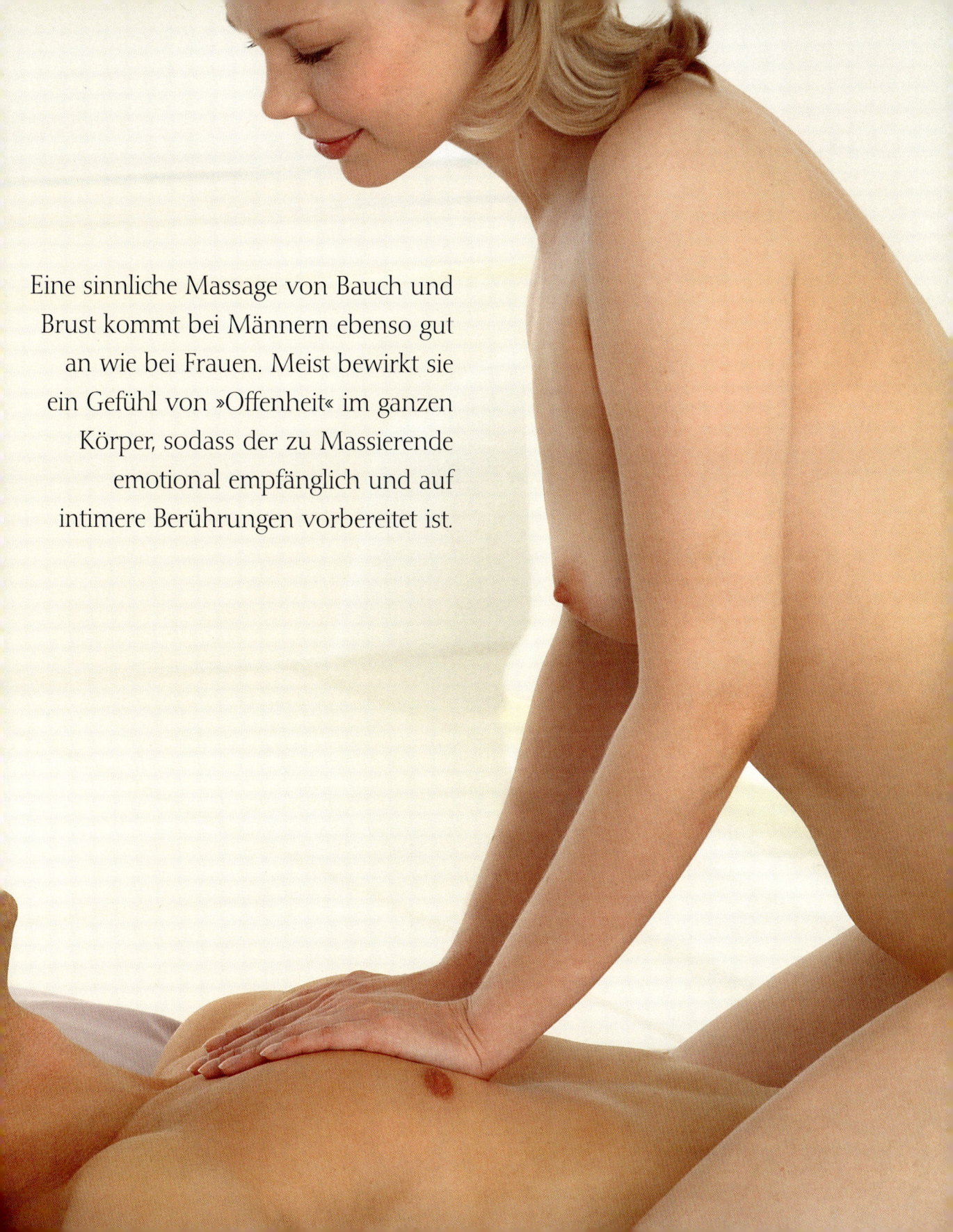

Eine sinnliche Massage von Bauch und
Brust kommt bei Männern ebenso gut
an wie bei Frauen. Meist bewirkt sie
ein Gefühl von »Offenheit« im ganzen
Körper, sodass der zu Massierende
emotional empfänglich und auf
intimere Berührungen vorbereitet ist.

Brustmassage für Frauen

Eine gekonnte und hingebungsvolle Massage der Brust ist für jede Frau ein himmlisches Erlebnis. Erbitten Sie, um ihr Vertrauen zu fördern, immer wieder ihr Feedback, und halten Sie für den erotischen Extrakick auch mal inne, um sie zu küssen.

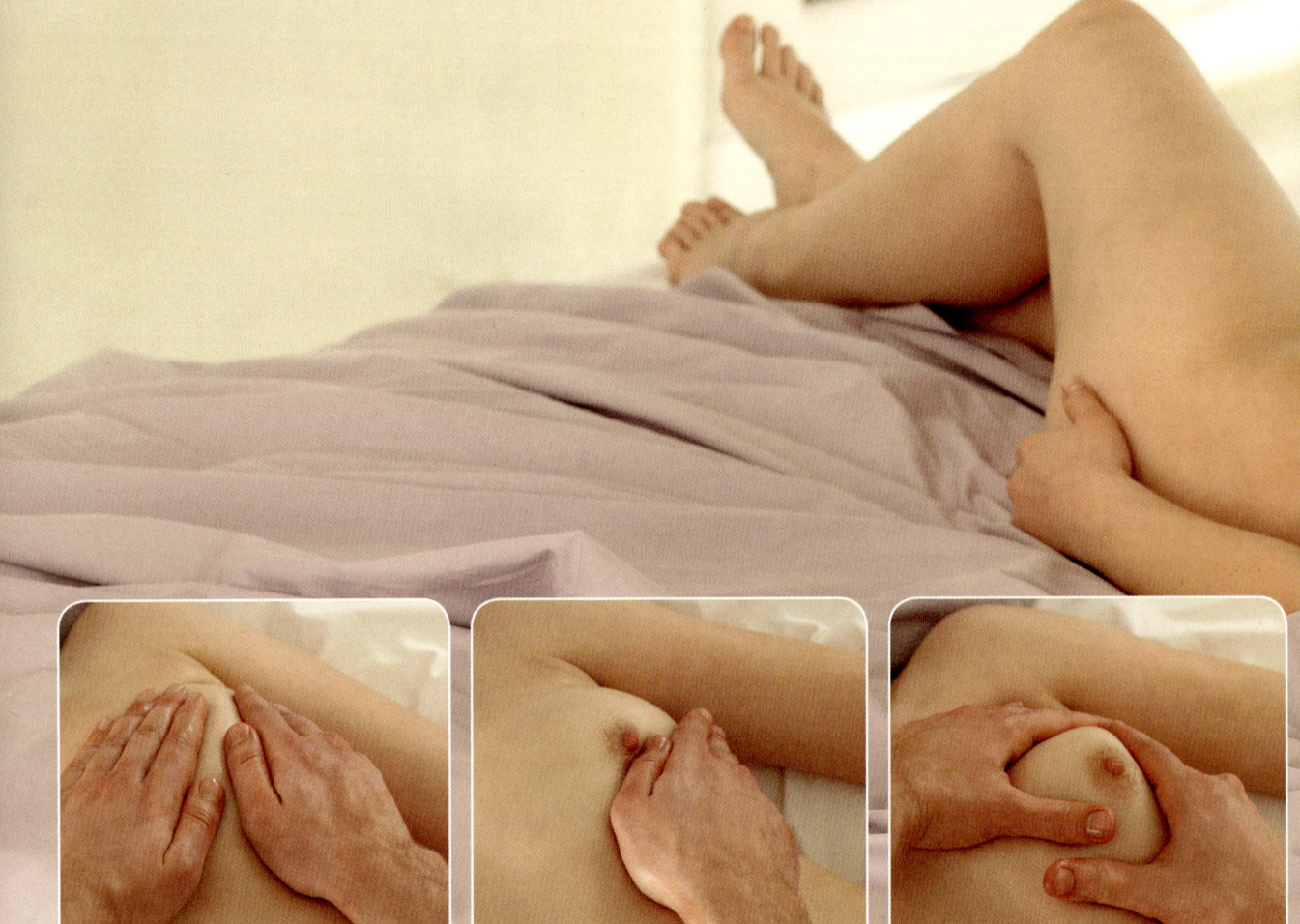

1 Einölen
Tragen Sie Öl auf die Brüste Ihrer Partnerin auf. Gleiten Sie mit den Händen zwischen den Brüsten nach oben, über die Rundungen hinweg nach außen, an den Seiten entlang herzförmig wieder nach unten.

2 Kreisen
Gleiten Sie mit einer Hand kreisend im Uhrzeigersinn um eine Brust herum. Wechseln Sie nach einigen Malen die Richtung, und wiederholen Sie das Ganze dann auf der anderen Brust.

3 Kneten
Legen Sie beide Hände auf eine Brust, und beginnen Sie, diese zunächst vorsichtig, dann stärker zu kneten. Fragen Sie nach, was sich gut anfühlt. Wiederholen Sie das Ganze auf der anderen Brust.

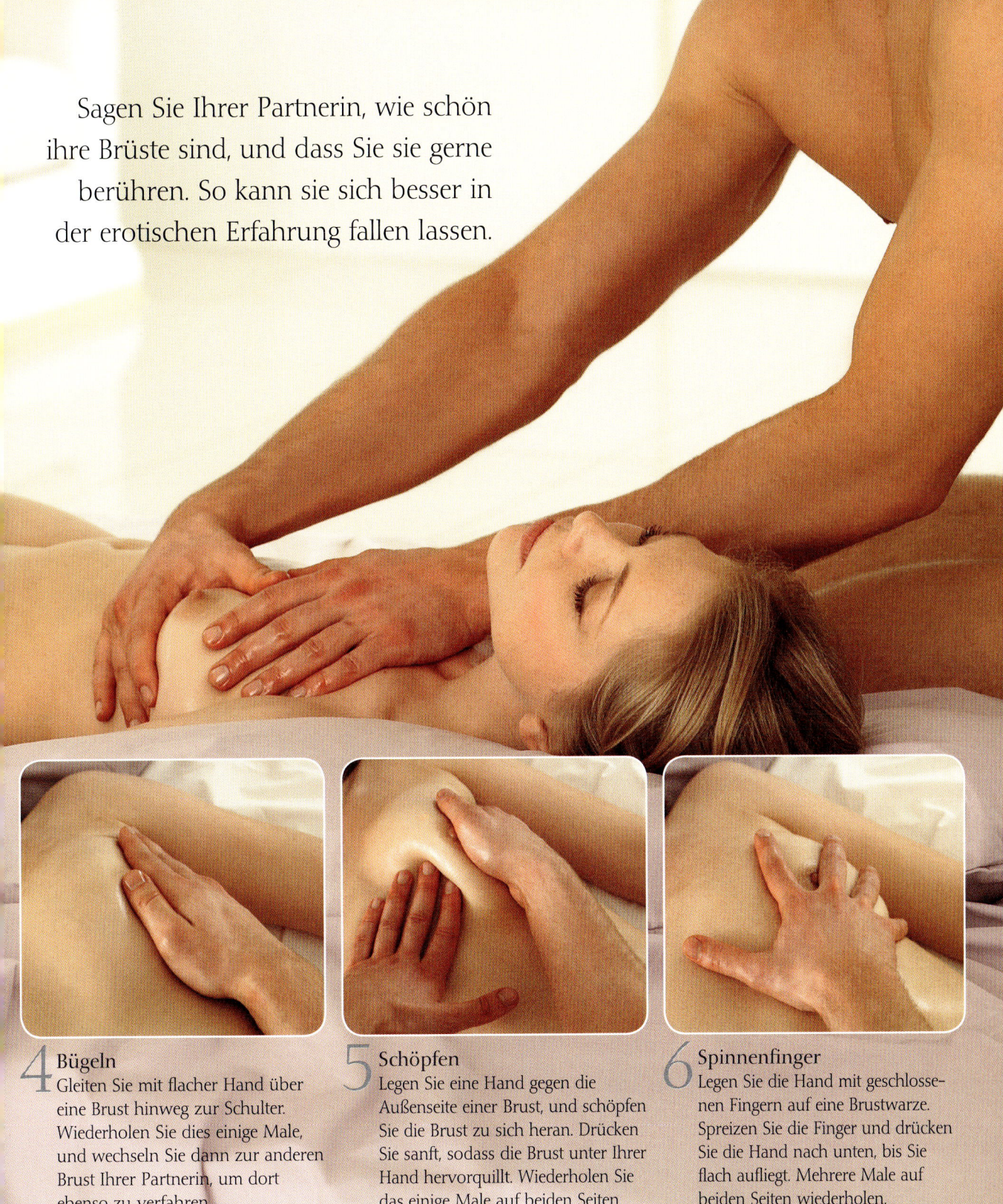

Sagen Sie Ihrer Partnerin, wie schön ihre Brüste sind, und dass Sie sie gerne berühren. So kann sie sich besser in der erotischen Erfahrung fallen lassen.

4 Bügeln
Gleiten Sie mit flacher Hand über eine Brust hinweg zur Schulter. Wiederholen Sie dies einige Male, und wechseln Sie dann zur anderen Brust Ihrer Partnerin, um dort ebenso zu verfahren.

5 Schöpfen
Legen Sie eine Hand gegen die Außenseite einer Brust, und schöpfen Sie die Brust zu sich heran. Drücken Sie sanft, sodass die Brust unter Ihrer Hand hervorquillt. Wiederholen Sie das einige Male auf beiden Seiten.

6 Spinnenfinger
Legen Sie die Hand mit geschlossenen Fingern auf eine Brustwarze. Spreizen Sie die Finger und drücken Sie die Hand nach unten, bis Sie flach aufliegt. Mehrere Male auf beiden Seiten wiederholen.

Arme & Hände

Ihre Arme und Hände sind den ganzen Tag über im Einsatz, weshalb sich eine Armmassage, entweder separat oder als Teil einer Ganzkörpermassage, nährend und belebend anfühlt. Die Arme eignen sich ideal, sowohl für erotisch sanfte wie für kräftige Griffe.

AUSGANGSLAGE

Eine Armmassage kann ein unkomplizierter Einstieg in eine Massagesession sein, vor allem, wenn Sie das Gefühl haben, dass Ihnen für die intimeren Zonen noch die entsprechende Verbundenheit fehlt. Eine Armmassage hat etwas sehr Dezentes und kann jederzeit separat durchgeführt würden, z.B. wenn Sie abends zusammen auf dem Sofa sitzen. Schenken Sie den Armen Ihres Partners liebevolle Zuwendung, und Sie werden sehen, wie er sich entspannt und auch für eine intimere Massage aufgeschlossener wird. Berührungen an der Innenseite der Arme werden anders wahrgenommen werden als außen. Die Arminnenseite mit ihrer dünneren und zarteren Haut ist berührungsempfindlicher und bevorzugt ein zärtliches Streicheln mit den Fingerspitzen. Die Außenseite spricht insbesondere oben an der Schulter auf kräftigere Massagegriffe wie Kneten gut an. Mehr müssen Sie gar nicht tun, damit Ihr Partner entspannt im Augenblick aufgehen kann.

Die Hände sind mit einer Fülle von Nervenenden überzogen, welche das hochfeine Tastempfinden ermöglichen. Sie sprechen sowohl auf zarte wie auf eine kräftige Massage an.

WIRKUNG DER MASSAGE

Eine Massage der Arme regt die Durchblutung an und harmonisiert den ganzen Körper. Darüber hinaus trägt sie dazu bei, Verspannungen im Schulterbereich zu lösen. Die Hände sind den ganzen Tag über beschäftigt und ebenfalls häufig verspannt; ihnen tut eine Massage daher auch gut.

SO MASSIEREN SIE DEN ARM

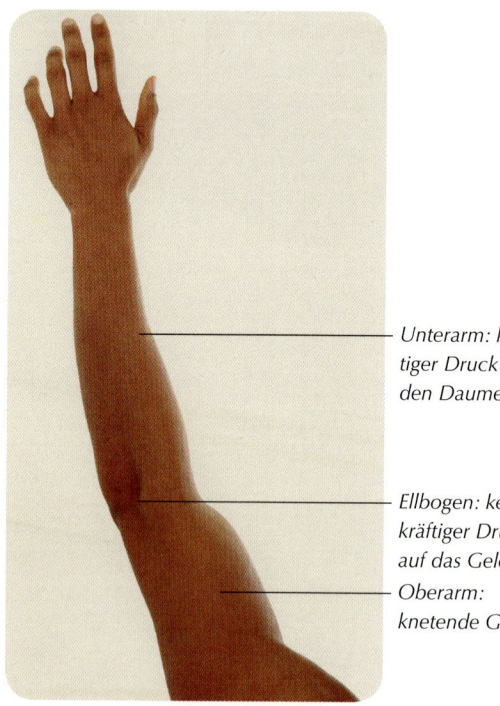

Unterarm: kräftiger Druck mit den Daumen

Ellbogen: kein kräftiger Druck auf das Gelenk

Oberarm: knetende Griffe

SO MASSIEREN SIE DIE HAND

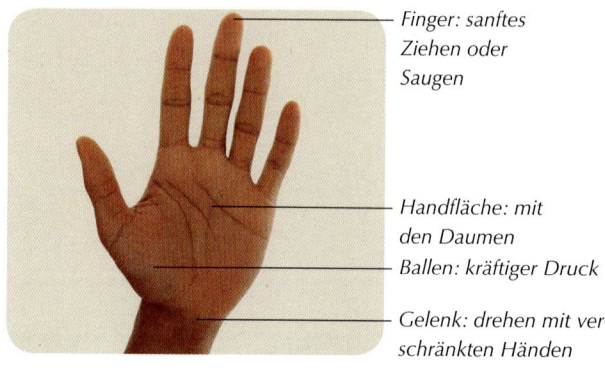

Finger: sanftes Ziehen oder Saugen

Handfläche: mit den Daumen

Ballen: kräftiger Druck

Gelenk: drehen mit verschränkten Händen

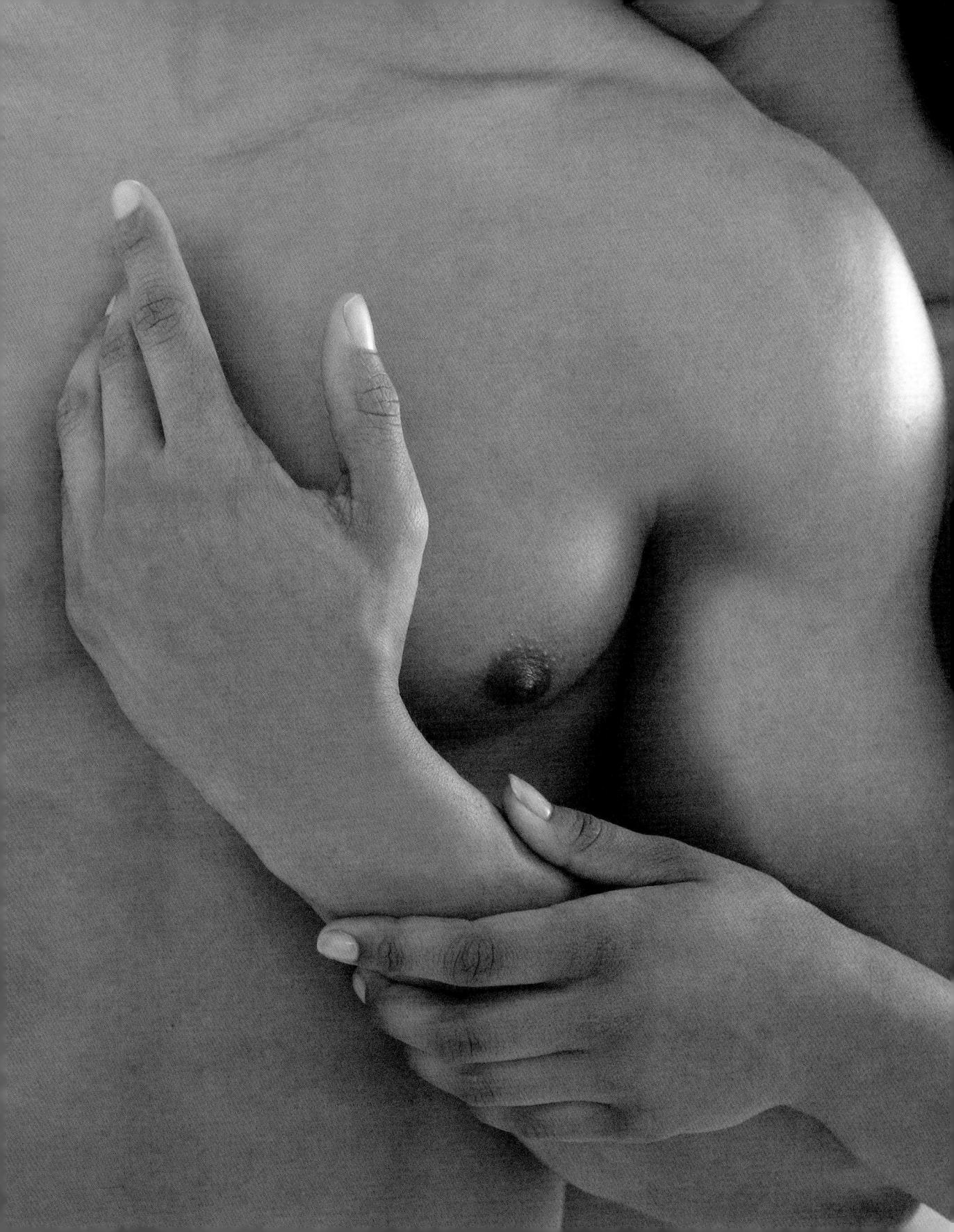

Armmassage

Ihr Partner muss sich nicht unbedingt hinlegen, jedoch sollten Arme und Schultern nackt sein, weshalb es sich empfiehlt, eine warme Decke bereitzuhalten. Diese Massage ist bei Zeitknappheit auch wunderbar für zwischendurch geeignet. Im Anschluss an eine Armmassage können Sie die Hand oder aber gleich den anderen Arm massieren.

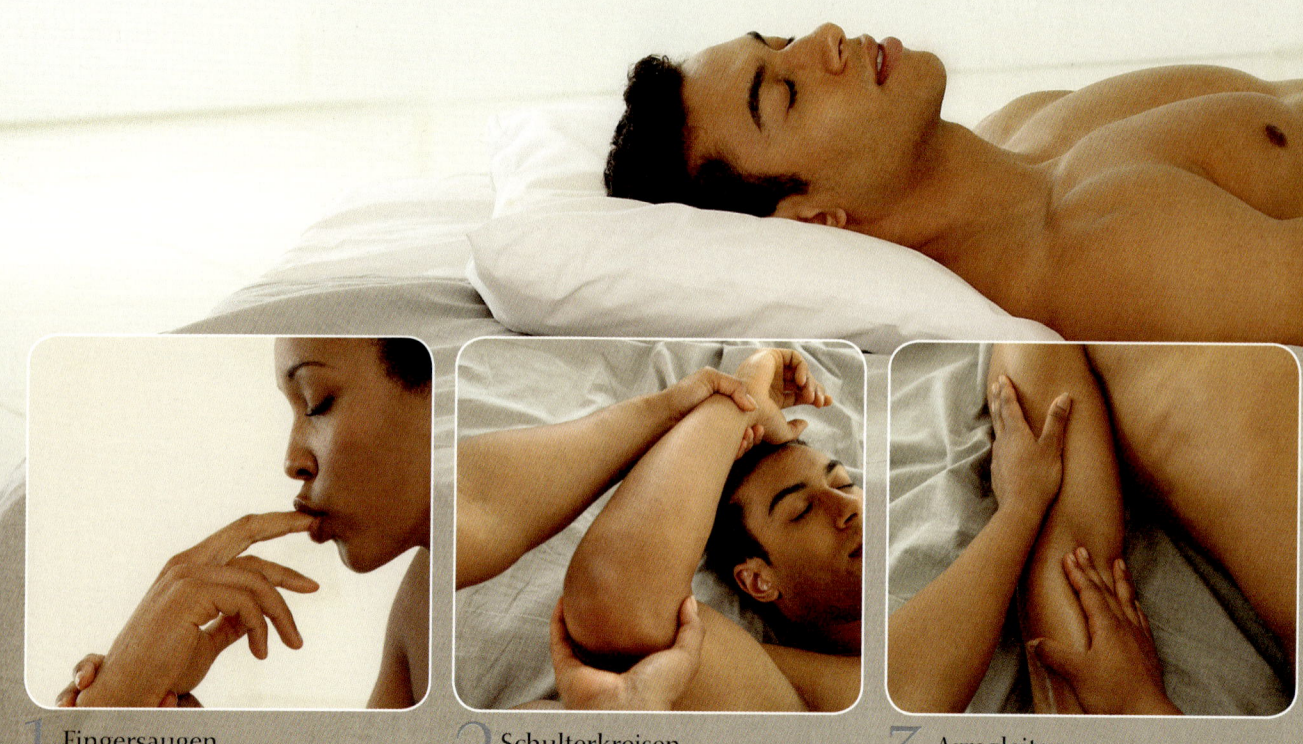

1 Fingersaugen
Vielleicht haben Sie, solange noch kein Öl im Spiel ist, Lust, einen Finger oder den Daumen Ihres Partners in den Mund zu nehmen und daran zu saugen. Die meisten empfinden das als sehr erotisch und erregend.

2 Schulterkreisen
Fassen Sie Ihren Partner am rechten Handgelenk, und nehmen Sie den Arm mitsamt der Schulter nach oben. Führen Sie ihn langsam kreisend mehrmals um den Kopf herum, legen Sie ihn seitlich ab.

3 Armgleiten
Tragen Sie Öl auf den rechten Arm und die Hand auf. Gleiten Sie flach von der Hand bis hinauf zur Schulter. Verwenden Sie beide Hände für die Bewegung abwärts, eine Hand an der Arminnenseite. Wiederholen.

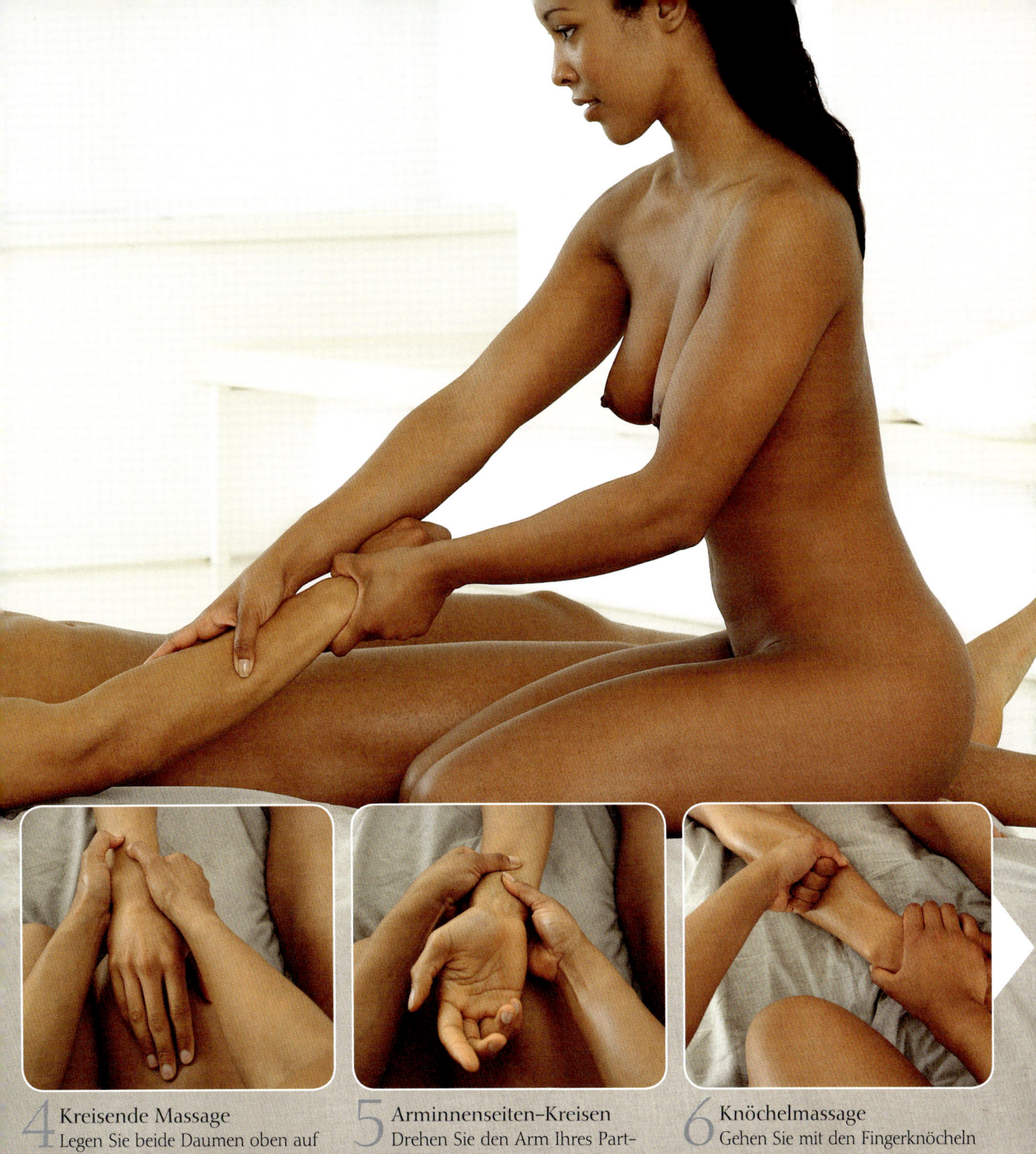

4 Kreisende Massage
Legen Sie beide Daumen oben auf
sein Handgelenk. Massieren Sie
kreisend am Unterarm entlang
zum Ellbogen. Verwenden Sie beide
Daumen abwechselnd. Gehen Sie
kreisend zum Handgelenk zurück.

5 Arminnenseiten–Kreisen
Drehen Sie den Arm Ihres Partners um, und massieren Sie nun
kreisend an der Innenseite seines
Arms entlang. Gehen Sie kreisend
zum Handgelenk zurück. Mehrmals
wiederholen.

6 Knöchelmassage
Gehen Sie mit den Fingerknöcheln
und mit einigem Druck außen vom
Handgelenk bis zum Ellbogen.
Dadurch lösen Sie Verhärtungen
in dem hier verlaufenden großen
Muskel. Mehrmals wiederholen.

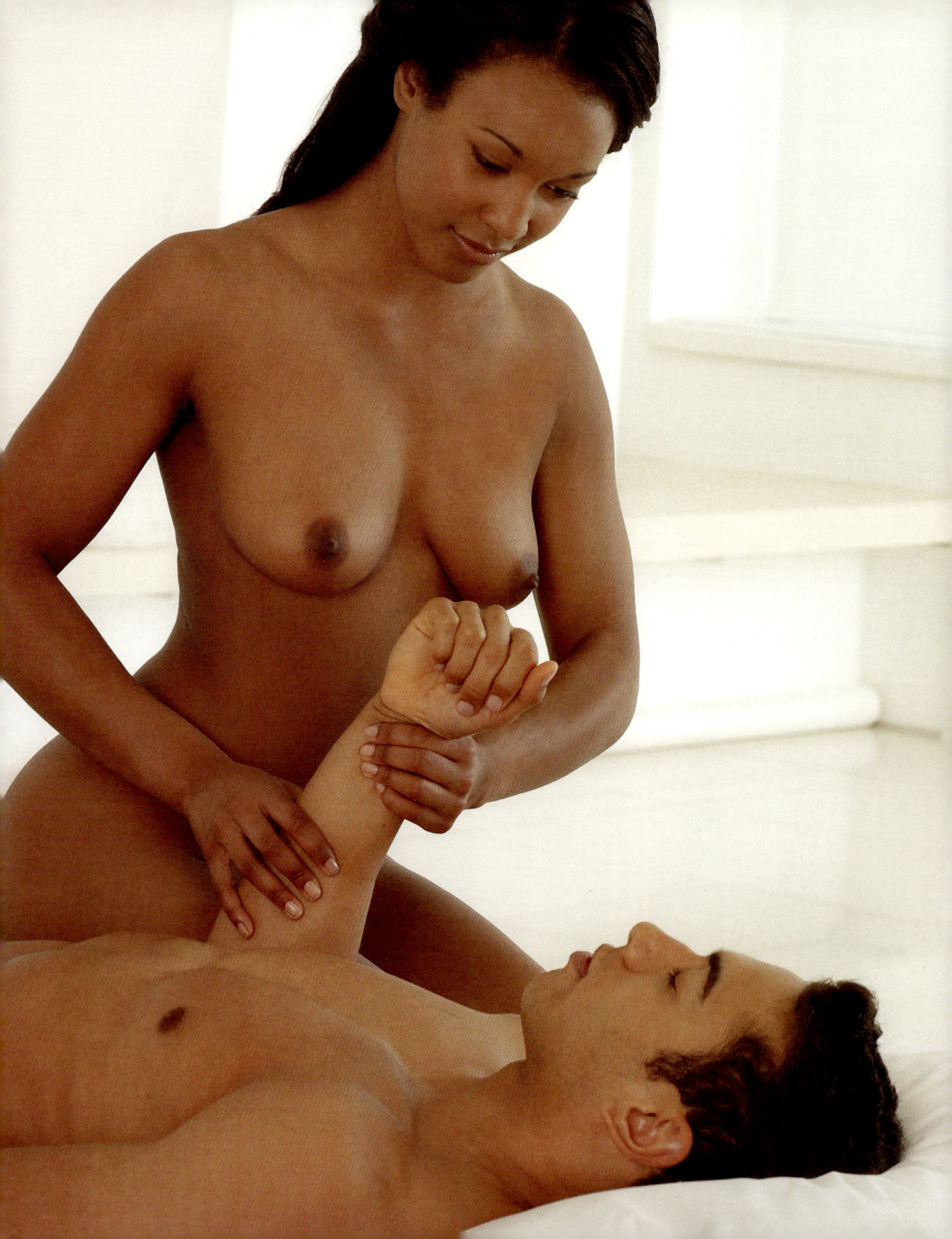

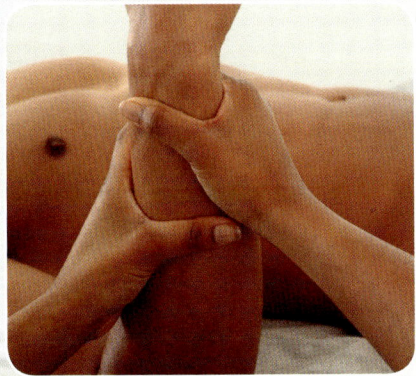

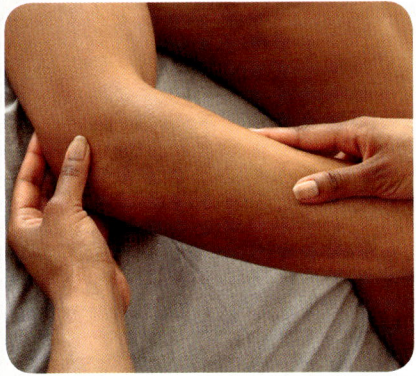

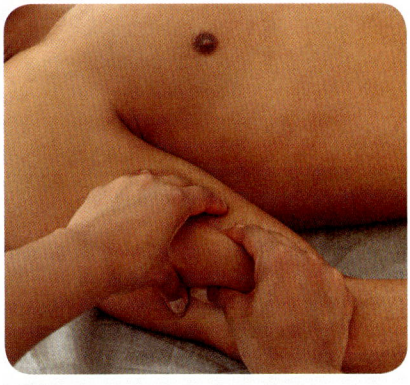

7 Melkende Massagestriche
Umfassen Sie sein Handgelenk. Gehen Sie nun mit den Händen abwechselnd nach unten in einer sanften »melkenden« Bewegung.

8 Ellbogenmassage
Massieren Sie seinen Ellbogen, innen und außen. Verwenden Sie tiefe, kreisende Griffe mit den Fingerspitzen um das Ellbogengelenk herum.

9 Kneten
Kneten Sie die Oberarmmuskulatur mit beiden Händen. Seien Sie an der Innenseite etwas behutsamer, da dieser Bereich oft sehr empfindlich ist.

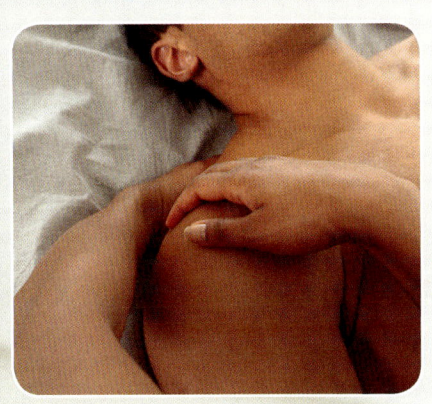

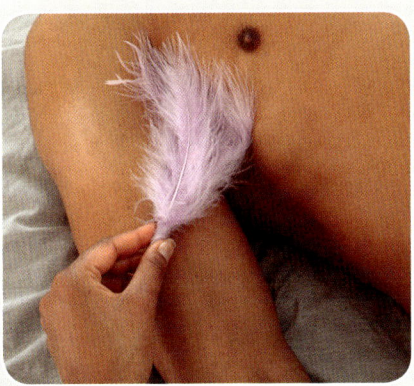

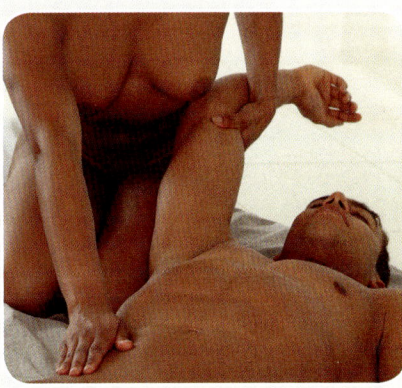

10 Vollständiges Armgleiten
Legen Sie eine Hand unter sein Schulterblatt, die andere oben auf die Schulter. Gehen Sie nun sanft gleitend an seinem Arm entlang bis ganz nach außen zu den Fingerspitzen. Mehrere Male wiederholen.

11 Berührung mit Federn
Gehen Sie mit einer Feder den Arm Ihres Partners hinauf und hinab und über den Brustbereich. Da die Arme für zarte Berührungen besonders empfänglich sind, ruft dies ein Kribbeln im ganzen Körper hervor.

12 Seitliches Ausstreichen
Halten Sie seinen rechten Arm gestreckt über seinen Kopf. Gleiten Sie mit der rechten Hand an der Arminnenseite und seitlich an seinem Körper entlang, so weit es geht. Mehrmals wiederholen.

DEN EIGENEN KÖRPER ENTSPANNEN
Mit Hilfe dieser Armmassage können Sie sich als Massierender mit Ihrem eigenen Atem verbinden. Atmen Sie lang und tief. Jeder Atemzug geht tief bis in den Bauch. Beobachten Sie Ihre tiefer werdende Entspannung. Beobachten Sie, wie Sie sich fühlen, wenn Sie Ihrem Partner danach eine Ganzkörpermassage geben. Haben Sie sich entspannt, wurde Ihr Atem gleichmäßiger? Ihre eigene Befindlichkeit überträgt sich während der ganzen Massage auf Ihren Partner.

Handmassage

Über die Hände mit Ihrem Partner in Kontakt zu treten, kann eine erotische und intime Erfahrung sein; die Hände übertragen Gefühle unmittelbar. Sie können sich auf die Handmassage beschränken oder sie als Teil einer Ganzkörpermassage nach der Armmassage anwenden.

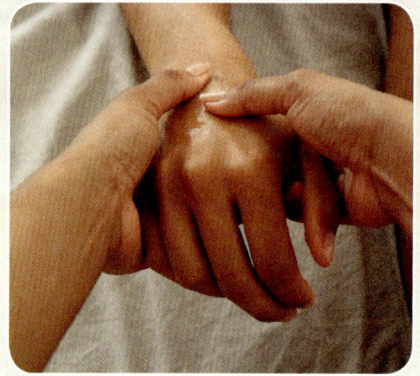

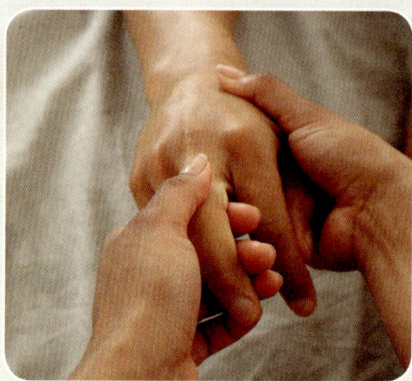

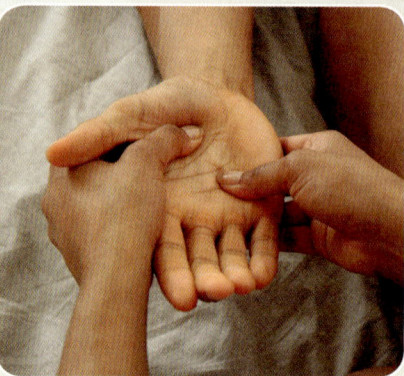

1 Kreisende Massage
Sie sitzen neben Ihrem Partner. Nehmen Sie mit beiden Händen seine rechte Hand, und gehen Sie mit den Daumen kreisend über den Handrücken hinweg.

2 Fingerziehen
Nehmen Sie seine Hand, und ziehen Sie nacheinander einzeln an jedem Finger. Mehrmals wiederholen, nehmen Sie zunehmend mehr Öl.

3 Handflächenmassage
Drehen Sie die Hand Ihres Partners, sodass die Handfläche nach oben zeigt. Öffnen Sie die Hand, und gehen Sie mit den Daumen tief in die Handfläche.

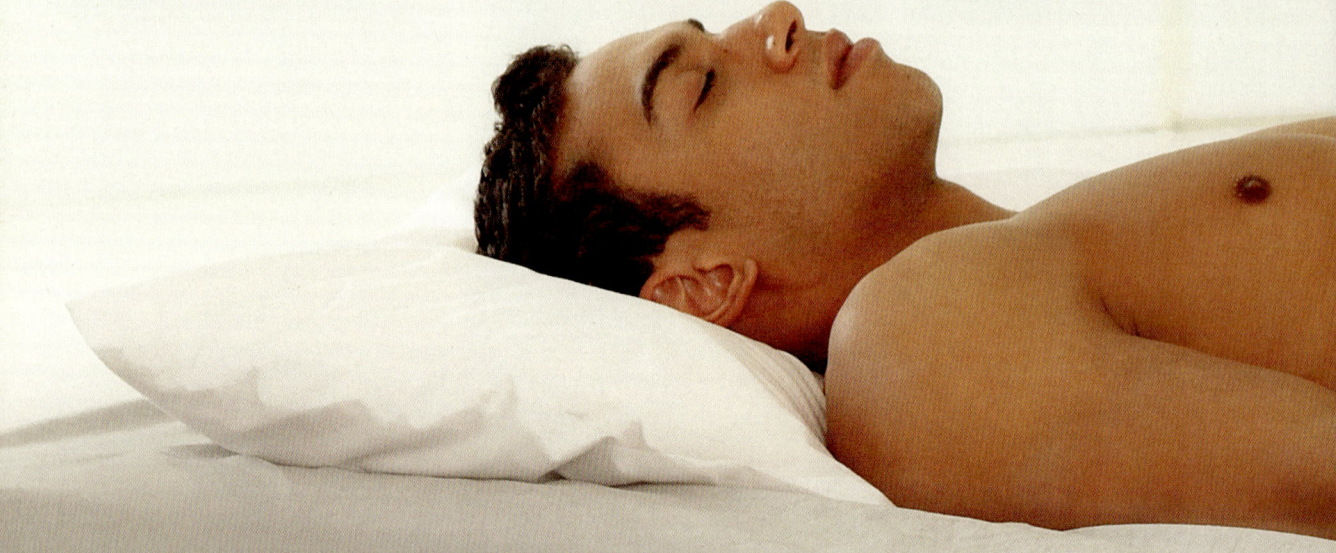

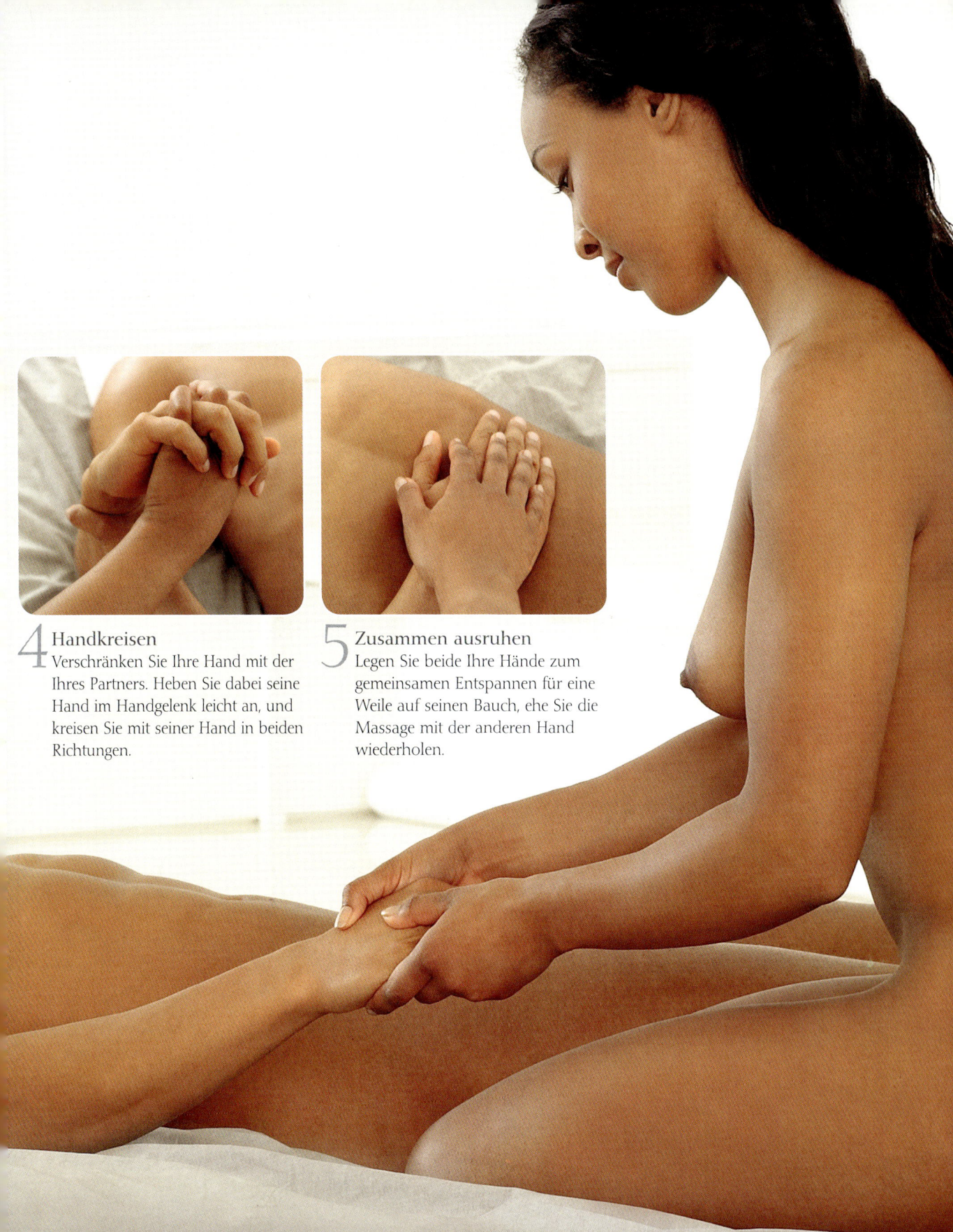

4 Handkreisen
Verschränken Sie Ihre Hand mit der Ihres Partners. Heben Sie dabei seine Hand im Handgelenk leicht an, und kreisen Sie mit seiner Hand in beiden Richtungen.

5 Zusammen ausruhen
Legen Sie beide Ihre Hände zum gemeinsamen Entspannen für eine Weile auf seinen Bauch, ehe Sie die Massage mit der anderen Hand wiederholen.

Mit dem Mund

Mit dem Mund können Sie sich auf vielfältige Weise erotisches Vergnügen verschaffen und bei einer Massage so für überraschendes Prickeln sorgen. Küssen und knabbern Sie daher nach Herzenslust, wann immer Ihre Hände eine Ruhepause brauchen.

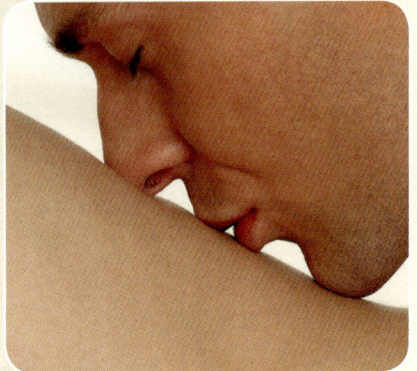

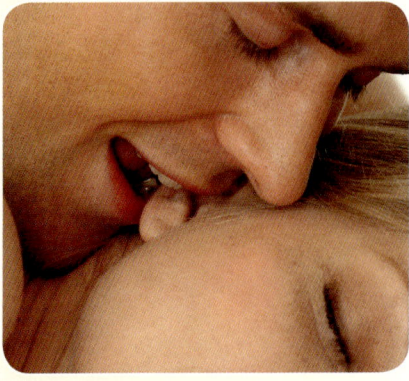

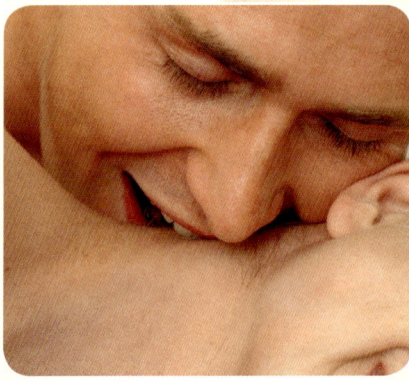

1 Feenküsse
Streuen Sie viele kleine, hauchfeine Küsse über den Rücken Ihrer Partnerin. Gehen Sie dabei langsam immer weiter nach oben bis zum Nacken. Der Kontrast zu den Griffen mit der Hand lässt die Haut sanft erbeben.

2 Lecken der Ohren
Gehen Sie mit der Zunge am äußeren Rand der Ohrmuschel mehrmals von unten nach oben und wieder zurück. Saugen Sie dann beherzt am Ohrläppchen.

3 Vampirknabbern
Senken sie Ihre Zähne sanft in den Hals Ihrer Partnerin, wandern Sie knabbernd weiter. Lecken Sie zwischendurch gleichermaßen beruhigend wie aufreizend über die Haut.

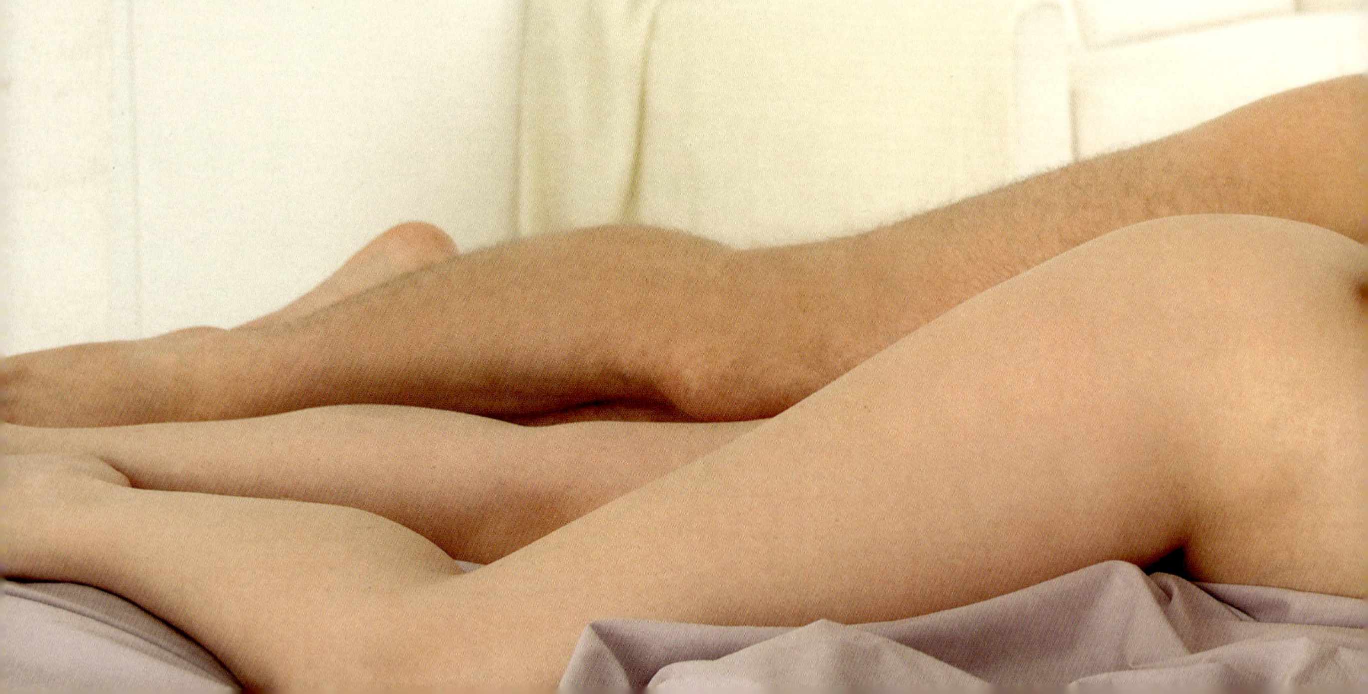

Ihre Lippen enthalten eine Vielzahl an Nervenenden, nutzen Sie also diese Empfindsamkeit für die Liebkosungen Ihres Partners. Küssen, saugen und lecken Sie nach Herzenslust, knabbern Sie sanft mit den Zähnen, beobachten Sie: Ist Ihr Mund dabei eher feucht oder trocken, und wie reagiert Ihre Partnerin?

4 Lutschen der Finger
Nehmen Sie den Zeigefinger Ihrer Partnerin in den Mund, und saugen Sie allmählich den ganzen Finger ein. Bringen Sie dabei auch die Zähne ins Spiel – das fühlt sich überaus erotisch an.

5 Lutschen der Zehen
Küssen Sie Füße und Zehen Ihrer Partnerin, und nehmen Sie dann Ihren großen Zeh in den Mund. Knabbern und saugen Sie auch an den anderen Zehen.

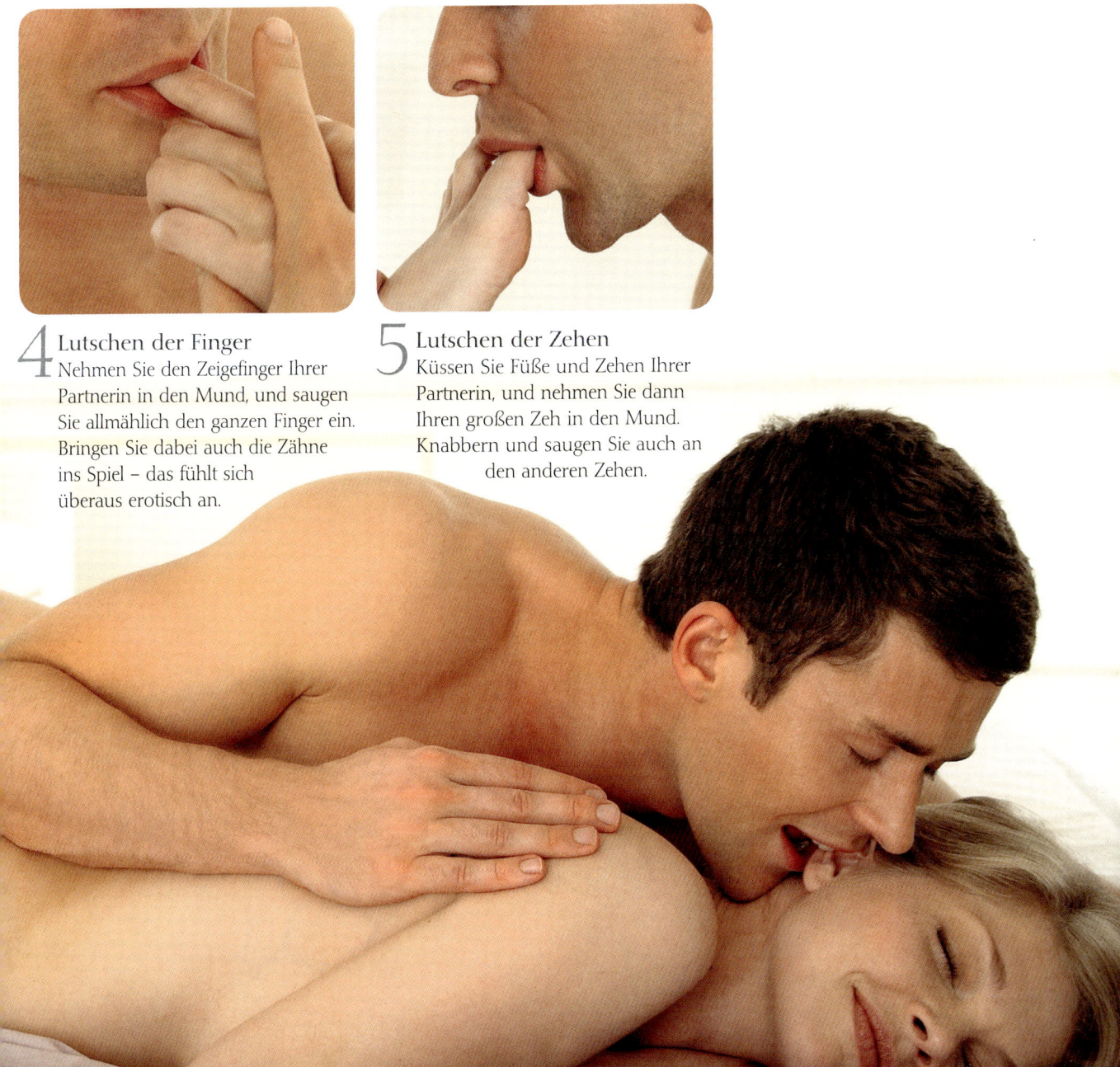

Vorderseite von Beinen & Füßen

Eine Massage von Beinen und Füßen wirkt erdend und beruhigend und fördert das Köper- und Augenblicksbewusstsein. Da sie sonst meist eher vernachlässigt werden, sind Ihre Beine und Füße für eine Massage besonders empfänglich, und das angenehme Gefühl strahlt in den ganzen Körper aus.

AUSGANGSLAGE

Manche Frauen fühlen sich durch eine Beinmassage in ihrem Selbstbewusstsein und ihrer Attraktivität bestärkt, vielleicht, weil ihnen so klar wird, wie herrlich ihre Beine tatsächlich sind. Männer empfinden eine sinnliche Berührung der Beine als entspannend und erotisch. Obwohl ihre Beine in der Regel kräftig und muskulös sind, genießen auch sie zarte Berührungen der Haut. Bei einer Massage der Schenkelvorderseite dürfen Sie die großen Muskeln kräftig kneten, während sich für die empfindlichere Innenseite leichtere Griffe empfehlen. Gleiten Sie vor einem Wechsel zum anderen Bein nahe der Genitalien über die Schenkel hinweg, um Ihren Partner auf sanfte Weise sexuell zu stimulieren.
Der Fuß des Menschen ist hochsensibel und berührungsempfindlich. Eine Massage der Füße fühlt sich hocherotisch an, und die Empfindungen strahlen in den ganzen Körper aus.

WIRKUNG DER MASSAGE

Eine kräftige Massage der Vorderseite der Oberschenkel trägt zu tiefer Entspannung bei und hilft Ihnen, Verspannungen aufzulösen, die sich im Lauf eines Tages angesammelt haben.

Die fleischigen Partien der Füße vertragen auch tiefe Griffe, die Gelenke lieben es, wenn man mit ihnen spielt, und die Sehnen und Bänder empfinden es als angenehm, gedehnt zu werden. Durch eine Massage der Fußsohlen, vor allem der Fersen, können Sie indirekt die Sexualorgane stimulieren.

MASSAGE-AREAL: BEINE

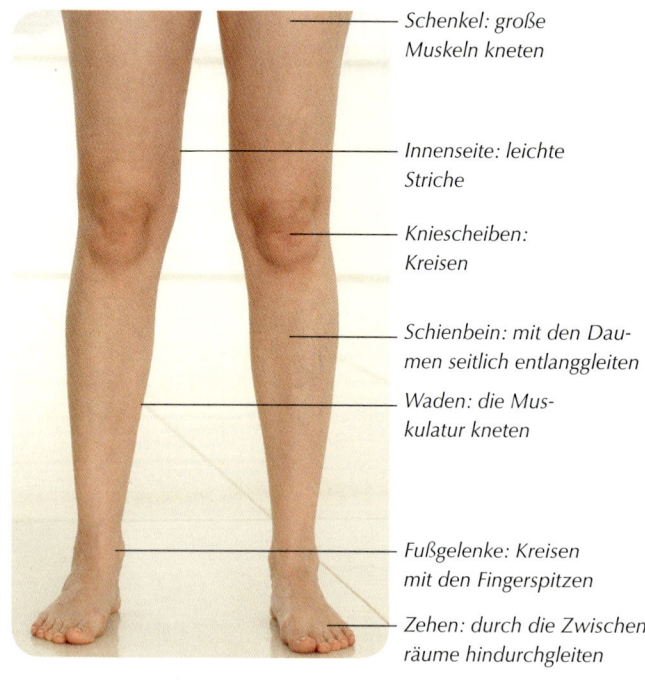

Schenkel: große Muskeln kneten

Innenseite: leichte Striche

Kniescheiben: Kreisen

Schienbein: mit den Daumen seitlich entlanggleiten

Waden: die Muskulatur kneten

Fußgelenke: Kreisen mit den Fingerspitzen

Zehen: durch die Zwischenräume hindurchgleiten

MASSAGE-AREAL: FÜSSE

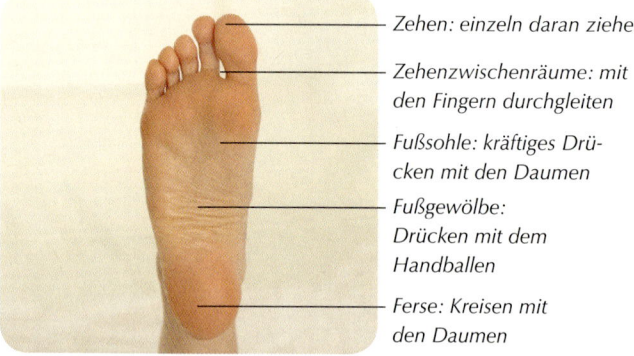

Zehen: einzeln daran ziehen

Zehenzwischenräume: mit den Fingern durchgleiten

Fußsohle: kräftiges Drücken mit den Daumen

Fußgewölbe: Drücken mit dem Handballen

Ferse: Kreisen mit den Daumen

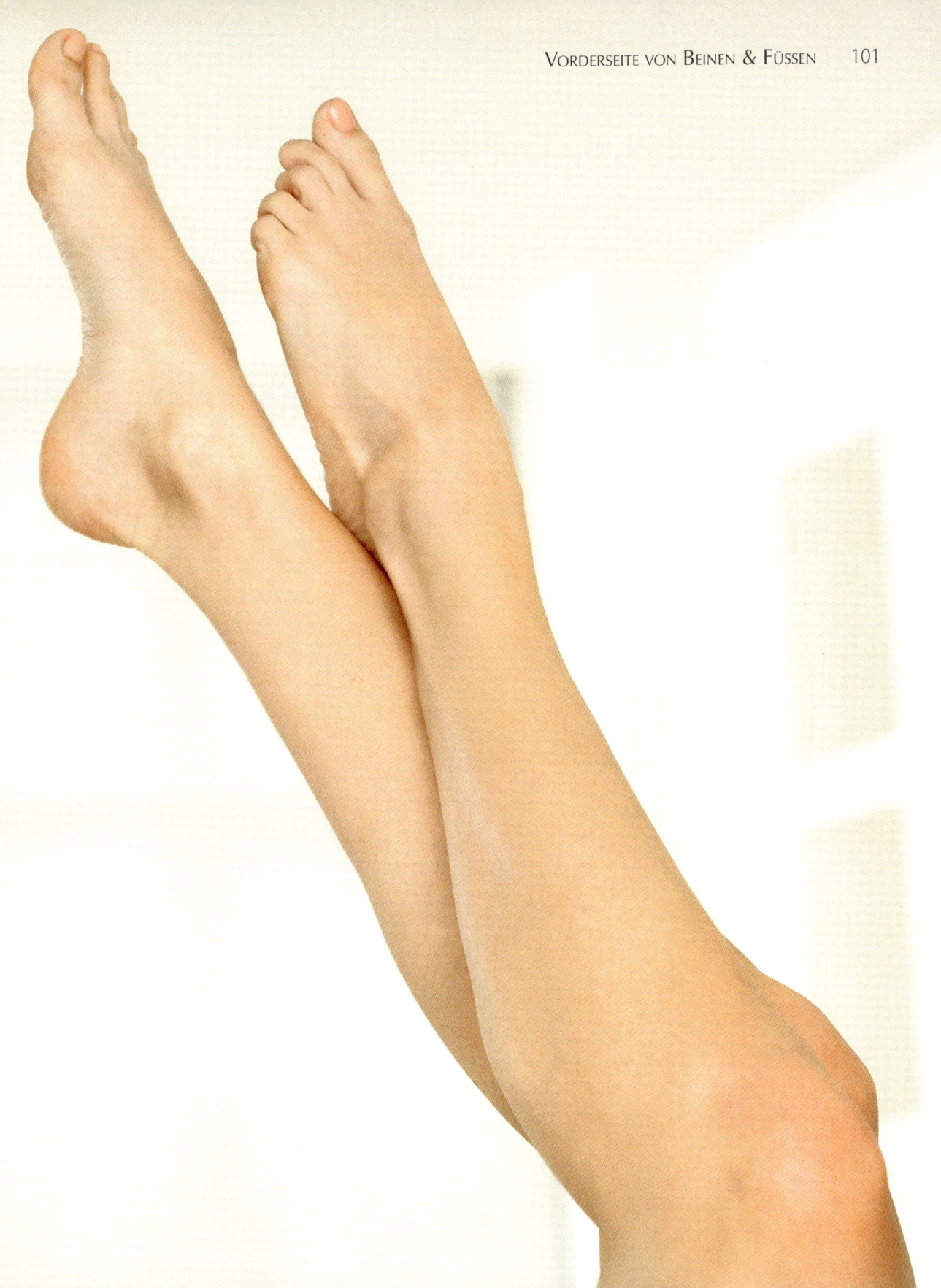

Beinmassage an der Vorderseite

Eine tiefgehende Massage der Vorderseite der Beine wirkt entspannend und stimulierend; bei vielen sind die Schenkel hochsensibel und daher erotisch empfindsam. Eine Massage am Oberschenkel entlang nach oben weckt prickelnde Vorfreude. Streichen Sie mit den Händen sanft über die Genitalien hinweg.

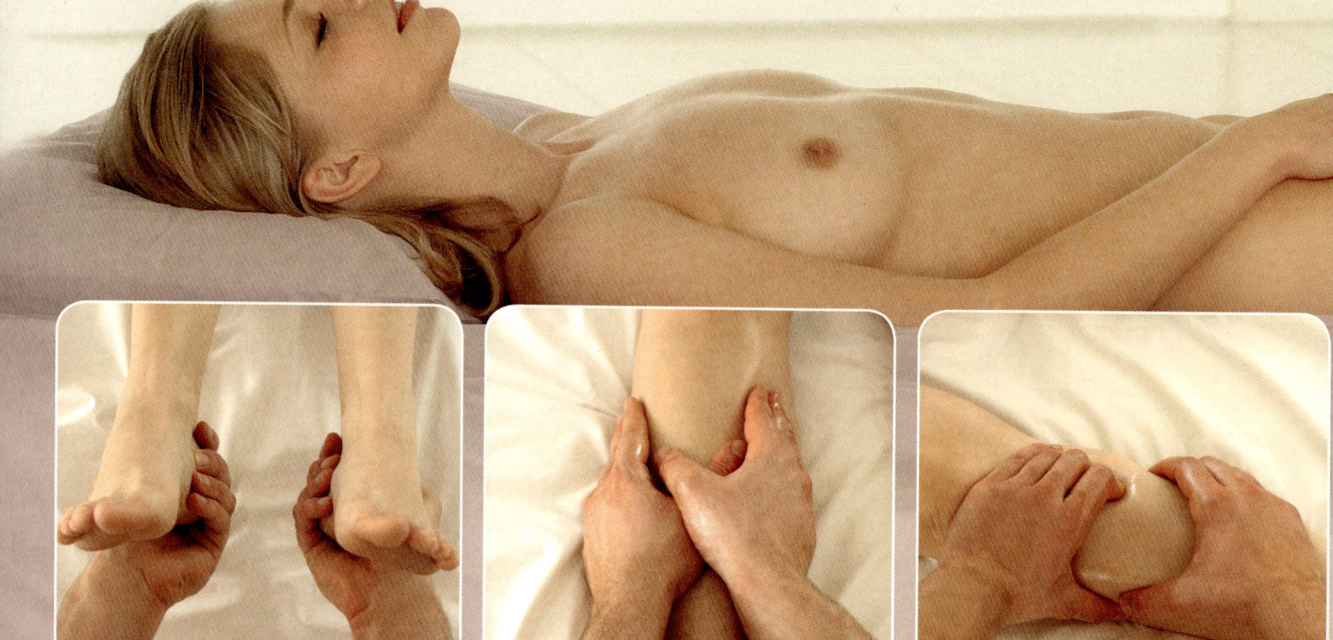

1 Unterer Rücken: Schütteln
Umfassen Sie die Fersen Ihrer Partnerin, und heben Sie Ihre Beine an. Dann bewegen Sie die Beine mit sanftem Zug hin und her. Eine wunderbare Art, Beine und unteren Rücken zu entspannen.

2 Schienbeingleiten
Verteilen Sie großflächig Öl auf dem linken Bein Ihrer Partnerin. Umfassen Sie mit beiden Daumen das Schienbein, und gleiten Sie mit sanftem Druck am Schienbeinknochen entlang nach oben.

3 Wadenkneten
Begeben Sie sich an die Seite Ihrer Partnerin. Kneten Sie ihre Wade mit den Fingern und Daumen. Setzen Sie knapp über dem Fußgelenk an, und gehen Sie hoch bis fast zum Knie. Mehrere Male wiederholen.

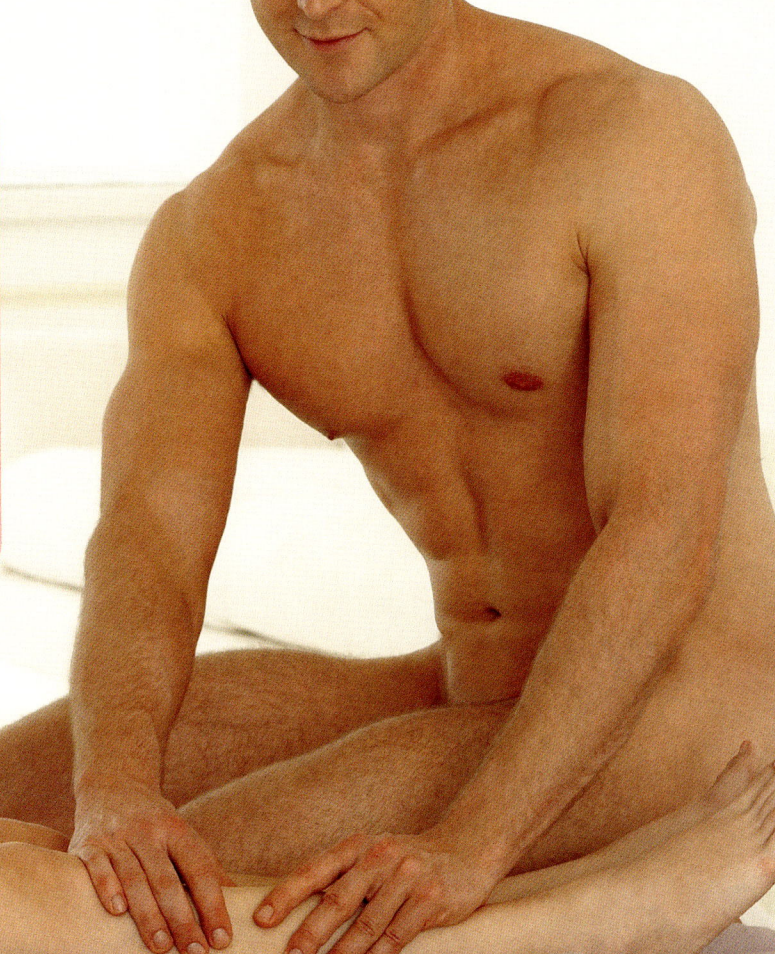

WAS MASSAGE SEXY MACHT

Kräftige, tiefe Griffe fühlen sich eher therapeutisch an, während eine sanfte Vorgehensweise wie das Gleiten mit den Fingerspitzen eher als sinnlich und erotisch empfunden wird. Variieren Sie den Druck beim Massieren; verwenden Sie zum Abschluss jeder Partie aber stets leichte Griffe und Striche (siehe Seite 24–27). Dadurch wird Ihr Partner auch bei kräftigeren Griffen in die Entspannung kommen und von der positiven Gesamtwirkung auf den Körper profitieren.

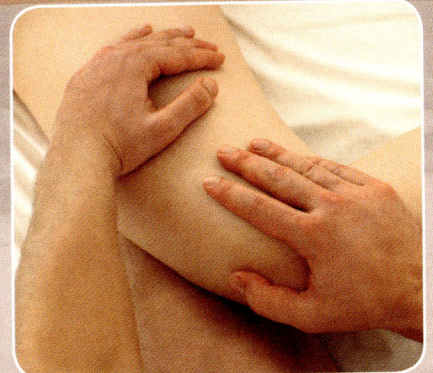

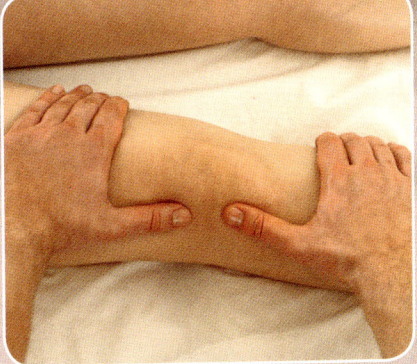

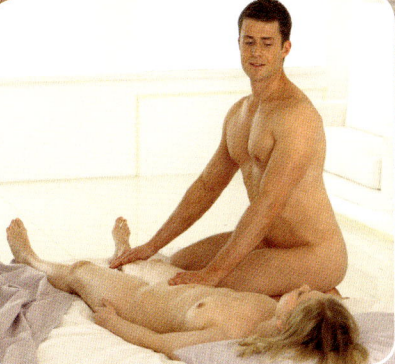

4 Schenkelinnenseite
Winkeln Sie das Bein Ihrer Partnerin so an, dass ihr Knie auf Ihrem Schoß liegt. Massieren Sie die Schenkel-innenseite, indem Sie die Finger von Ihren Lenden bis zum Knie ziehen. Mehrmals wiederholen.

5 Beindehnung
Richten Sie das Bein Ihrer Partnerin nun gerade aus. Legen Sie die Hände an das Knie. Ziehen Sie die Hände nun auseinander, bis die eine in Len-dennähe liegt, die andere nahe dem Fußgelenk. Mehrmals wiederholen.

6 Bein-Meditationsgriff
Lassen Sie nach mehreren Bein-dehnungsgriffen die Hände einen Moment lang liegen. Ihre Partnerin wird im ganzen Körper einen Ener-giestrom verspüren. Wiederholen Sie die Massage am linken Bein.

Fußmassage

Eine Fußmassage ist eine der sinnlichsten Erfahrungen überhaupt, vorausgesetzt, Sie sind nicht allzu kitzelig. Dem Massierenden bietet dieser hocherogene Körperteil eine Vielzahl an Möglichkeiten, den Partner sexuell in Stimmung zu bringen. Sie können eine Fußmassage separat durchführen oder als Teil einer Ganzkörpermassage.

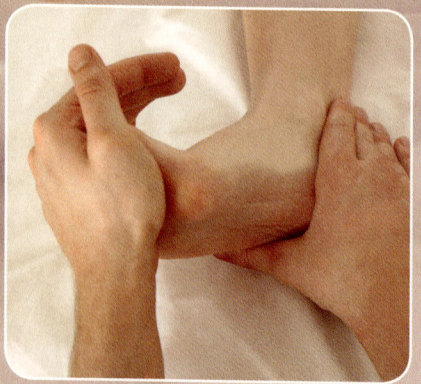

1 Fußbeugen
Sie sitzen vor Ihrer Partnerin. Nehmen Sie ihren rechten Fuß in beide Hände. Halten Sie die Zehen nach hinten gedrückt, während Sie den Fuß vor und zurück beugen. Steigern Sie die Beugung allmählich.

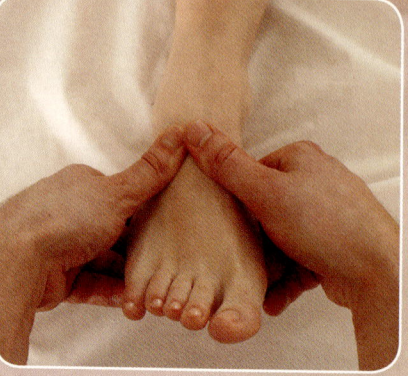

2 Brot brechen
Legen Sie die Daumen auf den Spann des Fußes, mit den Fingern unten am Fußgewölbe. Bewegen Sie die Hände auseinander, als wollten Sie Brot brechen, und drücken Sie dabei mit den Fingern gegen die Fußsohle.

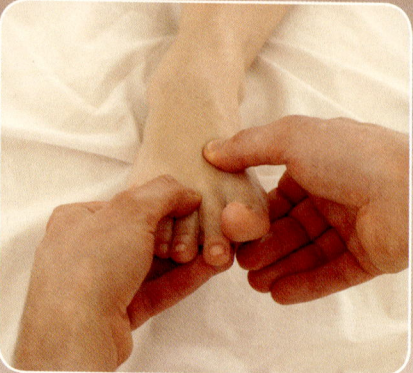

3 Zehengleiter
Gleiten Sie mit den Fingern oder dem Daumen zwischen den Rillen auf dem Spann hindurch. Setzen Sie an den Zehen an, und gehen Sie bis zu der Stelle, an der die Mittelfußknochen enden. Mehrmals wiederholen.

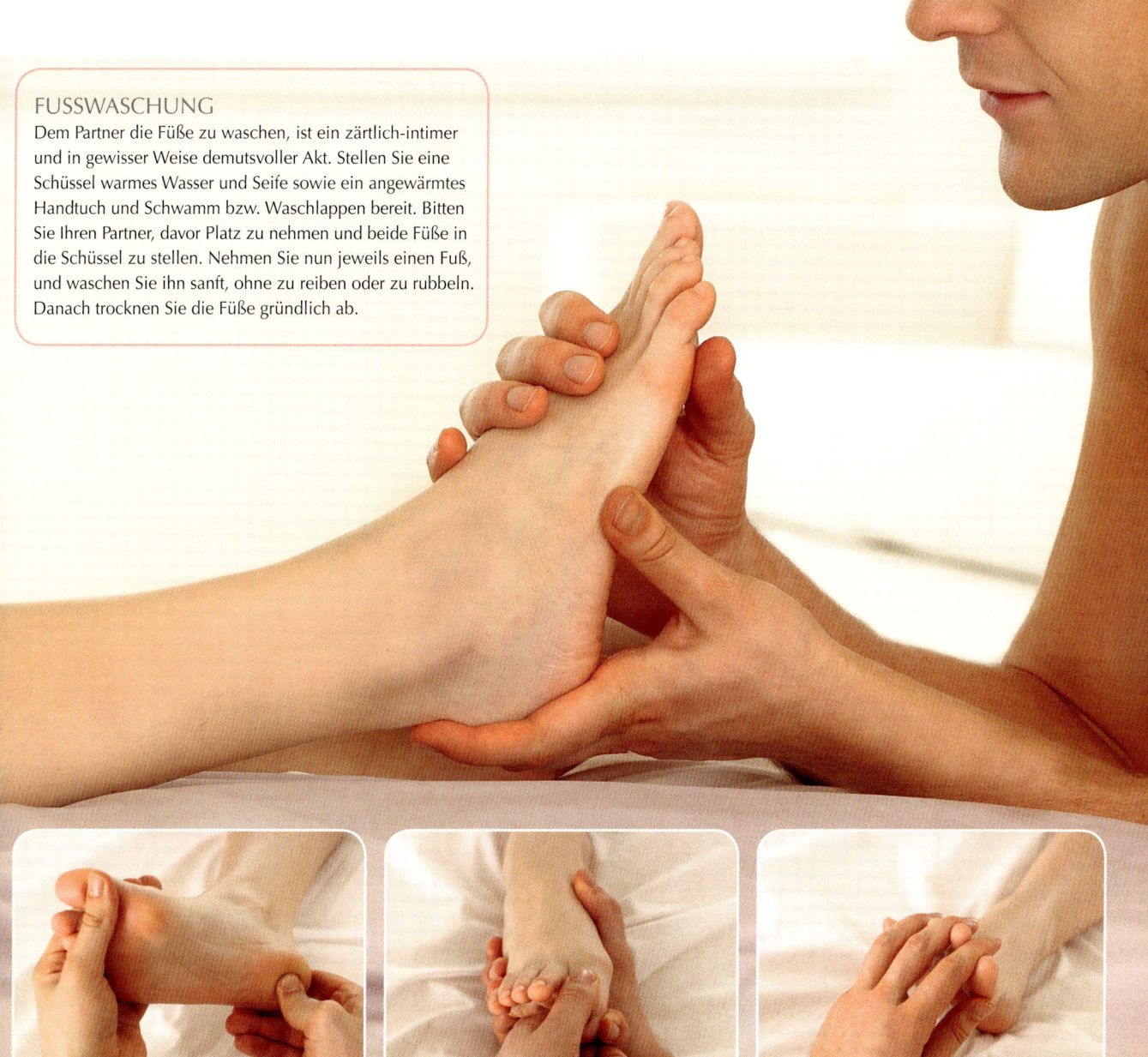

FUSSWASCHUNG

Dem Partner die Füße zu waschen, ist ein zärtlich-intimer und in gewisser Weise demutsvoller Akt. Stellen Sie eine Schüssel warmes Wasser und Seife sowie ein angewärmtes Handtuch und Schwamm bzw. Waschlappen bereit. Bitten Sie Ihren Partner, davor Platz zu nehmen und beide Füße in die Schüssel zu stellen. Nehmen Sie nun jeweils einen Fuß, und waschen Sie ihn sanft, ohne zu reiben oder zu rubbeln. Danach trocknen Sie die Füße gründlich ab.

4 **Druck auf die Pressurpunkte**
Heben Sie den Fuß Ihrer Partnerin an, sodass die Zehen nach oben zeigen, und drücken Sie mit dem Daumen kräftig gegen die Ferse. Machen Sie kleine, tief eindringende Kreise. Am Fußballen wiederholen.

5 **Zehenziehen**
Umfassen Sie den großen Zeh mit Daumen und Zeigefinger. Gleiten Sie nun, kräftig ziehend, am Zeh entlang bis zum Ende. Gehen Sie nacheinander alle Zehen durch. Verwenden Sie ausreichend Öl.

6 **Kreisendes Drücken**
Gehen Sie, am großen Zeh beginnend, mit dem Zeigefinger nacheinander zwischen die einzelnen Zehen, dann in alle Zwischenräume gleichzeitig, und bewegen Sie die Hand sanft drückend im Kreis.

Nassmassage

Eine Massage mit Wasser und Seife fühlt sich ganz anders an als eine Ölmassage. Massieren Sie einander doch mal in einem üppigen Schaumbad, und lassen Sie gemeinsam den Stress des Tages hinter sich. Wenn es Ihnen gefällt, empfehle ich Ihnen das Original, die aus Thailand stammende Seifenmassage – ein Erlebnis der besonderen Art.

SEIFENSCHAUM UND WASSER

Eine Massage mit Seifenschaum und Wasser ist etwas ganz anderes als eine Ölmassage. Sie macht Spaß, ist aber auch hocherotisch. Es ist ein herrliches Gefühl, wenn der Schaum die Hände und den Körper des Massierenden umschmeichelt, und auch der Empfangende genießt es. Um richtig viel Schaum zu bekommen, geben Sie einen kräftig schäumenden Badezusatz direkt in die Wanne oder in eine Schüssel mit warmem Wasser, und rühren Sie kräftig. Je mehr Zusatz Sie verwenden, umso mehr erhöht sich die Gleitfähigkeit. Eine Nassmassage können Sie anstatt einer erotischen Massage genießen oder aber im Anschluss daran. Wenn Sie die Nassmassage nach einer Ölmassage durchführen, haben Sie einen zweifachen Vorteil: Sie können das auf der Haut verbliebene Öl abwaschen (was zu empfehlen ist, wenn Sie sich danach wieder anziehen, denn viele Öle hinterlassen Flecken) und haben natürlich eine Menge Spaß dabei!

EROTIK UNTER DER DUSCHE

Die einfachste Möglichkeit, in den Genuss einer richtig nassen Massage zu kommen ist folgende: Stellen Sie sich zusammen unter die Dusche, schäumen Sie sich gegenseitig ein, und gehen Sie dann auf Körperkontakt. Winden Sie sich wie Schlangen, und gleiten Sie im Zeitlupentempo genüsslich aneinander auf und ab. Nehmen Sie dabei nur je einen bestimmten Körperteil in den Fokus: Konzentrieren Sie sich z. B. auf Ihren Bauch, indem Sie sich seitlich hin- und herbewegen und dann in kleinen Kreisen. Dann lenken Sie Ihre

Aufmerksamkeit auf die Brust und machen dort weiter. Massieren Sie die Arme und Hände Ihres Partners. Heben Sie ein Bein angewinkelt hoch, indem Sie sich am Hals Ihres Partners festhalten, schlingen Sie es um den Schenkel Ihres Partners und gehen Sie daran auf und ab. Drehen Sie sich um, und reiben Sie den Rücken aneinander, oder Sie kreisen gemeinsam mit dem Po. Mindestens ebenso erotisch ist es, sich hinterher den Schaum wieder abzuspülen, besonders wenn warme, feuchte Küsse hinzukommen.

VORSICHTSMASSNAHMEN

Achten Sie darauf, dass kein Seifenschaum in die Augen gerät. Sehr empfindlich ist auch die Schleimhaut im Inneren der Vagina. Seien Sie deshalb auch hier vorsichtig. In die Ohren sollte nicht allzu viel Wasser geraten, da das zu Ohrenschmerzen führen könnte. Problematisch kann eine Seifenmassage auch werden, wenn Sie zuviel Alkohol getrunken haben, da Sie in betrunkenem Zustand im Bad oder unter der Dusche ausrutschen könnten.

WÄHLEN SIE QUALITÄTVOLLE PRODUKTE

Viele der im Handel befindlichen Körperpflegeprodukte enthalten schädliche chemische Zusätze. Um Hautreaktionen zu vermeiden, sollten Sie darauf achten, nur rein biologische Schaumbäder und Duschgels zu verwenden. Diese sind zwar in der Regel etwas teurer, aber es lohnt sich, da Sie damit Ihr feuchtes Zusammensein unbeschwert und nach Herzenslust genießen können (siehe weiterführende Hinweise, Seite 188–189).

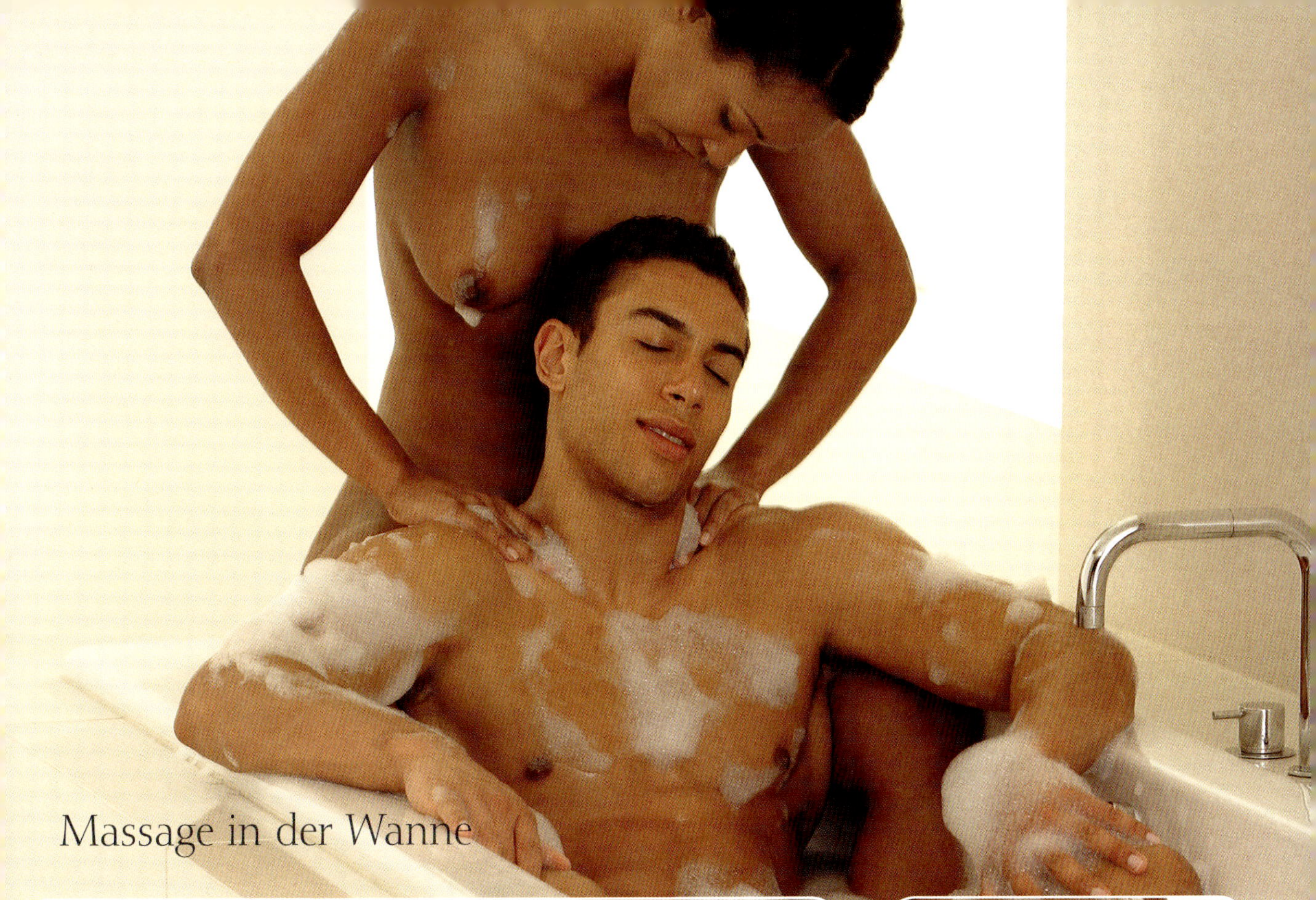

Massage in der Wanne

Ein warmes Bad am Ende eines anstrengenden Tages empfinden fast alle von uns als reine Wohltat; es wirkt entspannend, gleichzeitig belebt der Duft von Badeölen den Geist und hebt die Stimmung. So richtig schön wird es aber erst, wenn noch eine gegenseitige Massage hinzukommt. Dafür können Sie zusammen in die Wanne steigen, oder einer der Partner bleibt außen davor stehen.

1 Lassen Sie ein heißes Bad einlaufen, und geben Sie ein schäumendes Badeöl hinzu. Sie sitzen hinter Ihrem Partner, entweder in der Wanne oder außerhalb, sodass sein Nacken an Ihrer Brust oder auf dem Wannenrand liegt. Massieren Sie Rücken, Schultern und Brust.

2 Massieren Sie das Gesicht Ihres Partners. Nehmen Sie etwas Shampoo, und waschen Sie seine Haare. Das fühlt sich überaus erotisch an.

3 Seifen Sie seine Genitalien sowie Damm und Beine ein. Dabei kann er auch stehen. Massieren Sie den Po unter Verwendung von viel Badewasser. (Als Mann sollten Sie darauf achten, dass keine Seife in die Vagina Ihrer Partnerin gerät, um Reizungen zu vermeiden.)

4 Zum Abschluss massieren Sie seine Arme und die Hände. Bleiben Sie zusammen ruhig liegen, und spüren Sie, wie aller Stress von Ihnen abfällt.

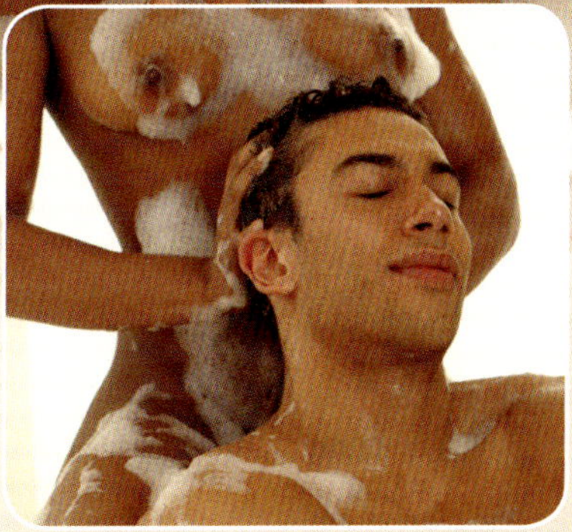

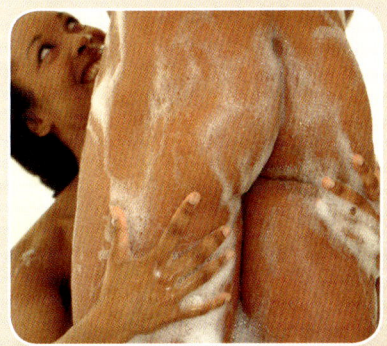

Seifenmassage

Diese Form der Massage stammt aus Thailand. Es ist sehr viel Seifenschaum im Spiel, aber Sie können stattdessen auch Öl verwenden, wenn Sie hinterher nicht stundenlang aufwischen wollen. Sie setzen für die Massage Ihren ganzen Körper ein, und Sie nutzen Ihr Körpergewicht, um Druck auszuüben. Die Massage erfordert ein gewisses Maß an Körperbeherrschung, ist aber eine gute Übung für den Masseur und eine Wohltat für den zu Massierenden!

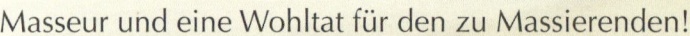

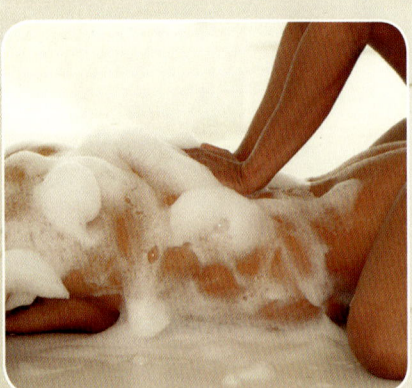

1 Vorbereitung
Legen Sie ein großes Handtuch oder eine Luftmatratze auf den Badezimmerboden und Handtücher zum Aufwischen. Ihr Partner legt sich auf den Bauch, Sie bedecken seinen Körper mit warmem Seifenschaum.

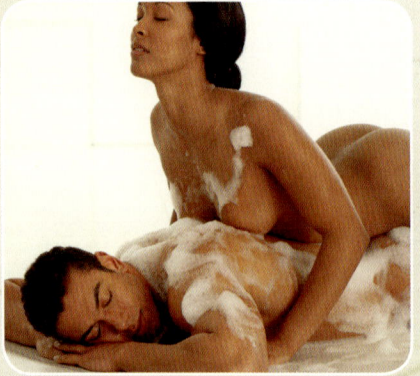

2 Kobra
Setzen Sie sich auf die Schenkel Ihres Partners und beugen Sie sich nach unten, sodass Ihre Brüste seinen Po berühren. Gleiten Sie, Ihren Oberkörper aufrichtend, nach vorne. Reiben Sie Ihr Becken an seinem Po.

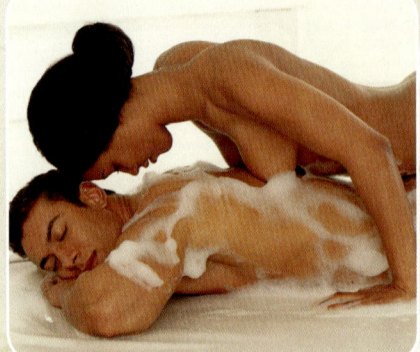

3 Brustgleiten
Legen Sie sich auf den Rücken Ihres Partners, und kreisen Sie mit der Brust über ihn hinweg. Gehen Sie mit der Brust hinunter bis zu seinen Füßen, dann schlängeln Sie sich an seinem Körper entlang nach oben.

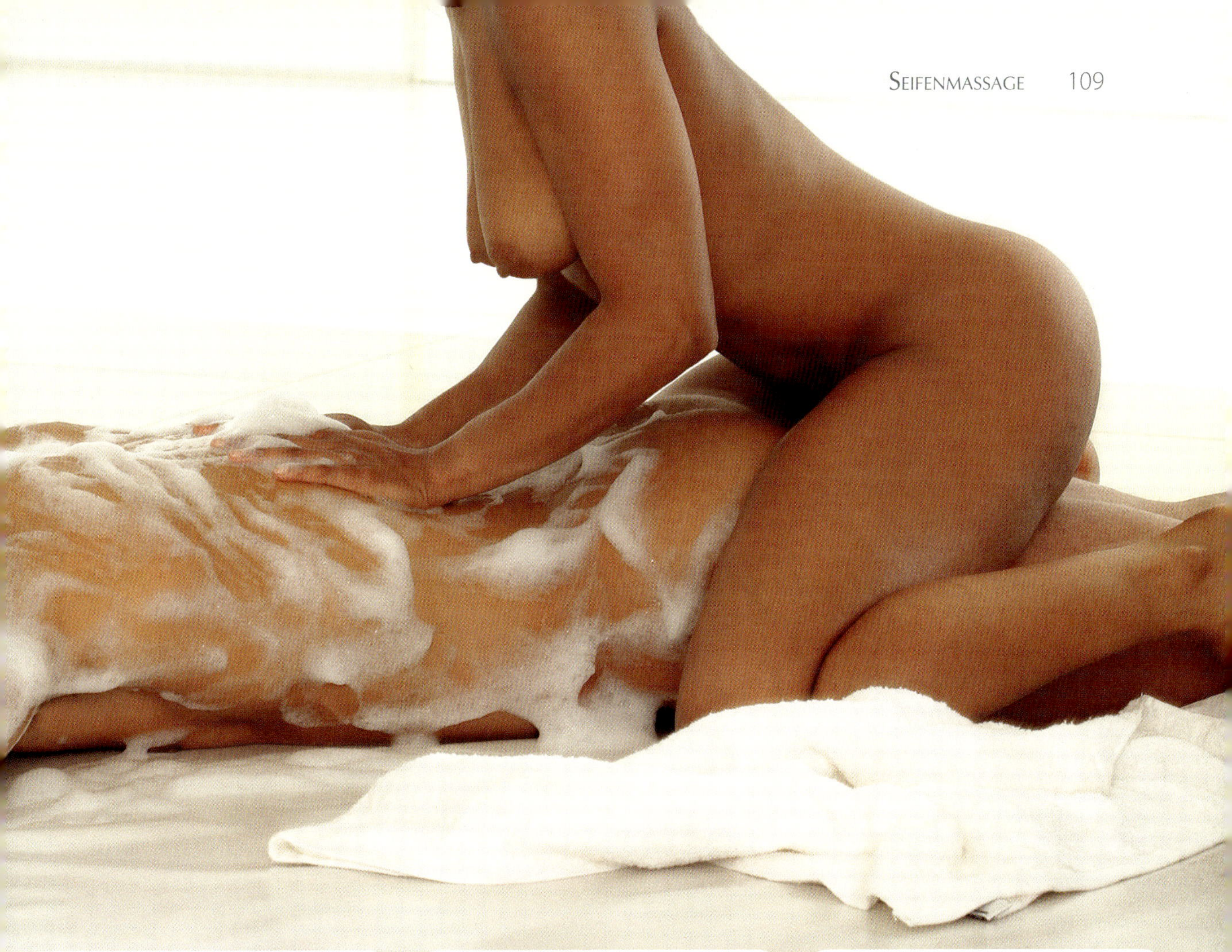

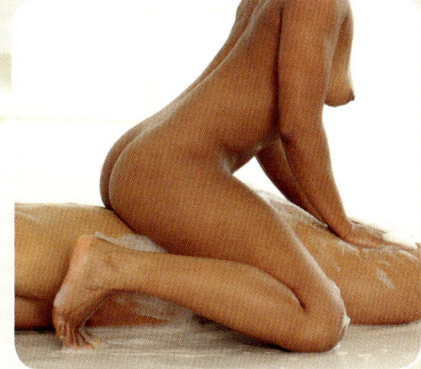

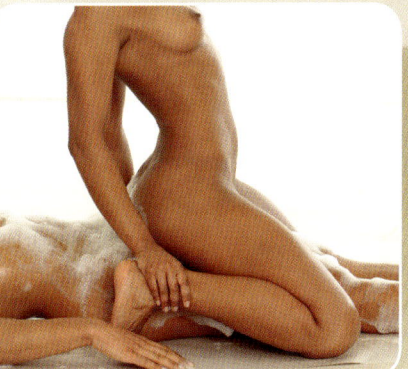

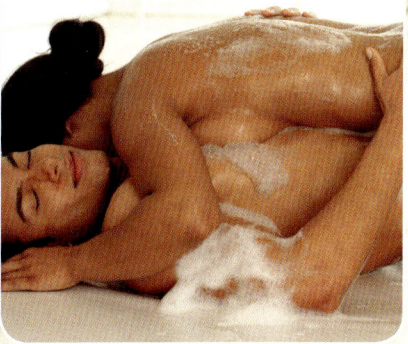

4 Beinabwärtsgleiten

Drehen Sie sich um, und setzen Sie sich auf den unteren Rücken Ihres Partners. Legen Sie die Hände auf seine Schenkel, und gleiten Sie nach vorne bis zu den Fußgelenken, wo Sie mit sanftem Zug die Beine dehnen.

5 Ritt auf den Beinen

Bitten Sie Ihren Partner, sich umzudrehen, setzen Sie sich auf seine Schenkel, Blick auf seine Füße. Massieren Sie seine Schenkel mit Ihrem Po, kreisen Sie mit dem Druck Ihres ganzen Körpergewichts darauf.

6 Frontales Ganzkörpergleiten

Legen Sie sich flach auf Ihren Partner und massieren Sie seine Brust mit Ihrer Brust, sodass Sie einander am Bauch berühren. Dann setzen Sie sich auf und massieren seine Brust abschließend mit den Händen.

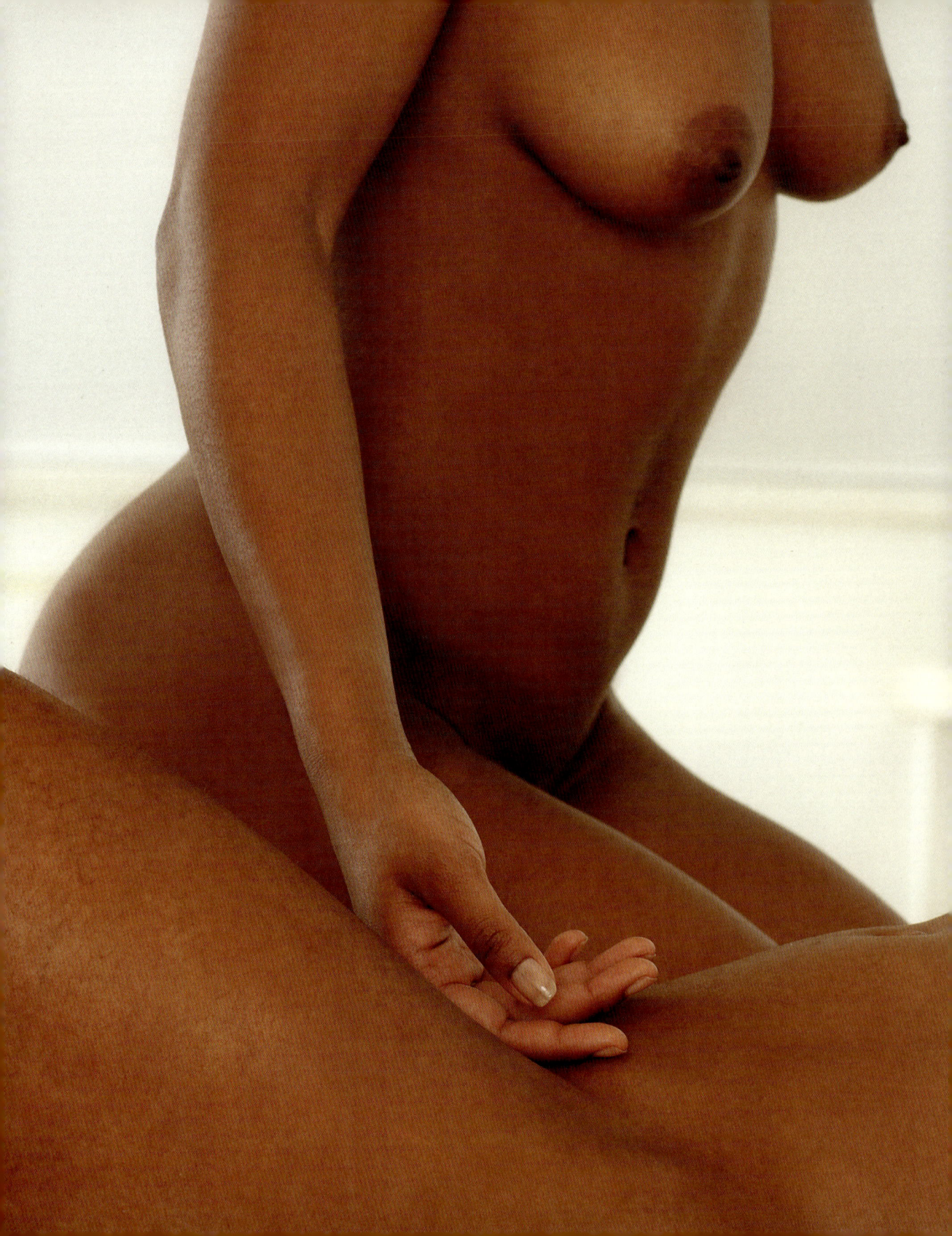

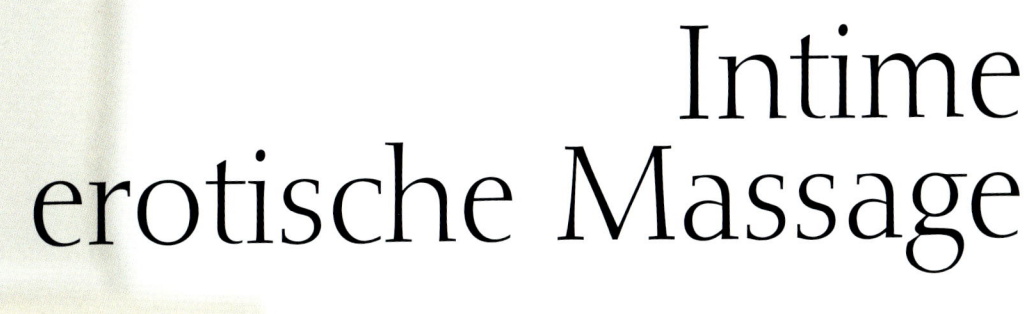

Intime
erotische Massage

3
Intimmassage

Wenn Sie und Ihr Partner sich nun mehr Intimität wünschen und neue Dimensionen der Sinnlichkeit erforschen wollen, vermittelt Ihnen eine Intimmassage ganz neue Erfahrungen. Geben Sie sich der erotischen Lust dieser Massagen vorbehaltlos hin, ohne sie als Vorspiel zum Akt zu betrachten.

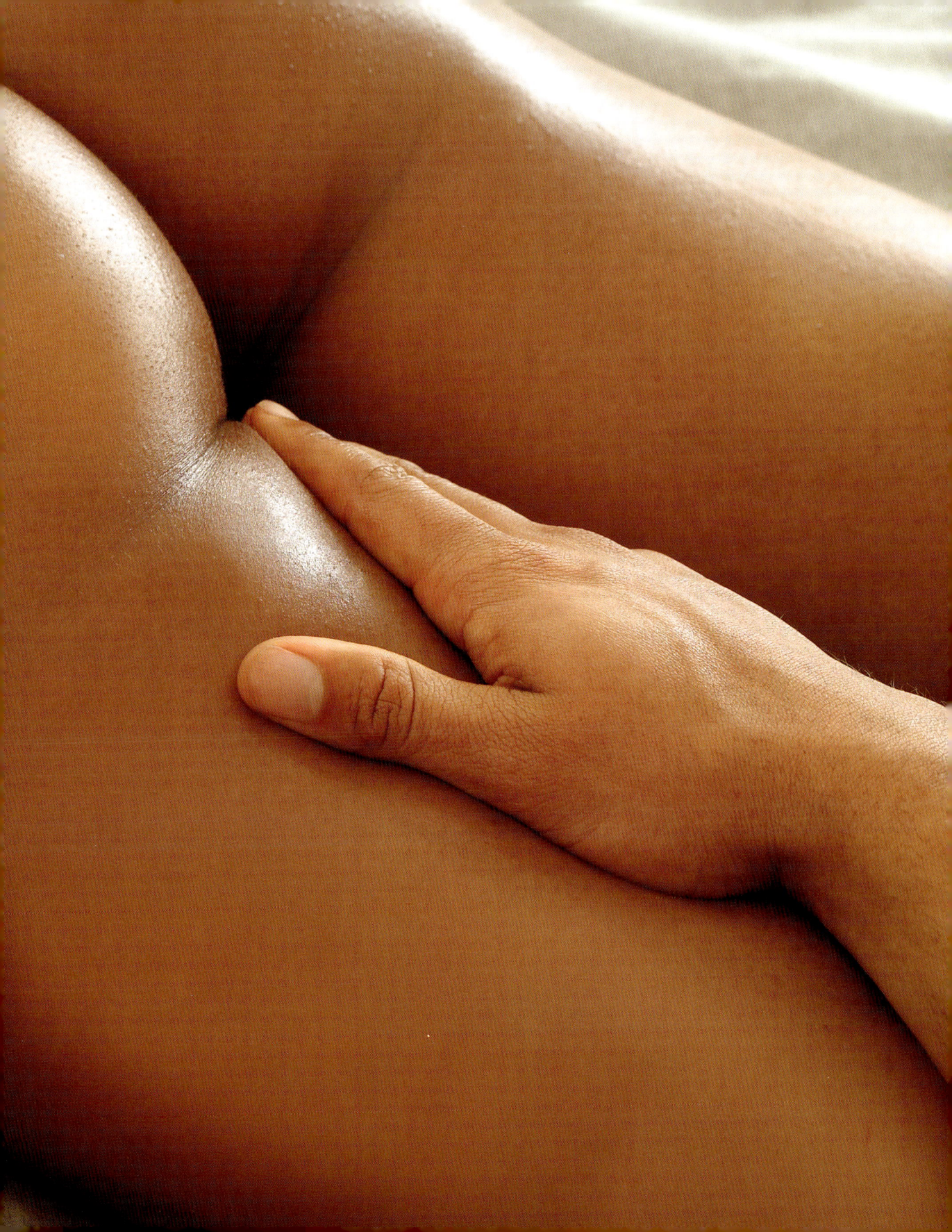

Verbundenheit spüren

Sie können eine Intimmassage nur dann so richtig genießen, wenn Sie Ihrem Partner gegenüber offen und auf allen Ebenen eins mit ihm sind. Versuchen Sie, körperlich und emotional auf ihn einzugehen, indem Sie den Alltag vollständig hinter sich lassen und sich dem sinnlichen Genuss der Massage hingeben.

DAS BAND STÄRKEN

Wenn zwei Menschen sich eins miteinander fühlen, haben sie eine wirklich intime Verbindung, und nur wenn es keine Schranken zwischen Ihnen gibt und Sie vollkommen aufrichtig zueinander sein können, fühlen Sie sich tatsächlich verbunden. Aus emotionaler Sicherheit ergibt sich ganz natürlich auch der Wunsch nach mehr körperliche Nähe. Wenn Sie sich die Zeit nehmen, die Innigkeit Ihrer Verbindung zu vertiefen, bereiten Sie das Feld für ein intensives, lustvoll erotisches Massageerlebnis.

EMOTIONALE VERBUNDENHEIT

Legen Sie sich vor einer Intimmassage einfach nur eine Weile nebeneinander. Umarmen und streicheln Sie einander liebevoll. Schauen Sie sich in die Augen, um die emotionale Verbindung herzustellen. Finden Sie einen gemeinsamen Atemrhythmus, indem Sie zusammen tief ein- und ausatmen; das erhöht ihre Konzentration auf den Augenblick, und Sie erleben ein tieferes Zusammengehörigkeitsgefühl. Das sollte auch dazu beitragen, dass Sie sich besser entspannen und ein Gespür für den Erregungsgrad des anderen entwickeln.

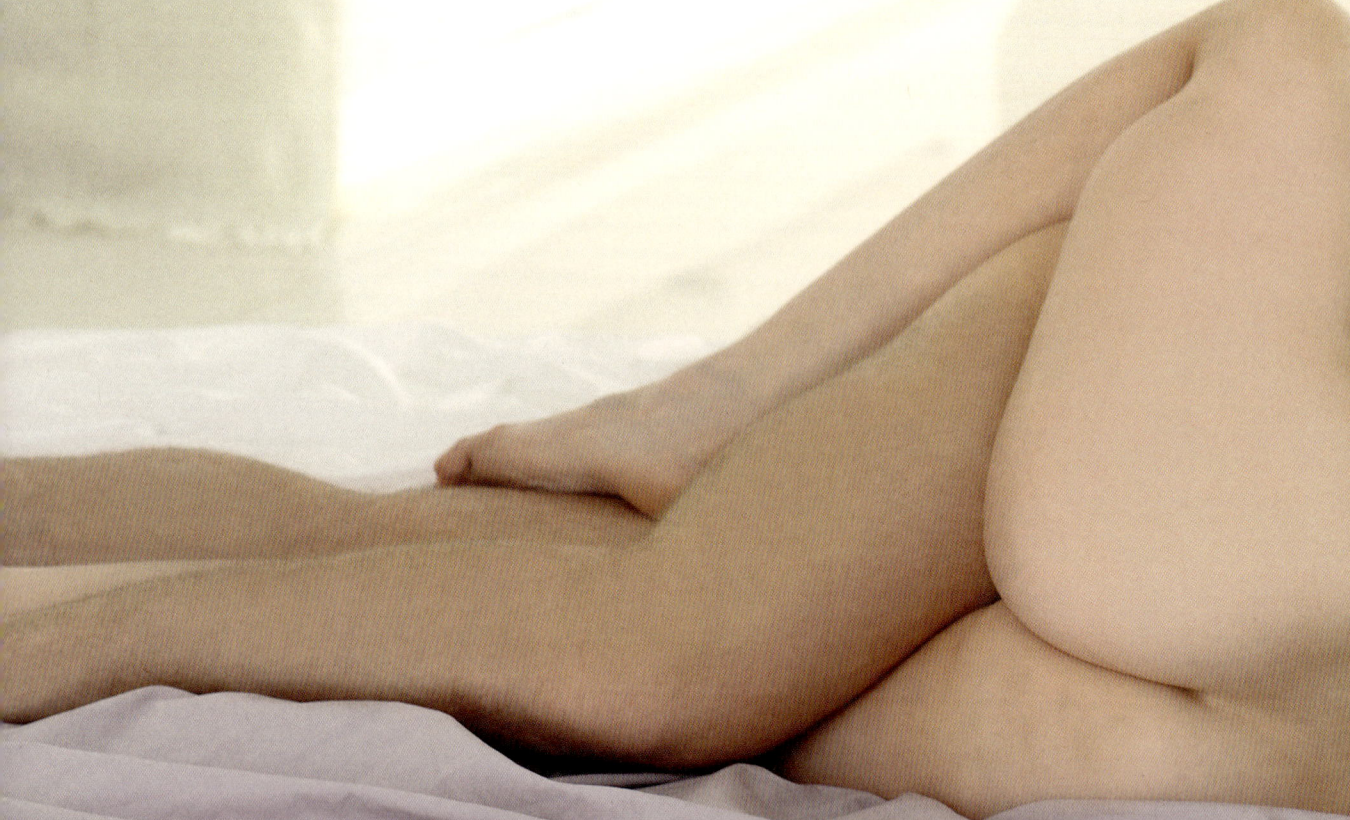

Machen Sie sich dabei auch bewusst, was Sie an ihrer Partnerin oder Ihrem Partner besonders schätzen. Was ist das Einzigartige an ihm? Sehen Sie in seine Augen, und nehmen Sie die Farbe und die Schönheit wahr. Teilen Sie Ihrem Partner mit, was Ihnen an Schönem in den Sinn kommt: Dass Sie gerne bei ihm liegen, dass er toll aussieht, wie zart sich seine Haut anfühlt. All das, vor allem aber der Klang Ihrer Stimme, wird für emotionale Verbundenheit sorgen.

Nachher kann der Partner, der die Massage empfangen hat, den angenehmen Gefühlen nachhängen, die ihm die Massage bereitet hat. Der Massierende spürt nach, welch Genuss es war, den Partner zu massieren.

KÖRPERLICHE VERBUNDENHEIT

Jede Berührung sendet dem Gehirn Signale, die zur Ausschüttung von Lusthormonen führen; allein sich bewusst und achtsam zu berühren, kann einander erregen; sollten Sie also zunächst nicht in der der richtigen

Stimmung sein, kann bereits dieses Beieinanderliegen voll zärtlicher Berührungen das Reaktionssystem des Körpers in Gang setzen. Achten Sie auf jeden Aspekt seiner Körperlichkeit, wenn Sie Ihren Partner im Arm halten. Gleiten Sie über seine Haut, und spüren Sie, wie weich sie ist. Spüren Sie seine muskulösen Arme und die kräftigen Hände. Die bewusste Wahrnehmung körperlicher Unterschiede kann sehr erregend sein.

VERBUNDENHEIT IM ATMEN

Nutzen sie Ihren Atem, um sich zu entspannen und miteinander in Verbindung zu treten. So können Sie auch emotionale Blockaden lösen.

Atmen Sie langsam und tief durch die Nase ein und über den Mund wieder aus. Stellen Sie sich vor, dass die Spannung mit dem Ausatmen abfließt. Lassen Sie negative Gedanken ebenfalls mit jedem Ausatem abfließen. Geben Sie sich bei jedem Einatmen der Empfindung hin, von Wohlbefinden und Ruhe umhüllt zu sein. Tiefes Atmen belebt außerdem die sexuelle Energie.

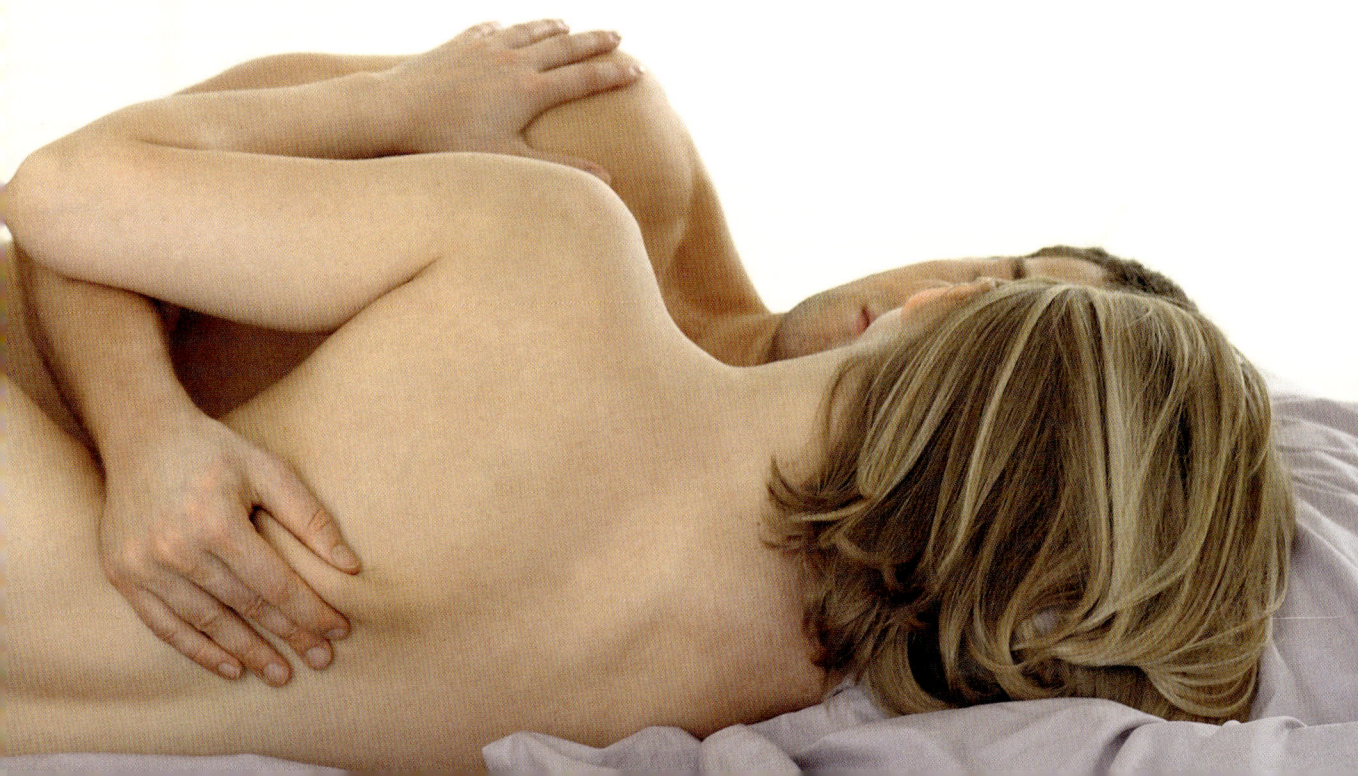

Intimmassage für sie

Frauen haben oft das Gefühl, immer für ihren Partner da sein und ihm alles geben zu müssen. Eine Intimmassage kann für sie zu einer befreienden Erfahrung werden. Sie bietet eine Gelegenheit, Sex stressfrei zu erleben und sich nur auf die eigene Lust zu konzentrieren, ohne zum Orgasmus kommen zu müssen oder Verkehr zu haben. Das stärkt ihr Selbstbewusstsein, weil sie sich sehr umschmeichelt und gewürdigt fühlt.

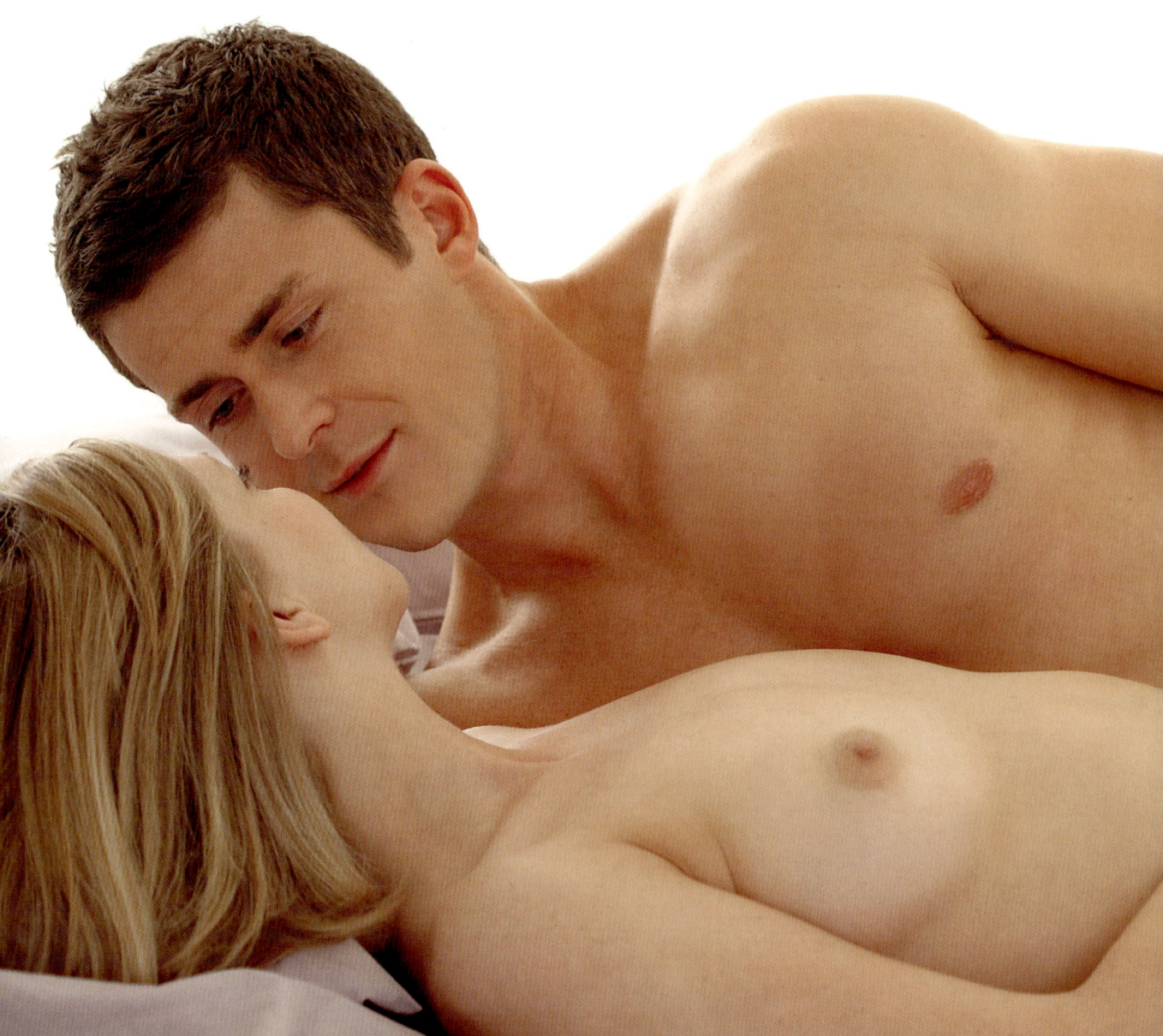

LANGSAM ZU BEGINN

Wenn Sie sicher sind, dass Ihre Partnerin es warm und wohlig hat, beginnen sie damit, mit flacher Hand rhythmisch auf ihren Schambereich, die Schenkel und den Bauch zu klopfen. Das stimuliert und sensibilisiert ihre Haut, regt die Durchblutung an und erzeugt ein angenehmes Prickeln. Legen Sie eine Hand auf die Herzgegend Ihrer Partnerin, die andere auf ihren Schambereich. Atmen Sie zusammen ein und aus. Geben Sie beim Ausatmen Töne von sich, um emotionale Spannungen zu lösen. Mit sanftem Druck vibrieren Sie nun mit beiden Händen, um ihre sexuelle Energie zu wecken.

Sagen Sie Ihrer Partnerin, was Sie vorhaben, ehe Sie mit den Fingern in ihre Vagina gehen, und bitten Sie sie um Erlaubnis. So beweisen Sie Respekt und Rücksichtnahme. Ihre Finger und der äußere Vaginalbereich sollten mit einem für die Intimmassage

geeigneten Gleitmittel gut vorbereitet sein. Lassen Sie sich Zeit, und denken Sie daran, dass es nicht darum geht, Ihre Partnerin zum Orgasmus zu stimulieren, sondern darum, dass sie die Massage an sich entspannt genießen kann. Je tiefer die Entspannung, umso besser ist sie in der Lage, sich aufkommenden Schauern der Lust zu überlassen. Machen Sie immer wieder Pausen, in denen Sie sich massierend an den Schenkeln entlang nach unten und über den Bauch bis zu den Brüsten hoch bewegen. Die sexuelle Energie verteilt sich dadurch im ganzen Körper, und lässt sie die Wonnen erotischer Lust voll auskosten.

VERWENDUNG VON GLEITMITTEL

Achten Sie vor einer Intimmassage darauf, dass das von Ihnen verwendete Öl oder Gleitmittel für die Intimmassage geeignet ist. Gleitmittel auf Wasserbasis (siehe weiterführende Hinweise, Seite 188–189) sind meist besser geeignet, da manche Öle zu Reizungen führen können. Saubere Hände sind ebenfalls wichtig, weil die Vulva anfällig für Infektionen ist.

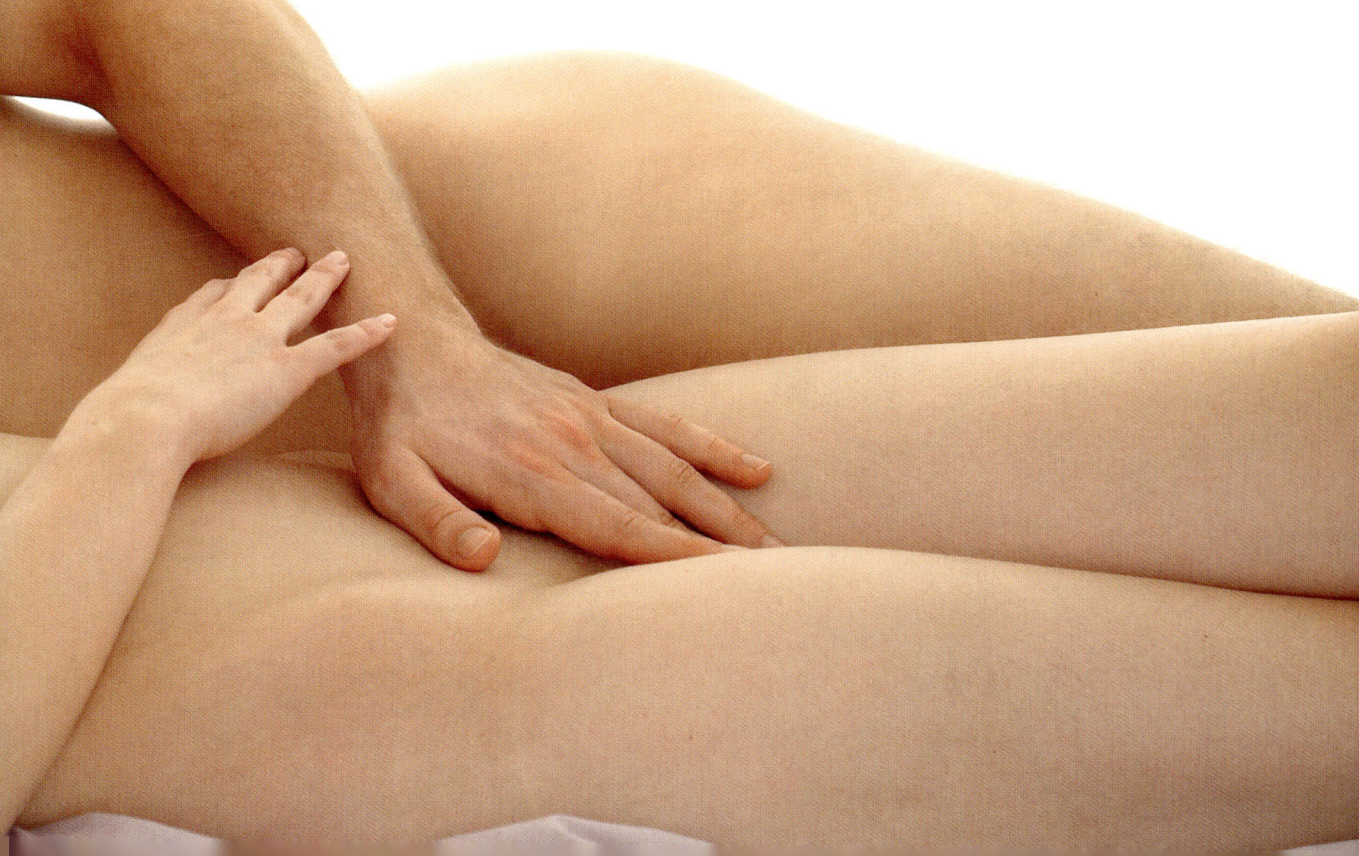

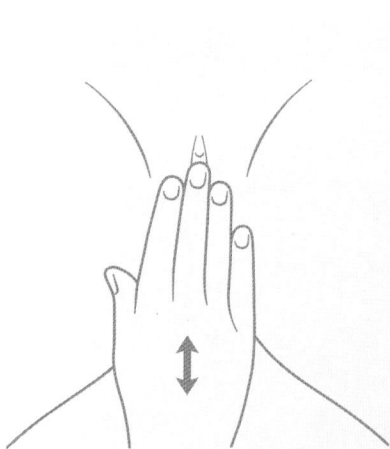

1 Schamlippenmassage

Gleiten Sie mit drei gut mit Gleitmittel benetzten Fingern an den äußeren Schamlippen entlang. Der Mittelfinger geht leicht zwischen die Schamlippen, um die Klitoris sanft zu stimulieren, während die anderen beiden Finger außen entlanggleiten.

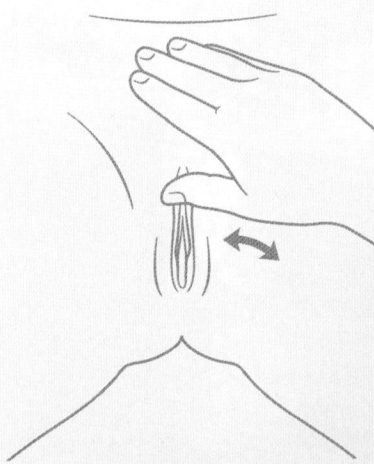

2 Klitorismassage

Locken Sie die Klitoris Ihrer Partnerin sanft und mit federleichten Berührungen. Drücken Sie nun mit dem Daumen auf die Klitoris, und nehmen Sie ihn dann wieder weg; wiederholen Sie den Vorgang gleichmäßig rhythmisch, als würden Sie auf einen Türknopf drücken.

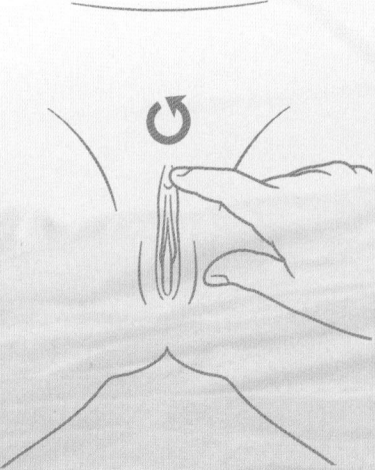

3 Zifferblatt-Massage

Stellen Sie sich vor, die Klitoris wäre ein Zifferblatt, und kreisen Sie mit einem Finger um das Zifferblatt herum, wobei Sie alle paar Sekunden eine »Stunde« weiterziehen. Jede »Stunde« fühlt sich für Ihre Partnerin unterschiedlich an; zwei Uhr gefällt vielen Frauen am besten!

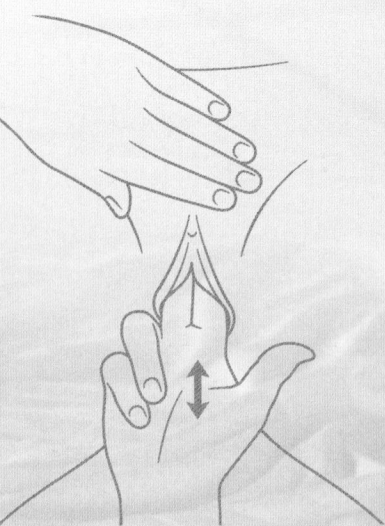

4 Vaginalmassage

Gleiten Sie mit einem Finger in ihre Vagina, und ziehen Sie ihn langsam wieder heraus. Steigern Sie das Tempo langsam bis zu einem beständigen Rhythmus. Nach ein paar Minuten nehmen Sie einen weiteren Finger dazu, sodass nun zwei Finger hinein- und hinausgleiten.

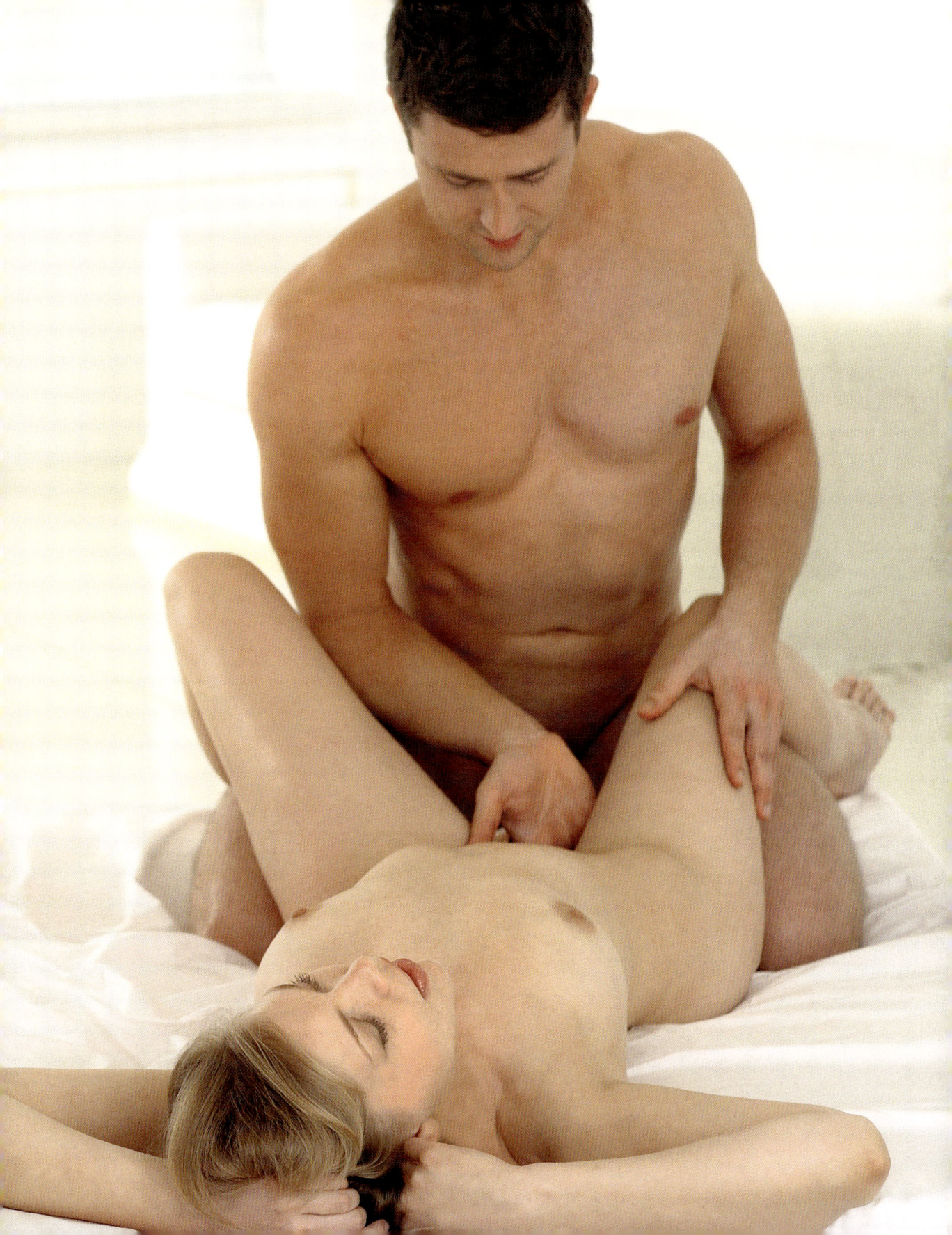

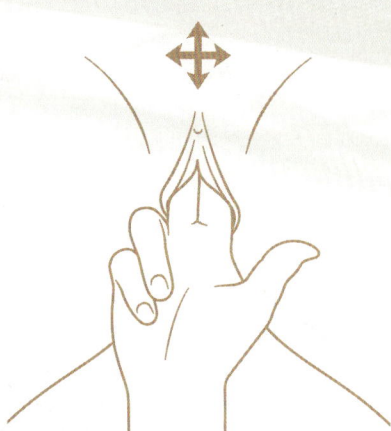

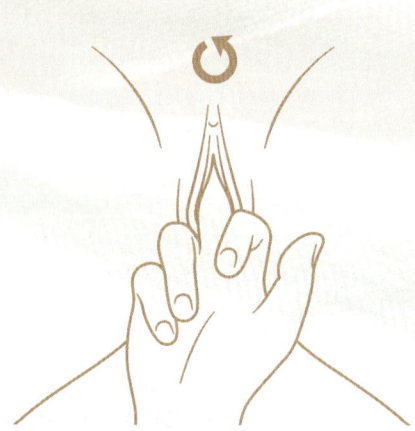

5 Richtungswechsel

Stellen Sie sich die Scheidenwand als in vier Sektoren eingeteilt vor: Nord, Süd, Ost und West. Alle vier massieren Sie mit den Fingern oder gezielt mit den Fingerspitzen. Mittels einfühlsamer Massage können Sie die Scheidenwand auch leicht dehnen.

6 G-Punkt-Massage

Führen Sie zur G-Punkt-Massage den Mittelfinger ein, und winkeln Sie ihn in Richtung Schambein zu einer Art »Komm her«-Bewegung an; stimulieren Sie diesen Bereich sanft kreisend. Wechseln Sie zwischen Klitoris- und G-Punkt-Massage ab.

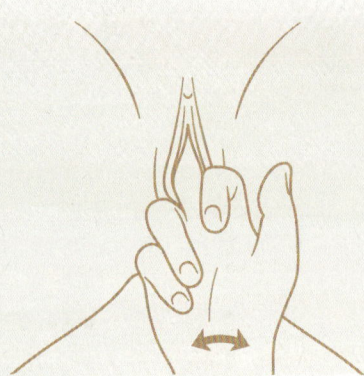

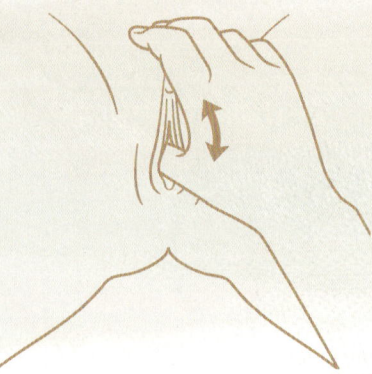

7 Drehende Massage

Schieben Sie sanft einen oder mehrere Finger in die Vagina Ihrer Partnerin, während Sie gleichzeitig Ihr Handgelenk hin und her bewegen. Beginnen Sie mit einer sachten Bewegung, die Sie allmählich intensivieren.

8 Wiegende Massage

Sie führen den Daumen ein, und halten Sie die gewölbte Hand über dem Schamhügel, Ihre Fingerspitzen liegen nahe der Klitoris. Dann bewegen Sie sanft wiegend die Hand vor, üben abwechselnd Druck mit Fingerspitzen, Handfläche und Daumen aus.

DEN KÖRPER EINBEZIEHEN

Hier geht es zwar in erster Linie um Vagina, Schamlippen und Klitoris, aber behalten Sie auch die anderen Körperbereiche im Blick. Sie sind alle miteinander
verbunden und beeinflussen einander gegenseitig, was
bedeutet, dass sexuelle Stimulierung den ganzen Körper
einbeziehen sollte. Unterbrechen Sie Ihre Intimmassage
regelmäßig, indem Sie weiter ausgreifen, an ihren Beinen
entlang und über den Bauch hinweg und weiter. Ihre
Partnerin hat somit das Gefühl, ihr ganzer Körper wäre
Teil der Massage, und sie wird die mittels der Massage
erzeugten fantastischen Gefühle überall empfinden.

NEKTAR DER GÖTTER

Eine Intimmassage kann dazu zu führen, dass Ihre
Partnerin ejakuliert, was ein völlig neues Gefühl für
sie sein könnte. Das Ejakulat der Frau ist, anders als
das Ejakulat des Mannes, eine klare Flüssigkeit. Diese
wird oftmals mit Urin verwechselt, ist aber tatsächlich
ein Sekret der Paraurethraldrüsen. Vor der Ejakulation
verspürt ihre Partnerin möglicherweise ein Gefühl
wie Harndrang, aber das geht vorüber, und wenn sie
schließlich ejakuliert, ist das mit einem wunderbar
befreienden Gefühl verbunden. Um die besonderen Kräfte, die dem »Nektar der Götter« in alter Zeit
zugesprochen wurden, zu heiligen, hielt man in den
Tempeln eigene Zeremonien ab.

DER MOMENT DES ORGASMUS

Sie sollten die Intimmassage beide als eigenes erotisches Erlebnis genießen. Die Kunst besteht darin, den
Erregungszustand Ihrer Partnerin so lange aufrechtzuerhalten, wie sie möchte, statt möglichst schnell
zum Orgasmus und zu einem Abschluss zu stürmen.
Zum Orgasmus kann sie später kommen, sofern sie es
nicht vorzieht, in diesem erregten Zustand zu bleiben.
Massieren Sie weiter, während Ihre Partnerin dann
schließlich doch »kommt«. Danach kann es ebenso
gut sein, dass Ihre Partnerin sich ausruhen oder eine
Massage anderer Körperbereiche möchte.

NACH DER MASSAGE

Lassen Sie Ihre Partnerin nach der Massage mindestens
fünf Minuten lang ungestört liegen, damit sie die körperliche Erfahrung verarbeiten kann, wie die sexuelle
Energie sie pulsierend durchströmt. Wenn Ihnen beiden
danach ist, können Sie diesen Moment auch in der
Löffelchenposition genießen.

ETWAS ANDERES AUSPROBIEREN

Ändern Sie für etwas Abwechslung die Reihenfolge der
Schritte, und lassen Sie sich von Folgendem inspirieren:

- Nehmen sie kleine Büschel der Schamhaare, und
ziehen Sie sanft, sodass sich die Haut etwas anhebt.
Fragen Sie Ihre Partnerin, ob es sich gut anfühlt.

- Legen Sie die äußeren Schamlippen aneinander, und
drücken Sie sie fest zusammen. Das fühlt sich nicht
nur erstaunlich sexy an, sondern fördert auch die
Durchblutung der Schamlippen. Drücken und reiben
Sie die äußeren Schamlippen zwischen Daumen
und Zeigefinger. Auch sanftes Ziehen fühlt sich für
Ihre Partnerin gut an.

- Pressen Sie den Daumen auf einen Punkt der fleischigen äußeren Schamlippen, und lassen Sie ihn
vibrieren; arbeiten Sie sich auf diese Weise um beide
äußeren Schamlippen herum. Dann nehmen Sie
beide Daumen und gehen an beiden Schamlippen
gleichzeitig auf und ab.

- Gehen Sie mit einem Daumen in die Vagina Ihrer
Partnerin, und halten Sie dann die Handfläche
gewölbt über den Schamhügel, sodass Ihre Fingerspitzen nahe der Klitoris liegen. Dann bewegen Sie in
sanft wiegendem Rhythmus die Hand vor und zurück,
sodass Sie mit den Fingerspitzen, der Handfläche und
dem Daumen abwechselnd Druck ausüben.

- Sie haben einen Finger auf der Klitoris Ihrer Partnerin,
zwei Finger der anderen Hand auf dem Scheitelpunkt
des Kopfes. Kreisend stimulieren Sie das dort befind-
liche Chakra (siehe Seite 182). Damit erzeugen Sie
einen Zustand tiefer Glückseligkeit.

Intimmassage für ihn

Eine Genitalmassage kann für einen Mann zu einer befreienden Erfahrung werden. Befreit von der Frage, ob er gut oder schlecht im Bett ist, bedeutet, dass er sich wirklich entspannen und Ihre ungeteilte Aufmerksamkeit genießen kann. Indem er die Kontrolle abgibt, kann er im Augenblick aufgehen und den Alltag hinter sich lassen.

BESONDERE AUFMERKSAMKEIT

Männer haben oft hohe Erwartungen an sich selbst. Sie setzen sich unter Druck, die Erektion zu halten, ihrer Partnerin einen Orgasmus zu verschaffen oder selbst schnell und problemlos zum Orgasmus zu kommen. Nur allzu oft geht es beim Sex mehr darum, einen Orgasmus zu bekommen, als darum, die Reise zu genießen. Eine Intimmassage gibt Ihrem Partner die Gelegenheit, loszulassen und nur der Empfangende zu sein. Dies kann für Männer anfangs schwierig sein, da sie meist eher daran gewöhnt sind, das Tempo zu bestimmen und der Aktive zu sein. Sie können ihm helfen, indem Sie ihm klarmachen, dass Sie nun nur für ihn da sein möchten. Lassen Sie ihn wissen, dass es ein Genuss für Sie ist, nur zu geben. Denken Sie stets daran, dass Sie ihn nicht zum Orgasmus bringen oder zum Verkehr verleiten, sondern ihm in diesem Moment nur Ihre Liebe und Aufmerksamkeit schenken wollen. Eine gute Genitalmassage hinterlässt ein Gefühl emotionalen und körperlichen Wohlbefindens und lässt keinen Zweifel daran, wie sehr Sie ihn begehren und schätzen. So selbstbewusst Ihr Partner im Alltag auch sein mag, so unsicher und verletzlich könnte er sich vor einer Intimmassage doch fühlen. Denken Sie daran, dass Männern ebenso viel daran liegt wie Frauen, sich von ihrer Partnerin geschätzt zu fühlen und begehrt zu werden. Sagen Sie ihm während der Massage immer wieder, wie gut Ihnen sein Körper gefällt. Nutzen Sie die Massage als Gelegenheit, Ihrem Partner Liebe und Wertschätzung auszudrücken, und nehmen Sie sich viel Zeit für jede einzelne Berührung.

IM AUGENBLICK BLEIBEN

Diese Massage empfiehlt sich vor allem dann, wenn ihr eine mindestens halbstündige Massage des ganzen Körpers vorausgeht, die Sie beide entspannt und auf intime Berührungen einstimmt. Darüber hinaus hilft es Ihrem Partner, den fortdauernden Erregungszustand während der Massage voll auszukosten, ohne unbedingt ejakulieren zu müssen. Erweisen sie Ihrem Partner den Respekt, ihn um Erlaubnis zu fragen, ehe Sie seine Genitalien berühren. Fordern Sie ihn auf, sich auf jede einzelne Empfindung des jeweiligen Augenblicks zu konzentrieren und nichts zu tun, als zu genießen, was geschieht.

Versuchen Sie als Mann darauf zu achten, wie sich die sexuelle Energie in Ihnen aufbaut und im ganzen Körper verteilt. Lernen Sie, sich von den Wellen sexueller Energie tragen zu lassen, genießen sie den Wechsel von Gipfelpunkten orgastischer Energie und ruhigeren Momenten. Gönnen Sie sich das Vergnügen puren Genusses, ohne an den Orgasmus zu denken. Eine Erektion ist für die Massage nicht nötig – manche Griffe gelingen sogar besser am geschmeidigen Penis.

ENERGIE IM KÖRPER VERTEILEN

Legen Sie bei Ihrer Intimmassage immer wieder Pausen ein, in denen Sie an den Beinen entlang und über den Bauch zur Brust hoch streichen. Dadurch verteilt sich die Energie besser im ganzen Körper und staut sich nicht im Genitalbereich.

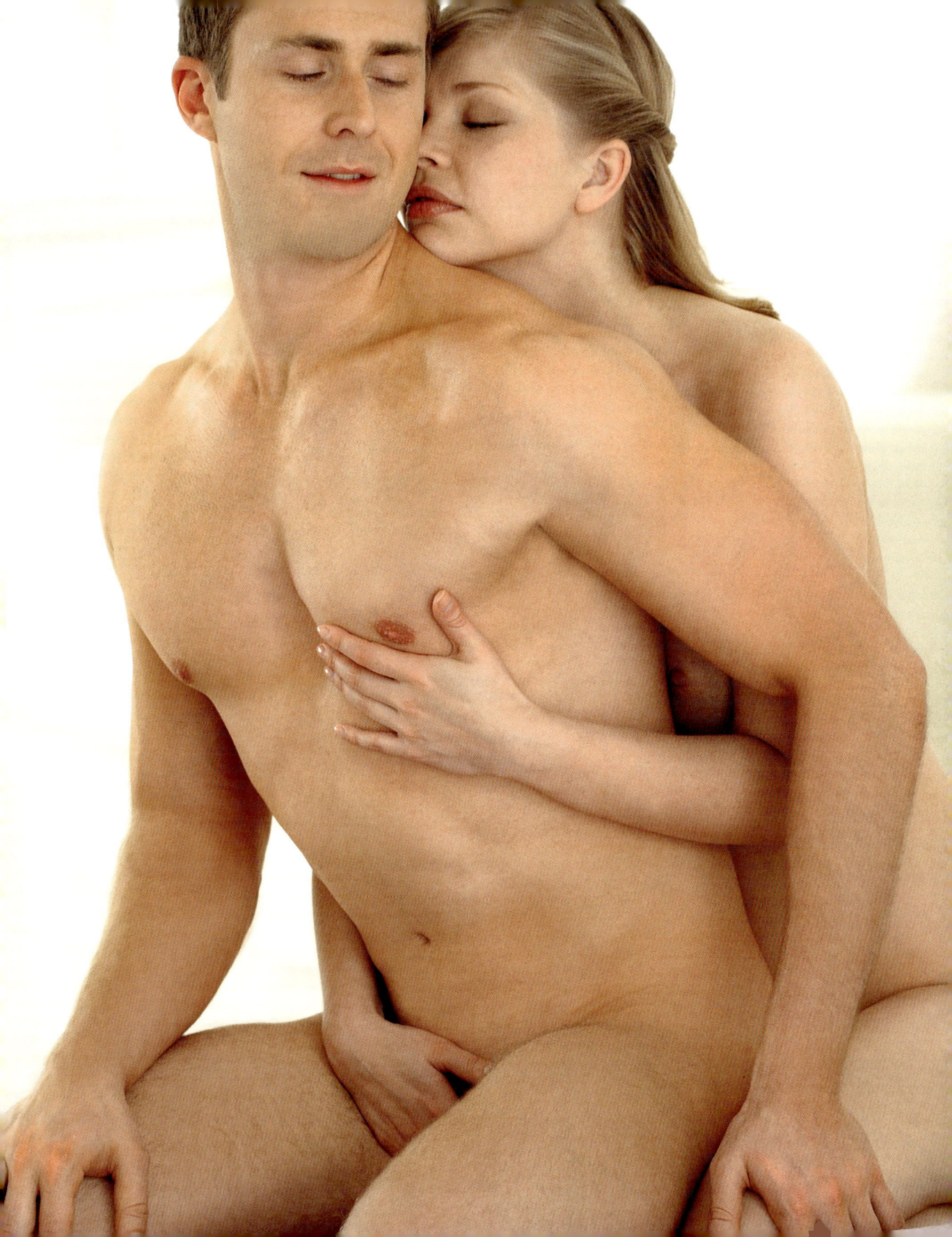

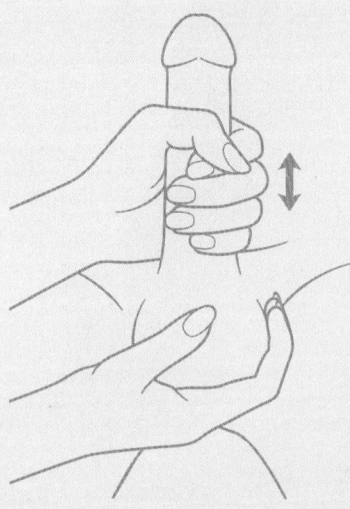

1 Gleiten

Gießen Sie warmes Öl in Ihre Handflächen, und verteilen Sie das Öl langsam und gleichmäßig auf Penis und Hoden Ihres Partners, indem Sie mit den Händen nacheinander mehrmals vom Damm bis zur Peniseichel gleiten. Statt Öl können Sie auch ein Gel verwenden.

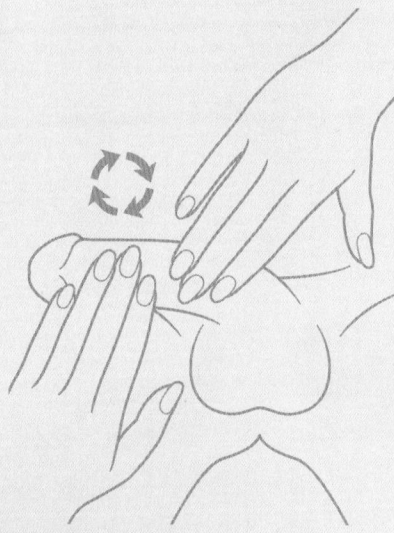

2 Zifferblatt–Massage

Dieser Griff ist für einen weichen Penis gedacht. In der Normalposition liegt der Penis auf »sechs Uhr«. Bewegen Sie ihn nun mittels sanfter Massagestriche auf die »neun Uhr«-Position usw. Lassen Sie ihn das Zifferblatt mehrmals umkreisen.

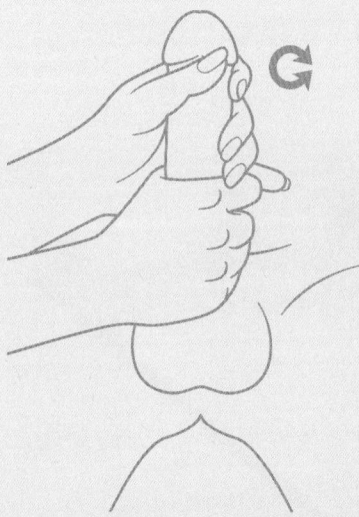

3 Drehen

Umfassen Sie den Penis mit einer Hand. Mit der anderen Hand vollziehen Sie eine Drehbewegung direkt unterhalb der Eichel. Es sieht aus, als würden Sie eine Orange entsaften. Variieren Sie den Druck der Massage, mal stärker, mal schwächer.

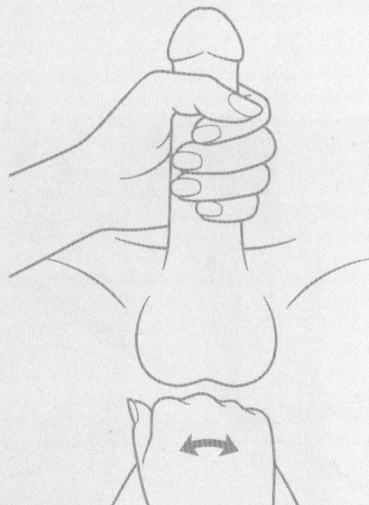

4 Damm–Massage

Halten Sie Penis und Hoden etwas nach oben. Drücken Sie nun mit einer sanft kreisenden Bewegung die Fingerknöchel der Faust gegen den Damm, das Muskelgewebe zwischen Hoden und Anus.

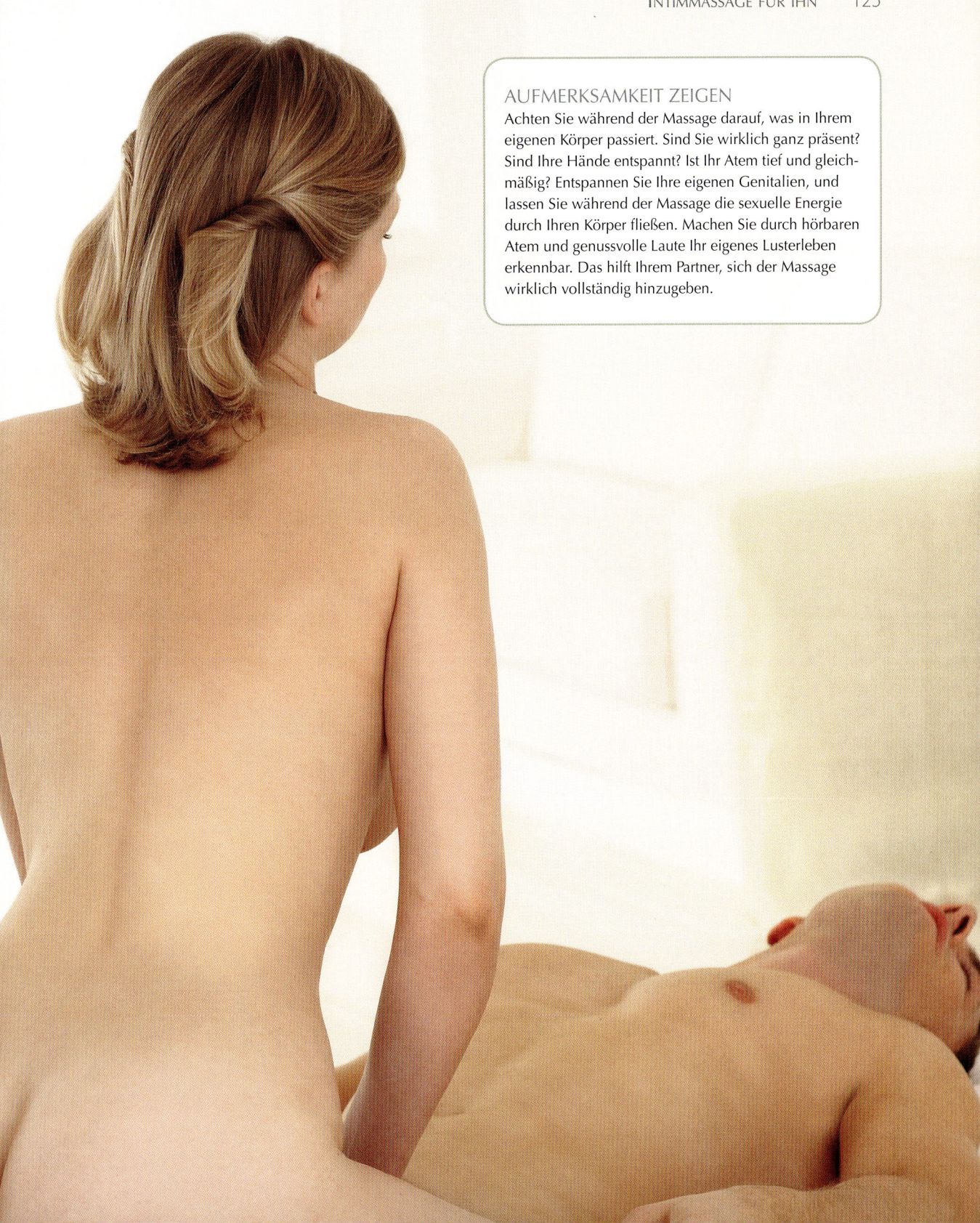

AUFMERKSAMKEIT ZEIGEN

Achten Sie während der Massage darauf, was in Ihrem eigenen Körper passiert. Sind Sie wirklich ganz präsent? Sind Ihre Hände entspannt? Ist Ihr Atem tief und gleichmäßig? Entspannen Sie Ihre eigenen Genitalien, und lassen Sie während der Massage die sexuelle Energie durch Ihren Körper fließen. Machen Sie durch hörbaren Atem und genussvolle Laute Ihr eigenes Lusterleben erkennbar. Das hilft Ihrem Partner, sich der Massage wirklich vollständig hinzugeben.

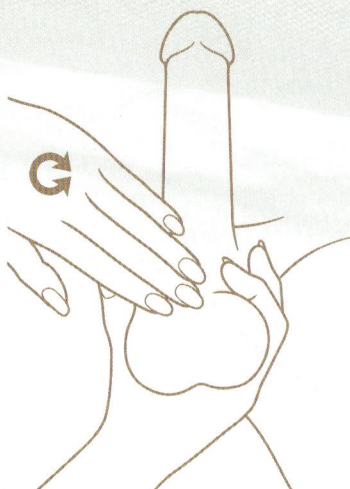

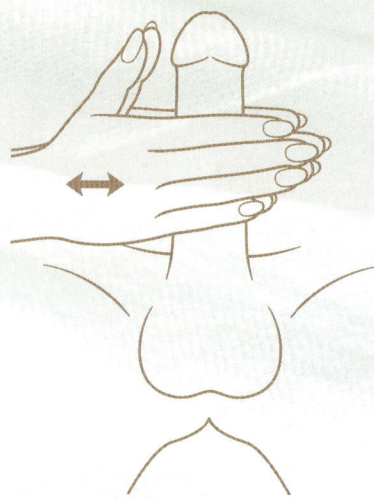

5 Hodenmassage

Umfassen Sie den Hodensack Ihres Partners ring-förmig mit Daumen und Zeigefinger. Der Griff sollte so fest sein, dass die Hoden prall abstehen. Massieren Sie die Hoden mit den Fingern und der Fläche der anderen Hand.

6 Energetisierende Massage

Dieser Griff funktioniert am besten an einem erigierten Penis. Verwenden Sie ausreichend Gel. Rollen Sie den Penis in einer kräftigen Massage zwischen beiden Händen hin und her, als würden Sie die Hände zum Wärmen aneinanderreiben.

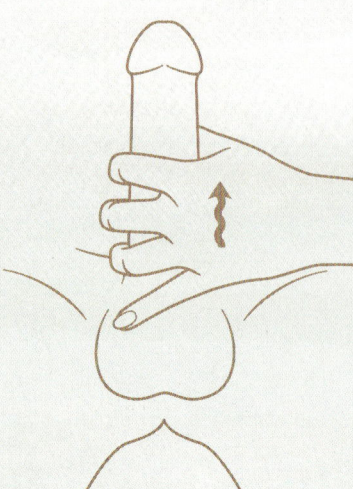

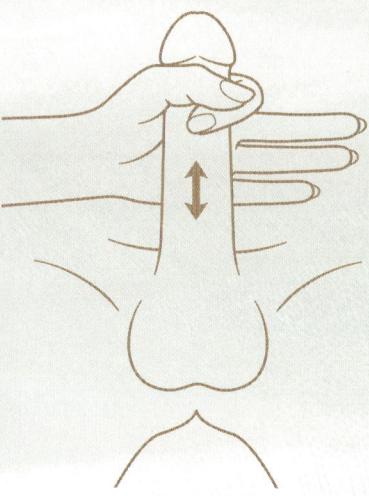

7 Chakra-Massage

Legen Sie Ihre linke Hand auf seine Genitalien und den Mittelfinger der rechten Hand zwischen den Augenbrauen auf seine Stirn. Vibrieren Sie mit den Händen. Legen Sie dann den Mittelfinger mit vibrierendem Druck an seinen Damm.

8 Penisgriff

Umfassen Sie den Penis mit Daumen und Zeigefinger, und gleiten Sie zunächst zehnmal nach unten, dann zehnmal nach oben. Anschließend folgen neun dieser Griffe bis hin zu einem. Wenn Ihr Partner fast ejaku-liert, machen zwischendurch Sie eine Pause.

DEN GANZEN KÖRPER MASSIEREN

Vergessen Sie nicht, dass Ihr Partner über den Körper verteilt viele erogene Zonen hat. Während einer Genitalmassage sollten Sie zwischendurch auch mal eine Pause machen, um z.B. seine Brustwarzen zu stimulieren oder Schenkel und Taille zu massieren. Das Ergebnis Ihrer Bemühungen wird auch dort spürbar sein.

DER DRANG ZUR EJAKULATION

Wenn ein Mann den Drang zur Ejakulation hintanstellen kann, eröffnen sich ihm ganz neue Welten sinnlicher Lust. Eine Genitalmassage kann ebenso wie die Selbstbefriedigung dazu beitragen, länger in einem erotisierten Zustand zu verbleiben, ohne zu ejakulieren. Eine Möglichkeit, Ihre Ejakulation zu regulieren, besteht darin, Ihre Erregungsgefühle zu beobachten, ohne zu versuchen, sie zu dämpfen oder zu steigern. Schließlich sollen Sie gar nichts weiter tun, als sich ganz Ihrer Partnerin zu überlassen und entspannt den Augenblick zu genießen.

DER MOMENT DES ORGASMUS

Kurz vor dem Orgasmus sollten Sie versuchen, mit aller Kraft sämtliche Muskeln in Ihrem Körper anzuspannen. Strecken Sie die Zehen, ballen Sie die Hände zur Faust, spannen Sie die Gesichtsmuskeln an, und holen Sie tief Luft. Halten Sie den Atem mindestens zwanzig Sekunden lang an. Stellen Sie sich vor, die sexuelle Energie in Ihren Genitalien würde in Ihrem Körper nach oben schießen. Lassen Sie Ihren Körper beim Ausatmen spontan reagieren: zittern, sich winden, zur Ruhe kommen, was auch immer. Geben Sie sich diesem befreienden Gefühl rückhaltlos hin, und nehmen Sie diese explosive Kraft bewusst wahr. Sie stellen vielleicht fest, dass Sie keine Erektion mehr haben, dass sich Ihr ganzer Körper aber aufgeladen und revitalisiert fühlt. Diese Übung wird Ihnen helfen, Ihre Ejakulation zu steuern. Nutzen Sie die während der Massage erzeugte sexuelle Energie zur Belebung Ihres Körpers, sodass Sie sich nach dem Orgasmus nicht müde und erschöpft, sondern vital und lebendig fühlen.

NACH DER MASSAGE

Lassen Sie Ihren Partner nach der Massage mindestens fünf Minuten lang ungestört liegen, damit er die körperliche Erfahrung verarbeiten kann, wie die sexuelle Energie ihn pulsierend durchströmt. Legen Sie sich neben ihn, um diesen Moment von Glückseligkeit zu genießen. Geben Sie ihm durch Worte oder Taten zu verstehen, dass dieser besondere Höhepunkt gewürdigt werden soll.

ETWAS ANDERES AUSPROBIEREN

Wenn Sie etwas Abwechslung haben möchten, ändern Sie die Reihenfolge der Schritte, und lassen Sie sich von Folgendem inspirieren:

- Legen Sie beide Hände quer über den Penis und die Hoden, und ziehen Sie sie leicht dehnend auseinander. Ihre untere Hand gleitet ganz über die Hoden hinweg und weiter, die obere am Schaft entlang bis über die Eichel hinaus. Dann legen Sie die Hände erneut nebeneinander, um den Griff zu wiederholen.

- Legen Sie eine Hand auf den Penis, die andere auf die Mitte der Brust zwischen den Brustwarzen. Nun ziehen Sie mit zwei Fingern im Uhrzeigersinn kleine Kreise auf seiner Brust.

- Begeben Sie sich an den Kopf Ihres Partners, und massieren Sie Stirn und Kopfhaut. Dadurch ziehen Sie die Energie von seinen Genitalien nach oben, sodass Sie sich im ganzen Körper verteilt.

- Legen Sie einen Vibrator auf die Hand, mit der Sie Penis und Hoden Ihres Partners bedecken, sodass die Vibrationen sich durch die Hand übertragen. Sie können das an verschiedenen Stellen seines Körpers wiederholen, etwa dem Bauch, der Mitte der Brust oder der Stirn (Siehe auch: Chakren, Seite 182).

- Nehmen Sie, während Sie seinen Penis massieren, den Mittelfinger der anderen Hand, und führen Sie ihn unter Verwendung von viel Gel in den Anus ein. Winkeln Sie den Finger nach oben in Ihre Richtung hin an. So erreichen Sie die an der »vorderen« Wand liegende Prostata. Für eine kräftige Druckmassage ist sie sehr empfänglich.

4 Oralmassage

Es ist wunderbar, Mund und Zunge für eine intime Massage einzusetzen, um dem Körper Ihres Partners die volle Aufmerksamkeit zu schenken. Außerdem bietet sie Massierendem wie Empfangendem den Genuss einer Vielzahl gänzlich neuer und betörender Geschmacks- und Tastempfindungen.

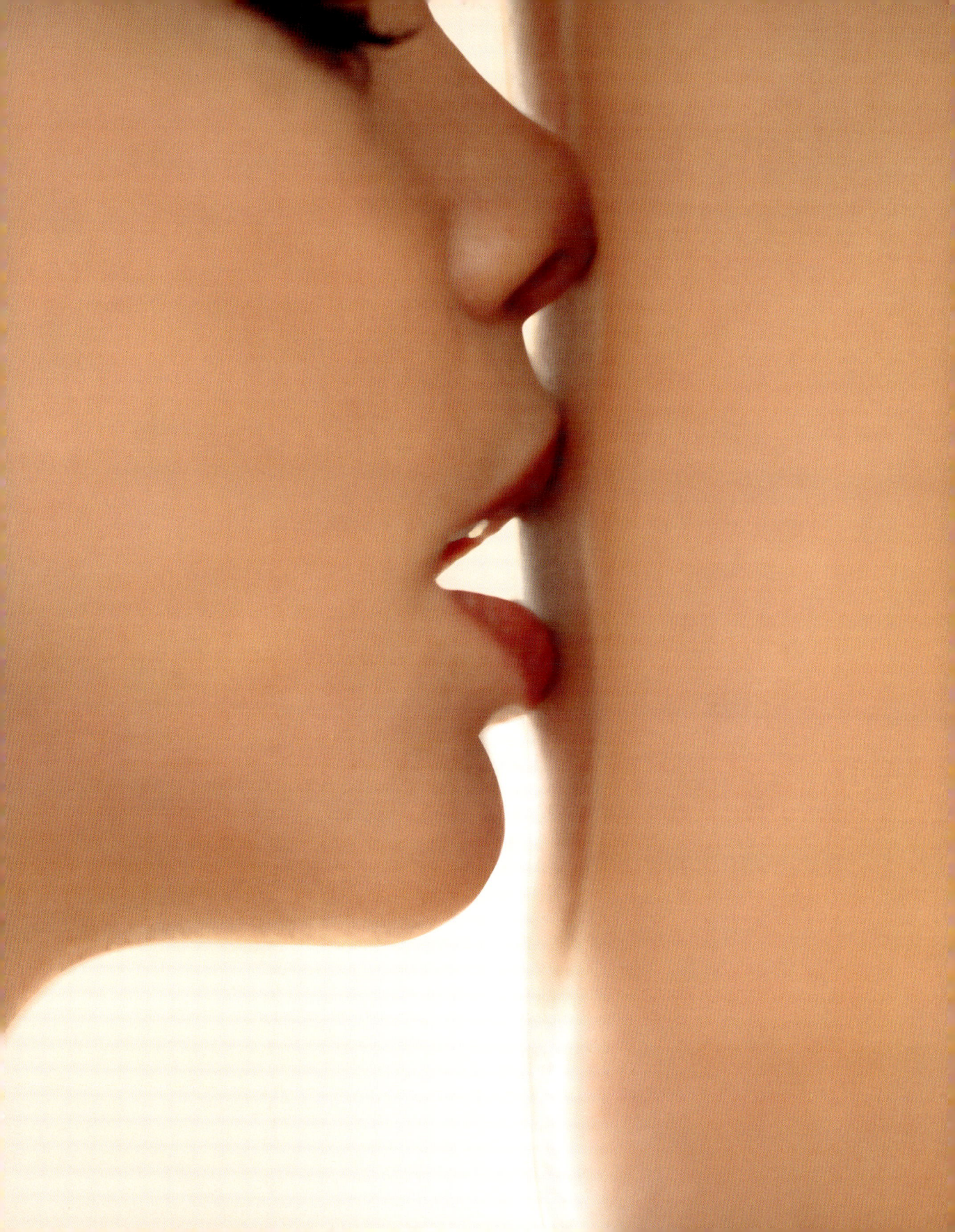

Orale Verbundenheit

Küssen, lecken, beißen, saugen: Ihr Mund vermittelt völlig neue Massageeindrücke.
Eine Oralmassage muss nirgendwo hinführen, Sie können sie ganz für sich geben und
genießen. Ihr Mund ist hochsensibel und in der Lage, bei Ihrem Partner subtilste Lust-
gefühle hervorzurufen und ihn mit einem Feuerwerk neuer Empfindungen zu betören.

VERTRAUEN

Eine Oralmassage ist mit das Intimste, worauf Sie sich
mit Ihrem Partner einlassen können. Jemand, der diese
besondere Art von Nähe zulässt, fühlt sich leicht schutzlos und verletzlich, betrachten Sie also eine Oralmassage
als Gelegenheit, Ihre Sensibilität und Achtsamkeit zum
Ausdruck zu bringen. Als Empfangender zeigen Sie Ihrem
Partner, wie sehr Sie ihm vertrauen, indem Sie offen für
diese Erfahrung sind. Die tiefe Verbundenheit, die eine
Oralmassage bewirkt, kommt Ihrer Beziehung zugute.

HYGIENE

Vor einer Oralmassage sollten Sie beide baden oder
duschen und sich die Zähne putzen. Es empfiehlt sich,
biologische Produkte ohne Chemie zu verwenden, da
diese meist besser verträglich sind und einen natürlichen,
ansprechenden Duft haben. Schließlich wollen Sie doch
noch in der Lage sein, die aphrodisierende Wirkung der
Pheromone Ihres Partners wahrzunehmen!

DAS TUN, WAS SIE GERN TUN

Bei jeder intimen Begegnung, sei es eine erotische
Massage oder Sex, kommt es vor allem darauf an, dass
Sie sie genießen. Wozu sollten Sie sich auch zu etwas
zwingen, das sich nicht gut anfühlt? Manche sind der
Meinung, es würde einen guten Liebhaber auszeichnen,
»alles auszuprobieren«, dabei kommt es wirklich nur
darauf an, dass beide Partner Spaß im Bett haben.
Experimentieren Sie mit Ihrem Partner auf spielerische
Weise, ohne Druck, dies oder jenes tun zu müssen,
nur um zu gefallen. Verwenden Sie einige Zeit darauf,
das zu tun, was Ihnen gefällt, und sagen Sie Ihrem
Partner, was sich gut anfühlt und was nicht. Bedenken
Sie jedoch, dass Ihre Vorlieben sich mit der Zeit ändern
können. Bleiben Sie neugierig. So werden Sie viel Spaß
bei der Erkundung von Neuland haben.

KÜSSE ZU BEGINN

Vor einer Oralmassage sollten Sie sich ausgiebig küssen,
um den Mund zu sensibilisieren. Ihr Mund ist voller
kleiner, quicklebendiger Muskeln, die man genauso
trainieren kann wie die übrigen Muskeln am Körper.
Küssen stimmt Sie natürlich auch romantisch ein.
Wenn zwei Menschen sich küssen, kommt es zu einem
Austausch chemischer und taktiler Informationen. Beide
Partner spüren, wie es zwischen ihnen knistert, und sie
reagieren leidenschaftlich aufeinander.

DIE GESCHMACKSKNOSPEN REIZEN

Um Ihren oralen Spielereien noch mehr Pep zu verleihen, können Sie auch mit Speisen und Lebensmitteln experimentieren. Bereiten Sie eine kleine Auswahl leckerer Sachen vor, darunter auch solche, die Ihren Partner überraschen und amüsieren werden. Gut geeignet sind Sahne, Honig, Schokoladensauce und Speiseeis, oder drücken Sie eine Orange über dem Körper Ihres Partners aus … Ihre Fantasie ist gefragt. Füttern Sie einander mit Kleinigkeiten wie Beeren oder Schokoladenstückchen, am besten gleich von Mund zu Mund. Überschütten Sie den Körper Ihres Partners mit Köstlichkeiten, die Sie anschließend ablecken, und zwar vor, während oder nach der Oralmassage. Falls Sie sich Sorgen machen, es könnte eine allzugroße Schweinerei geben, legen Sie sicherheitshalber ein altes Handtuch bereit und lassen sich bei der Massage nicht weiter stören.

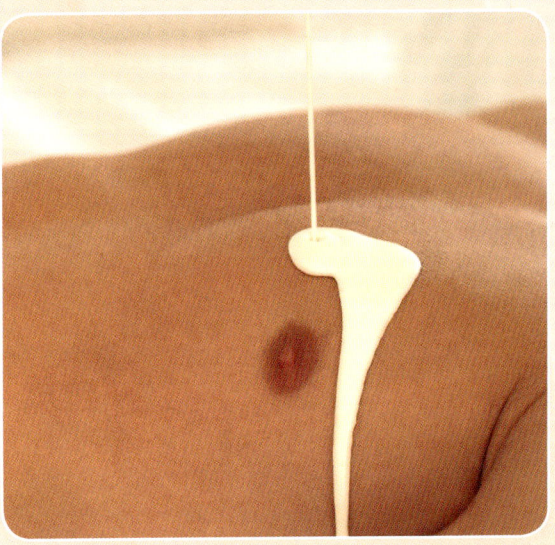

Gießen Sie kalte Sahne über den warmen Körper Ihres Partners, und treiben Sie ihn damit in den Wahnsinn, dass Sie sie langsam und genüsslich wieder ablecken.

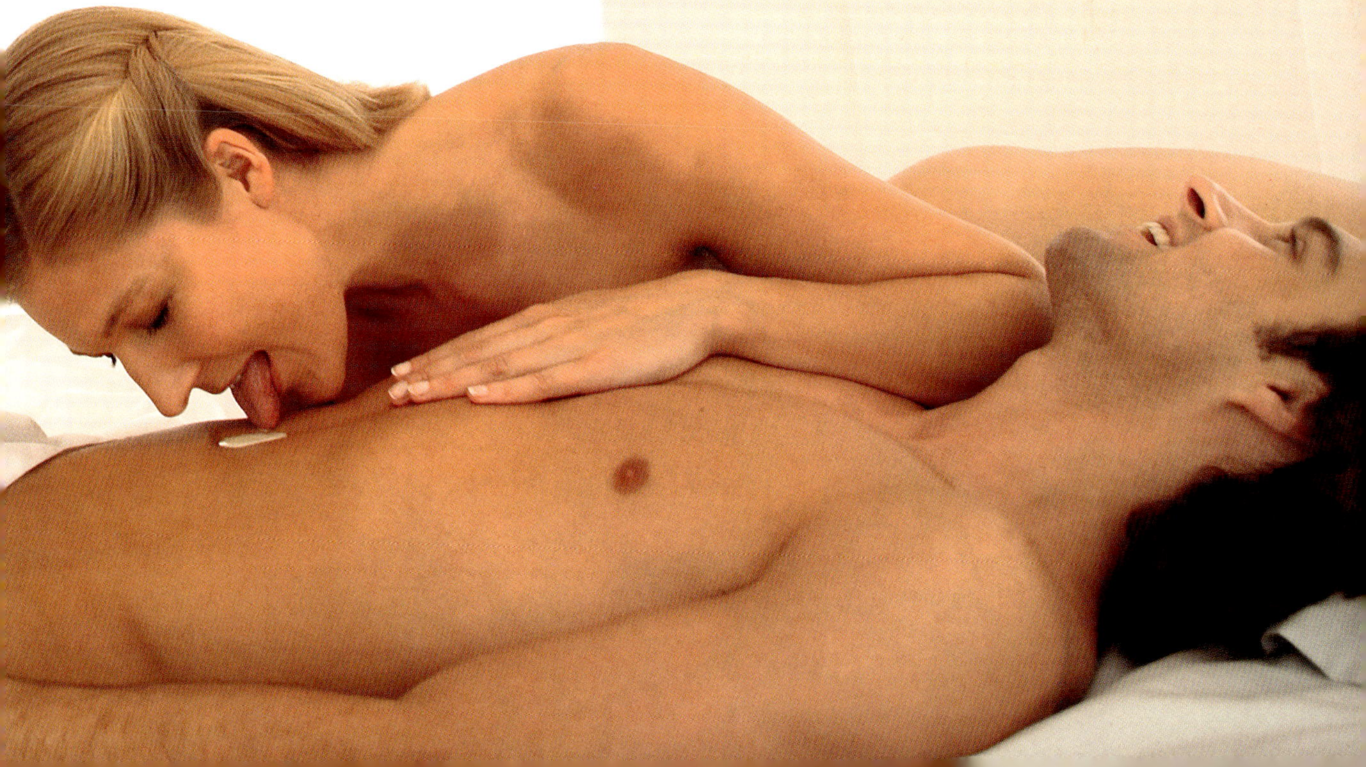

Oralmassage für sie

Eine Oralmassage ist ein besonderer Genuss. Allein der Wechsel von kräftigen Massagegriffen mit den Händen zu erotisch lasziven Berührungen mit Mund und Zunge kann Ihre Partnerin in unglaubliche Erregung versetzen. Es wird ihr über den momentanen erotischen Kick hinaus das Gefühl geben, verführerisch und begehrenswert zu sein.

IHREN VORGABEN FOLGEN

Die meisten Frauen sind nicht auf Anhieb zu oralen Spielereien bereit. Besser ist es, Sie massieren zunächst den Körper Ihrer Partnerin und lassen eine Oralmassage folgen, wenn Sie beide das Verlangen haben. Seien Sie auf alle Fälle behutsam, und nähern Sie sich mit verführerischem Feingefühl langsam der Vagina. Seien Sie sich dessen bewusst, dass sie vielleicht noch nicht so leidenschaftlich erregt ist wie Sie, also piano. Hier geht es um ein Geschenk an Ihre Partnerin, stimmen Sie sich also auf sie ein, und richten Sie sich nach Ihr.

Teilen Sie Ihrer Partnerin mit, wie sehr Sie es genießen, ihren Körper zu erkunden. Sagen Sie ihr, wie köstlich sie schmeckt, wie gut sie sich für Ihre Zunge anfühlt und wie attraktiv sie für Sie ist. Bleiben Sie im Augenblick, und stellen Sie sich vor, wie Ihre Berührungen sich für Sie selbst anfühlen würden. Sich an ihre Stelle zu versetzen, kann Ihre Massage noch leidenschaftlicher machen. Damit Ihre Partnerin sich besser fallen lassen kann, sollten Sie ihr versichern, dass es kein festes Schema gibt. Eine Oralmassage muss nicht zum Verkehr oder zum Orgasmus führen, sondern stellt eine erotische Erfahrung dar, die ganz für sich genossen werden kann.

Die einzelnen Bereiche der Vagina reagieren ganz unterschiedlich auf Berührungen. Lecken Sie zunächst über die inneren Oberschenkel und die äußeren Schamlippen. Dann wenden Sie sich den inneren Schamlippen zu, richten dabei aber den Druck am Erregungsgrad der Partnerin aus. Leichte, tupfende Bewegungen mit Ihrer Zunge sind ideal für so empfindliche Bereiche wie Klitoris und Vagina. Küssen Sie verschiedene Stellen auf verschiedene Weise, um Ihrer Zunge auch eine Pause zu gönnen. Haben Sie keine Scheu, neue orale Techniken auszuprobieren. Der Mund ist so weich, dass es kaum möglich ist, dass Ihrer Partnerin etwas weh tun könnte. Spitzen Sie den Mund, und ziehen Sie die Schamlippen Ihrer Partnerin mit kräftig saugender Bewegung ein. Umzüngeln Sie die Klitoris wie eine Schlange. Haben Sie selbst Spaß dabei, umso mehr wird sich Ihre Partnerin entspannen. Bestärken Sie Ihre Partnerin darin, tief zu atmen und beim Ausatmen Töne von sich zu geben. Dadurch kann eine Oralmassage zu einem orgastischen Ganzkörpererlebnis werden. Wenn sie vollkommen entspannt ist, kann Ihre Partnerin spüren, wie sexuelle Energie durch die Mitte Ihres Körpers aufsteigt und sich, begleitet von ekstatischen Gefühlen, im ganzen Körper ausbreitet.

KÖRPERLICHES SELBSTVERTRAUEN

Vor allem jene Frauen, die nur wenige andere Frauen nackt gesehen haben, haben schon mal die Befürchtung, ihre Vagina könnte nicht schön oder gar hässlich sein. Dabei ist jedes Genitale anders – bei manchen Frauen sind die äußeren Schamlippen größer als die inneren oder auch umgekehrt. Manche Frauen haben eine große, exponierte Klitoris, bei anderen ist sie eher kleiner und versteckt.

Sollten Sie als Frau sich je Sorgen darüber gemacht haben, lassen Sie sich gesagt sein, dass jede Frau eine einzigartige Vagina hat. Legen Sie jegliche Befangenheit ab, und gehen Sie davon aus, dass Ihr Partner geradezu darauf brennt, diese Massage auszuprobieren!

Die Frau oral verwöhnen

Es gibt viele Positionen für diese Massage, wichtig ist nur, dass Sie beide es bequem haben. Und natürlich können Sie die Position auch jederzeit wechseln. Überraschen Sie Ihre Partnerin, indem Sie auch mal ihre Schenkel küssen oder daran lecken oder knabbern. Das variiert die Intensität der Massage und sorgt für zusätzliches Prickeln.

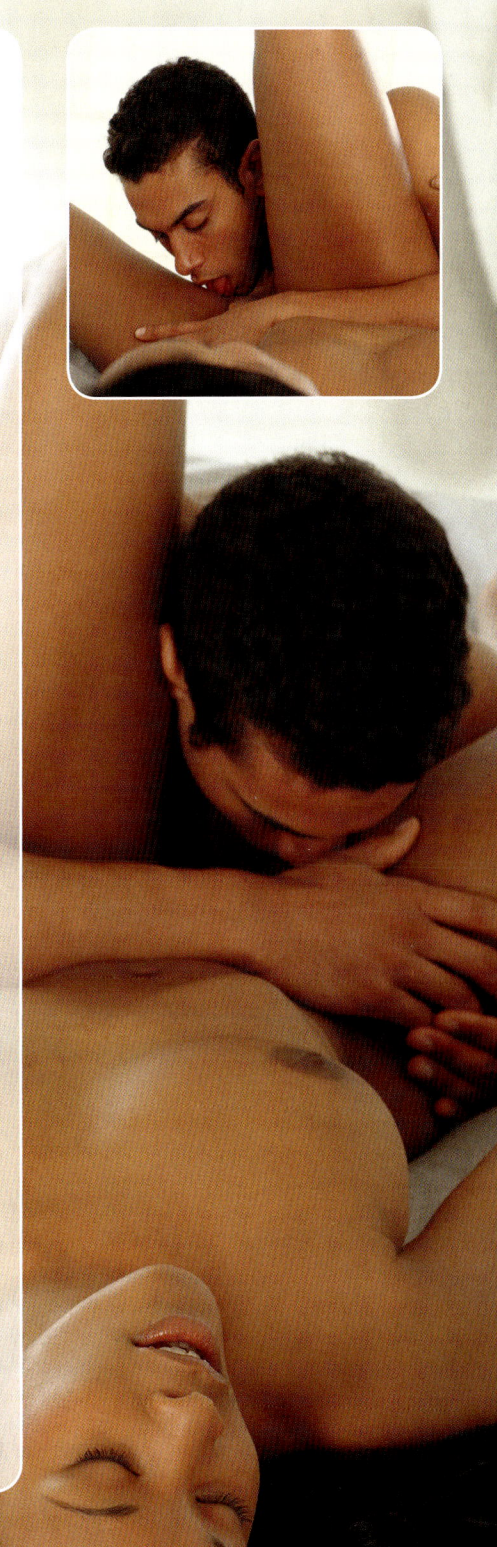

1 Sie liegen beide möglichst bequem. Fahren Sie mit der Zunge zunächst außen an den Schenkeln entlang, dann an der Innenseite. Ihre Zunge nähert sich den äußeren Schamlippen, berührt sie aber nicht. Saugen Sie mit dem ganzen Mund an den fleischigen Teilen der Schenkel. Mit kleinen, neckischen Bissen werden Sie Ihre Partnerin zum Seufzen bringen.

2 Legen Sie die Hände auf ihre Schenkel, sodass die Finger zu ihrem Kopf zeigen. Rollen Sie die Beine leicht nach außen, und legen Sie den Mund auf ihren Schamhügel. Öffnen Sie den Mund weit, sodass die Oberlippe am Schambein liegt, die Unterlippe an der Vagina. Pressen Sie lange, heiße Atemzüge in ihren Körper. Summen Sie dabei – die Vibrationen fühlen sich erotisch an.

3 Erkunden Sie mit der Zunge die äußeren Schamlippen. Tauchen Sie nahe der Schenkel in die Furchen außerhalb der Labien ein. Lassen Sie Ihrer Zunge freien Lauf. Gehen Sie einige Male sanft aufreizend über die Klitoris.

4 Während sich Ihre Zunge noch weiter vortastet, bringen Sie Ihre Finger ins Spiel. Öffnen Sie mit den Fingern die Schamlippen, um dann mit der Zunge das Innere zu erforschen. Streicheln und liebkosen Sie den Vaginalbereich mit den Daumen, um neue erotische Empfindungen hervorzukitzeln, und gönnen Sie Ihrem Mund dabei eine Ruhepause .

5 Stellen Sie sich vor, Sie geben eine therapeutische Massage mit dem Mund. Sehen Sie vor Ihrem geistigen Auge die Muskulatur der Vagina mit Verspannungen wie in jedem anderen Bereich des Körpers. Massieren Sie die inneren und äußeren Schamlippen liebevoll mit der Zunge und den Lippen. Überlassen Sie sich dem Fluss Ihrer Kreativität. Gehen Sie mal eher sanft vor, dann wieder nachdrücklich und kraftvoll.

6 Beziehen Sie allmählich die Klitoris mit ein. Lecken Sie lang und weit ausholend darüber hinweg, dann wiederum mit vorsichtigem Züngeln. Achten Sie auf die Reaktionen Ihrer Partnerin. Entfernen Sie sich von Zeit zu Zeit von der Klitoris, um wieder den äußeren Bereich zu massieren.

7 Nun führen Sie einen gut gegelten Finger in die Vagina ein, um den G-Punkt aufzuspüren. Dieser befindet sich an der Scheidenvorderwand direkt hinter der Klitoris. Reiben Sie sanft über diesen Bereich hinweg, um Klitoris und G-Punkt Ihrer Partnerin gleichzeitig zu stimulieren. Lassen Sie Ihre Partnerin die Massage genießen, ohne an den Orgasmus zu denken.

Oralmassage für ihn

Mit einer Oralmassage können Sie Ihrem Partner das Gefühl geben, geliebt und begehrt zu werden; Sie bringen eine ganz neue erotische Dimension in Ihre Massage, gegen die Ihr Partner sicher nichts einzuwenden hat. Ihr Anliegen sollte in erster Linie sein, außerordentliche Empfindungen zu erzeugen, die Ihr Partner um ihrer selbst willen genießt.

DIE BERÜHRUNGEN VARIIEREN

Sobald Ihr Partner nach einer Ganzkörpermassage völlig entspannt ist und alle seine Sinne geschärft sind, würden Sie sich vielleicht gerne intimeren Bereichen seines Körpers zuwenden. Ihr Mund bietet ihm eine ganz andere sinnliche Erfahrung: Er wird sich weicher, wärmer und feuchter anfühlen als Ihre Hände. Küssen, lecken und beißen Sie ihn abwechselnd. Da Ihr Mund sehr sensibel ist, nehmen Sie jede Berührung bewusst wahr, und Sie können sich vorstellen, wie es sich für ihn anfühlt.

Eine Oralmassage dient vor allem dem reinen Genuss. Es kommt weder darauf an, ihn zum Orgasmus zu stimulieren, noch steht er unter dem Druck, einen zu haben. Lassen Sie beide dieser Anwendung und den erotischen Empfindungen ihren eigenen Raum. Gehen Sie mit viel Gefühl und rücksichtsvoll an die Sache heran; ein Mann kann sich bei einer Oralmassage in seiner Sexualität verletzlich und schutzlos fühlen. Überfallen Sie ihn daher nicht, sondern bitten Sie ihn vorher um Erlaubnis.

Der Penis Ihres Partners muss bei dieser Massage nicht unbedingt erregt sein. Falls das nötig ist, können Sie seinen Penis bei einigen der Massagetechniken mit einer oder mit beiden Händen festhalten. Gehen Sie nur soweit, wie Sie sich selbst nicht unbehaglich fühlen; Ihr Partner spürt genau, ob Ihnen die Massage Spaß macht, und er wird körperlich entsprechend reagieren, wenn Sie ihm zeigen, dass Sie es auch genießen. Probieren Sie etwas anderes, wenn Ihnen etwas nicht gefällt, aber stehen Sie zu dem, was Sie tun.

Manche Bereiche des Penis vertragen mehr Druck als andere. Die Eichel ist relativ empfindlich und spricht gut auf zärtliche Berührungen mit den Lippen und der Zunge an, während der Schaft etwas mehr Druck verträgt. Spannen Sie die Lippen möglichst kräftig an, wenn Sie mit dem Mund am Schaft auf- und abgleiten.

Gehen Sie, während Sie Ihren Partner oral verwöhnen, so energisch und dynamisch vor, wie es ihm gefällt. Streichen Sie ihm mit den Händen über Bauch, Brust und Schenkel, um die erzeugte sexuelle Energie im ganzen Körper zu verteilen. Sollte er kurz davor stehen, zu ejakulieren, drücken Sie mit den Fingern so lange kraftvoll gegen seinen Damm, bis der Punkt überwunden ist. Ihr Partner wird von Wellen der Lust überflutet werden, die so lange anhalten, wie Sie es möchten.

MASSAGE DER HODEN

Auch wenn meist der Penis im Mittelpunkt steht, sind die Hoden mindestens ebenso empfänglich für eine Massage, desgleichen für zärtliches Lecken und Saugen.

Beginnen Sie sanft, indem Sie eine Hand auf die Hoden legen und diese sanft pulsierend darauf bewegen. Dann nehmen Sie die Hand weg und lecken mit entspannter Zunge über die Hoden. Nun umfassen Sie den Hodensack mit der Hand, so als würden Sie einen Blumenstrauß halten, dass die Hoden bei gespannter Haut des Hodesacks prall vom Körper abstehen. Lecken Sie mit der Zunge darüber hinweg. Die meisten Männer sind entzückt, wenn dieser oft vernachlässigte Bereich Ihres Körpers soviel Aufmerksamkeit bekommt.

Den Mann oral verwöhnen

Dass auch Sie als Massierende es bequem haben, ist wichtig, da Ihr Partner sich umso besser fallen lassen kann, je entspannter Sie selbst sind. Indem Sie die Position während der Massage immer wieder mal wechseln, vermeiden Sie Verspannungen im Nacken.

1 Sie liegen beide bequem. Zu Beginn gleiten Sie nur mit den Lippen am Penis Ihres Partners entlang. Pusten Sie mit gespitzten Lippen kühle Luft auf den gesamten Genitalbereich. Dann hauchen Sie warm darüber hinweg. Dann gehen Sie tiefer und beziehen auch die Hoden in Ihr zärtliches Lippenspiel ein.

2 Lecken Sie mit der Zunge vom Penisansatz bis zur Eichel hinauf, zuerst mit flacher Zunge, dann mit der Zungenspitze. Gleiten Sie hauptsächlich und zwischendurch quer über den Penis hinweg.

3 Nehmen Sie die Peniseichel in den Mund und üben Sie mit den Lippen einen leichten Druck auf den ringförmigen Wulst aus. Gehen Sie mit den Lippen rhythmisch daran auf und ab.

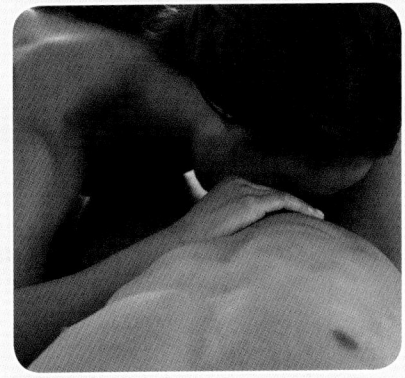

Sie können für den zusätzlichen Kick die Eichel auch direkt mit der Zunge stimulieren, aber nur, wenn er es auch wirklich mag, da viele Männer an dieser Stelle sehr empfindlich sind.

4 Umfassen Sie von unten den Penis mit den Händen und gleiten Sie mit dem Mund über den Schaft, als sei es eine Harmonika. Ihr Mund kann dabei relativ trocken oder eher feucht sein, beides erzeugt eine andere Empfindung, achten Sie also darauf, was Ihrem Partner besser gefällt. Außerordentlich sexy wird es, wenn Sie dabei summen.

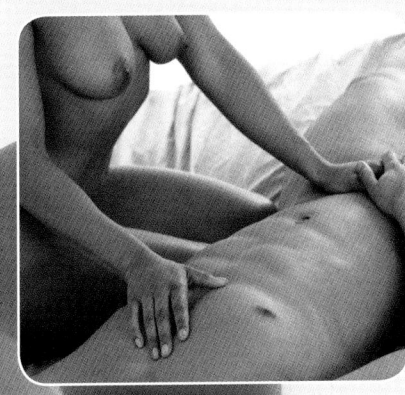

5 Umfassen Sie mit einer Hand die Peniswurzel, und nehmen Sie den Penis in den Mund. Fassen Sie mal fester, mal sanfter zu. Bewegen Sie den Mund vorsichtig auf und ab.

5

Selbstmassage

Entdecken Sie Ihr erotisches Potenzial durch ausgiebige Selbst-
massagen. Indem Sie herausfinden, was Sie besonders anmacht,
erweitern Sie das Repertoire Ihrer eigenen Lustmöglichkeiten.
Zudem kommt Ihnen dieses Wissen über die Kraft Ihrer
Berührungen auch bei der Partnermassage zugute.

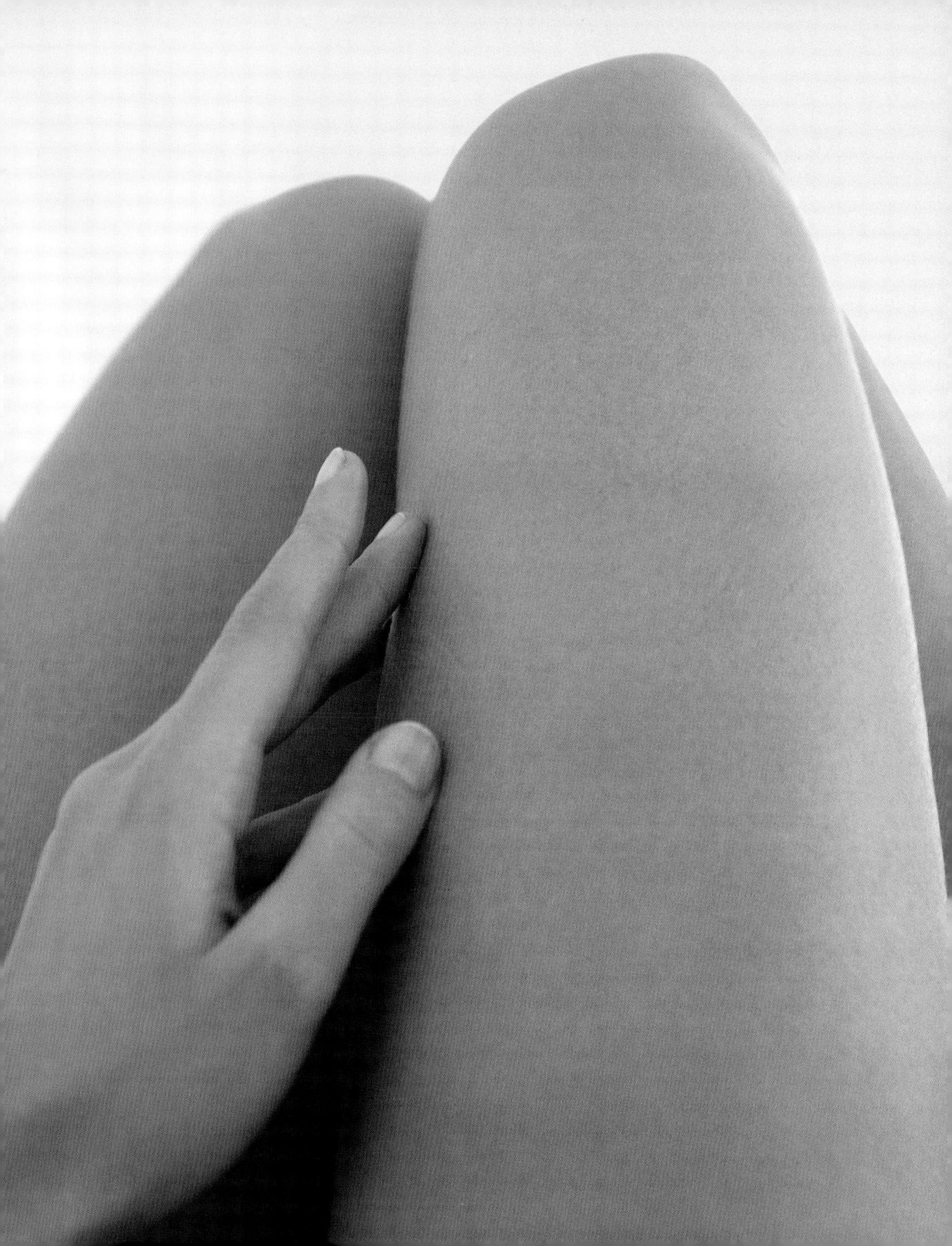

Selbst-Verbundenheit

Es ist wichtig, zu wissen, wie Sie auf erotische Stimulation reagieren. Je mehr Verständnis Sie für Ihren Körper als Lustinstrument haben, umso besser können Sie Ihre sinnliche Natur auch Ihrem Partner mitteilen. Entdecken Sie Ihr volles erotisches Potenzial, indem Sie sich die Zeit nehmen, Ihre eigenen erogenen Zonen zu erforschen und Ihren Körper auf orgastische Freuden der besonderen Art einzustimmen.

KÖRPERBEWUSSTSEIN

Sie sind dazu geschaffen, Lust zu empfinden. Es liegt in der Natur des menschlichen Körpers, es ist gewissermaßen Ihr Geburtsrecht. Dennoch sind viele von uns nicht in der Lage, sich Lust zu verschaffen, weder mit einem Partner noch für sich alleine. Wir bekommen oft vermittelt, das Streben nach Lust sei selbstsüchtig, und es sei besser, hart zu arbeiten. Die meisten Menschen beschränken ekstatische Erfahrungen auf das Schlafzimmer und ihren Partner. Sie sind es sich selbst schuldig, die Sinnlichkeit Ihres Körpers auch alleine zu genießen.

Warum sollten Sie darauf warten, dass ein anderer Ihnen Lust bereitet. Schließlich kennen Sie Ihren Körper und seine Bedürfnisse besser als jeder andere. Registrieren Sie, was Ihnen Ihr Körper sagt. Was empfinden Sie, wenn Sie sich an bestimmten Stellen berühren? Fühlt es sich besser an, wenn Sie eine bestimmte Stelle sanfter angehen oder mit mehr Druck? Indem Sie Ihr körperliches Selbst im Detail erkunden, werden Sie viel über die erotische Landschaft Ihres Körpers entdecken. Eine Selbstmassage kann auch zu vermehrtem Wohlgefühl und größerer Selbstachtung beitragen. Ihnen wird dadurch bewusst, dass Sie Zuwendung und Aufmerksamkeit verdient haben.

Bei einem Blick in den Spiegel entdecken wir meist nur Kritikwürdiges. Ändern sie den Blickwinkel: Widmen Sie täglich all den Aspekten von Gesundheit und Schönheit ein paar Minuten Aufmerksamkeit, betrachten Sie Ihren Körper mit Dankbarkeit für die vielen Jahre treuer Dienste. Sprechen sie laut aus, was an Ihrem Körper Sie mögen und warum. Sie sind einzigartig und haben so viel Sinnliches an sich. Die Übung auf der Seite gegenüber hilft Ihnen noch ein Stück weiter.

IHR EROTISCHES SELBST ENTDECKEN
Suchen Sie sich einen warmen, ruhigen Rückzugsort, an dem Sie sich völlig entspannen können. Diese Übung arbeitet mit Fantasien zur Vertiefung Ihrer erotischen Empfindungen. Auch die Fantasie braucht Training – probieren Sie dazu doch mal folgende Vorschläge aus.

1 Legen Sie entspannende Musik auf, und legen Sie sich nackt aufs Bett oder auf ein bequemes Sofa.
2 Stellen Sie sich vor, Sie liegen entspannt an einem einsamen Strand, hören das Rauschen der Brandung und spüren die Sonne auf der Haut.
3 Plötzlich nähert sich die Hand eines Fremden. Beginnen Sie mit geschlossenen Augen, sich zu streicheln. Ihre Hand bewegt sich sinnlich und langsam über Ihren Körper, und Sie genießen das Gefühl Ihrer Haut. Der Fremde, dem Sie völlig vertrauen, hat keine Eile. Er ist fasziniert von jeder einzelnen Rundung und Kontur Ihres Körpers. Verwöhnen Sie sich auf diese behutsame Weise so lange, wie Sie möchten.
4 Wenn der Fremde Ihren Genitalbereich erreicht, wünschten Sie, er würde schneller werden, aber er verwöhnt Sie weiterhin bedächtig langsam.
5 Nach der Streichelsession verlässt Sie der Fremde, noch bevor Sie die Augen öffnen. Sie schwelgen im Gefühl dieser weichen, angenehmen, sinnlichen Energie, die Ihren Körper durchströmt.

Ihren Körper lieben

Nehmen Sie an, was Ihnen an Ihrem Körper nicht gefällt. Verabschieden Sie die negativen Gedanken, und konzentrieren Sie sich auf das positive Gesamtbild.

1 Stellen Sie sich nackt oder leicht bekleidet vor einen Ganzkörperspiegel. Nehmen Sie fünf Minuten lang Körper und Gesicht in allen Details wahr. Lassen Sie jede Kritik zu, die Ihnen in den Sinn kommt. Wenn Sie Ihrem »inneren Kritiker« Redefreiheit geben und ihm gestatten, Dampf abzulassen, verstummt er vielleicht von alleine. Sie können sich gern auch berühren.

2 Schließen Sie eine Minute lang die Augen, und atmen Sie tief in den Bauch. Entspannen Sie beim Ausatmen die Bauchmuskeln, und lassen Sie dabei alle Spannungen los.

3 Entspannen Sie die Augen, und betrachten Sie Ihr Spiegelbild mit »weichem« Blick. Sehen Sie sich noch einmal fünf Minuten lang an; Sie sollten das Gefühl haben, Sie würden sich zum ersten Mal sehen. Seien Sie nett zu sich selbst; nehmen Sie alles an Ihnen wahr, was gesund und schön ist und Ihnen über die Jahre gute Dienste geleistet hat. Ihr Blick wird allmählich freundlicher werden, und Sie betrachten sich selbst als perfekt und schön. Dieses Selbstbewusstsein lässt Sie auch für Ihren Partner attraktiver erscheinen, und Sie sind bei Ihrem sinnlichen Zusammensein entspannter.

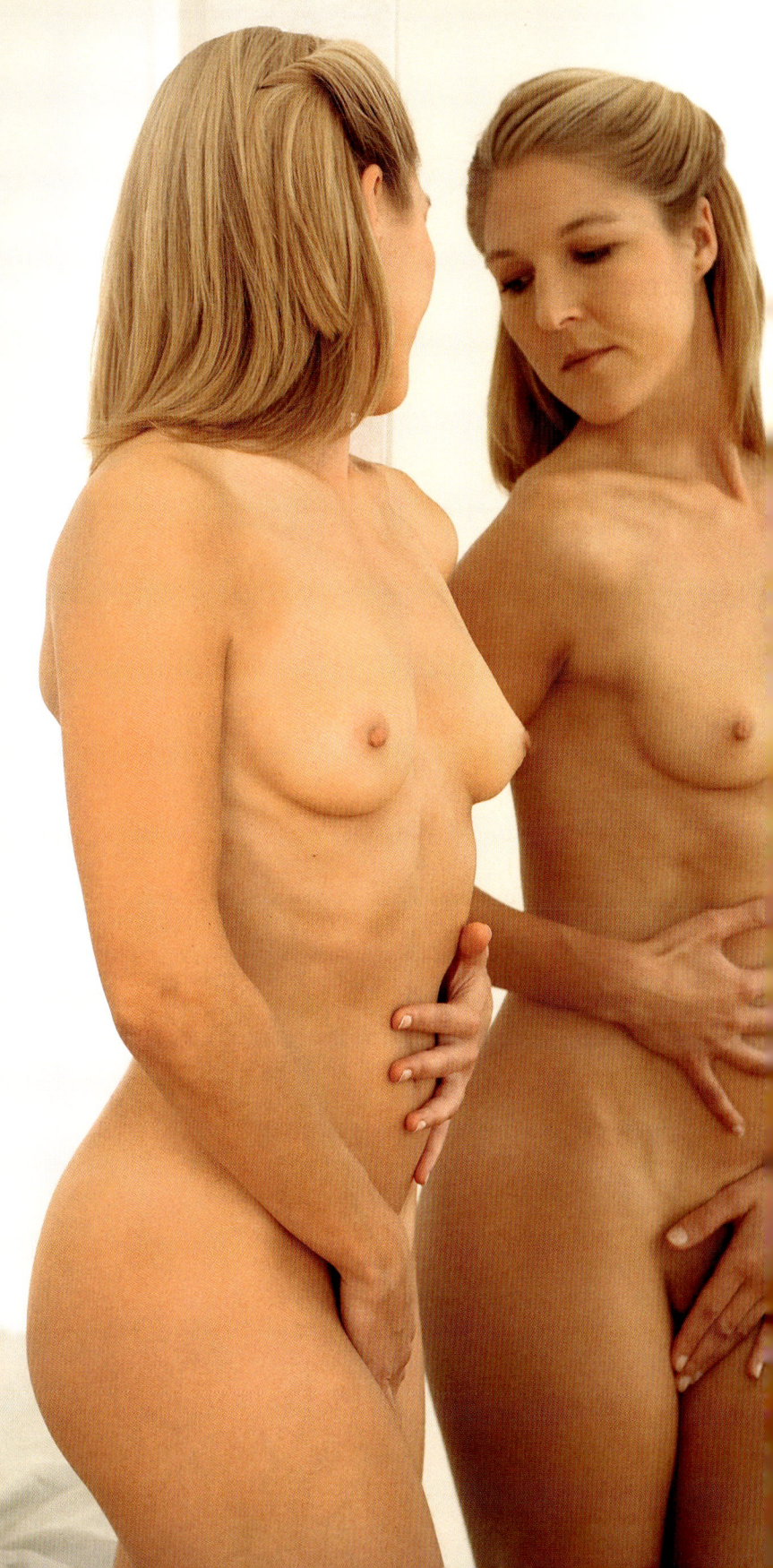

Sich selbst massieren

Vor allem Männer bekommen nicht das Maß an Berührung, das sie täglich bräuchten. Erotische Selbstmassage bietet Menschen, die an Berührungsmangel leiden, eine wunderbare Möglichkeit zur Selbsthilfe. Noch dazu ist sie entspannend, stresslindernd und gut für das Selbstwertgefühl.

MEHR BERÜHRT WERDEN

Der Schlüssel zu einem erfüllten Leben ist, seine Bedürfnisse zu kennen und für das zu sorgen, was man braucht. Wenn Sie z. B. mehr Berührung wünschen, dann ist der erste Schritt, sie sich selbst zu geben. Je besser Ihr Verhältnis zu Ihrem eigenen Körper ist, umso mehr davon können Sie Ihrem Partner mitteilen. Wenn Sie sich selbst lieben, werden sich auch andere Menschen in Ihrer Nähe wohlfühlen und gern zu Ihnen kommen. Verbinden Sie sich jeden Tag aufs Neue mit Ihrem Körper. Achten Sie sich selbst in Ihrer Ganzheit aus Körper, Geist und Seele. Geben Sie Ihrem Körper genügend Zeit, sich bei einem Spaziergang oder einem warmen Bad zu entspannen und auszuruhen. Sie bestehen nicht nur aus Pflichterfüllung, Sie sind auch ein sinnliches Wesen, das angenommen und willkommen geheißen werden will.

SEIEN SIE GUT ZU SICH

Schenken Sie Ihrem Körper liebevolle Pflege; Ihr Körper ist ein Tempel und sollte mit Respekt behandelt werden. Nehmen Sie sich die Zeit, sich jeden Tag nach dem Baden oder Duschen einzucremen. Massieren Sie dabei jeden erreichbaren Körperteil. Machen Sie draus ein regelmäßiges Ritual, und genießen Sie die Weichheit Ihrer Haut und die sinnlichen Rundungen Ihres Körpers. Halten Sie sich stets vor Augen, dass Ihnen Zuwendung und Wertschätzung von Natur aus zustehen. Damit stärken Sie Ihr Selbstwertgefühl als sexuelles Wesen, und die Tatsache, dass Sie über einen guten Umgang mit Ihrem Körper sich selbst gegenüber Wertschätzung ausdrücken, macht Sie attraktiver für andere. Wenn Sie einen Partner wünschen, der Sie auch körperlich begehrt und Ihnen die lang ersehnte sinnliche Zweisamkeit ermöglicht, kommen Sie nicht darum herum, das erforderliche Maß an Wertschätzung für Ihre Einzigartigkeit und sinnliche Schönheit zu entwickeln.

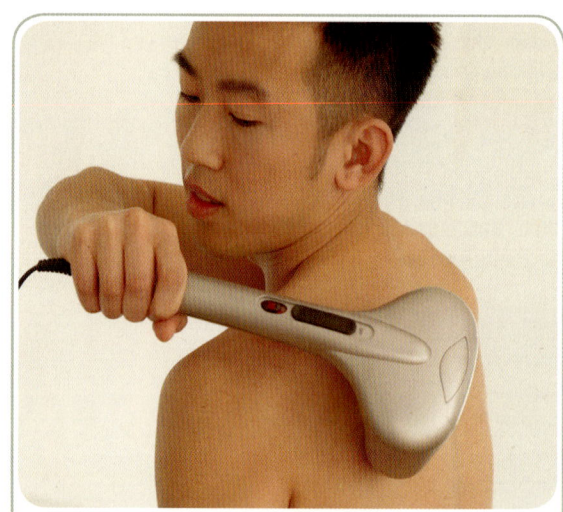

SELBSTMASSAGE LEICHT GEMACHT

Es gibt heute im Handel gute Massagegeräte, deren Anschaffung sich für die Selbstmassage wirklich lohnt. Elektrische Geräte haben unterschiedliche Einstellungen: Nutzen Sie höhere Stufen an größeren Muskelpartien wie Schultern und Po, die Vibrationsfunktion an empfindlicheren Stellen wie dem Bauch und den Armen. Es gibt auch rein mechanische Massagehilfen mit integrierten Kugeln, die im Schulter- und Nackenbereich sehr effektiv einsetzbar sind. Verwenden Sie diese Geräte nicht nur zur Linderung von Verspannungen, sondern erkunden Sie auch ihr erotisches Potenzial.

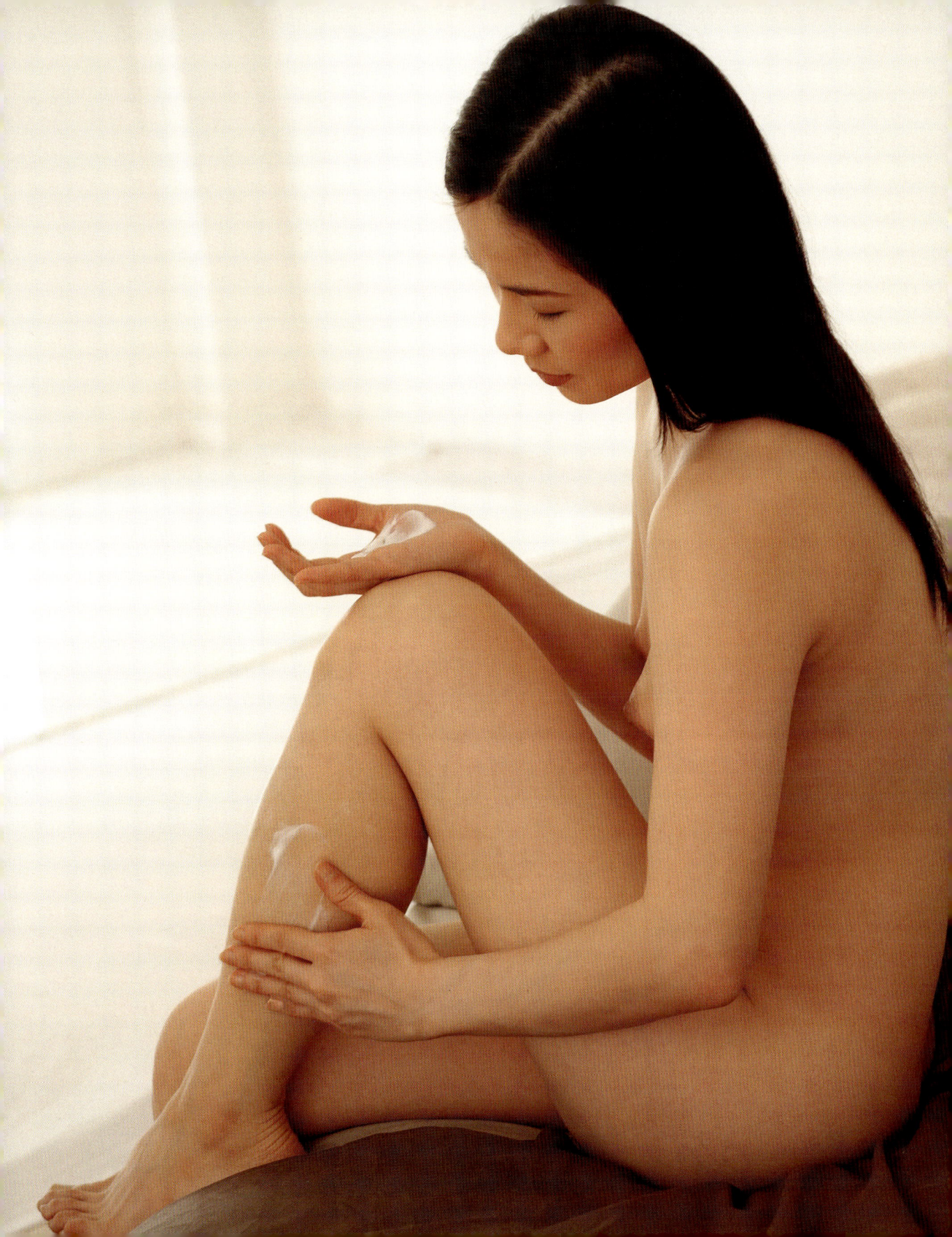

Therapeutische Selbstmassage

Diese Verwöhnmassage trägt zur Linderung von Verspannungen bei. Sie können die Intensität nach Belieben variieren. Nach einer Dusche oder einem Bad stellen oder legen Sie sich nackt hin und beginnen mit der Massage. Verwenden Sie ein Massageöl oder eine reichhaltige Körperlotion.

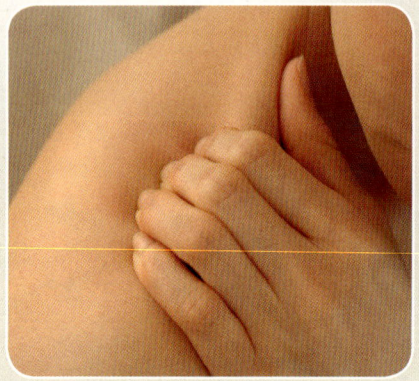

1 Schulter- und Armmassage
Kneten Sie Ihren rechten Oberarm und die Schulter mit der linken Hand. Greifen Sie tief in die kräftige Schultermuskulatur hinein. Wechseln Sie nach einigen Minuten die Seite.

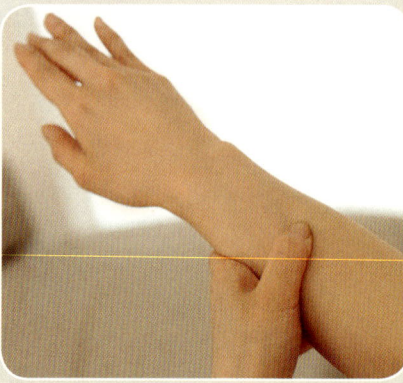

2 Arm- und Handmassage
Umgreifen Sie Ihren rechten Unterarm in Höhe des Ellbogens, der Daumen liegt oben. Massieren Sie mit einer »abstreifenden« Bewegung abwärts bis zur Hand.

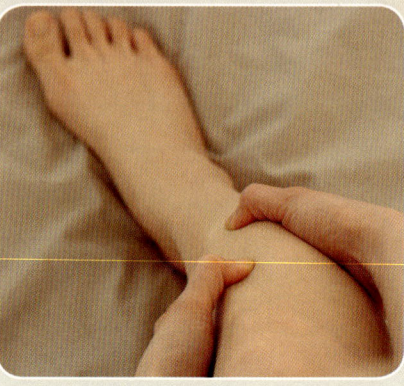

3 Unterschenkelmassage
Umfassen Sie mit beiden Händen Ihren rechten Unterschenkel. Massieren Sie die Wadenmuskulatur mit kreisende Bewegungen der Finger und Daumen.

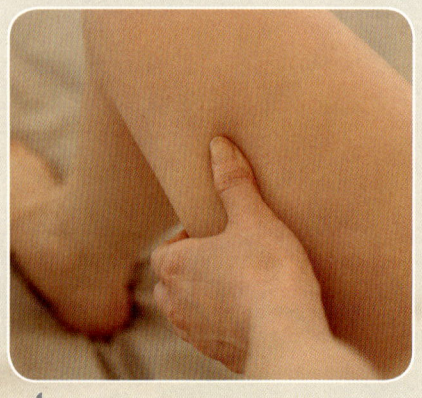

4 Schenkelmassage
Massieren Sie Ihren rechten Oberschenkel, indem Sie die Finger beider Hände kräftig von unten nach oben ziehen. Anschließend massieren Sie das andere Bein.

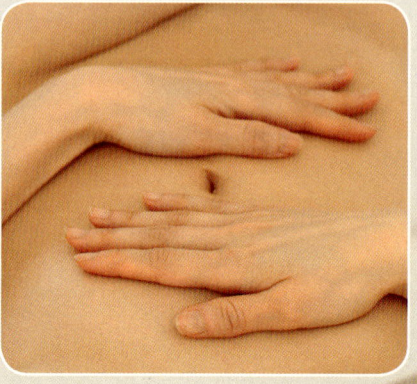

5 Bauchkreisen
Verwenden Sie ausreichend Öl, und massieren Sie den Bauch in einer den Nabel umkreisenden Bewegung. Kneten Sie die Haut des Unterbauchs kräftig.

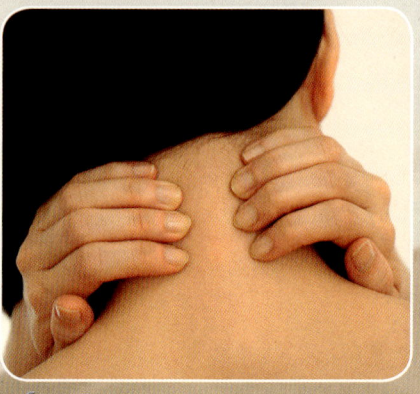

6 Nacken- und Gesichtsmassage
Massieren Sie mit den Fingern beider Hände die Muskeln beiderseits der Halswirbelsäule. Dann massieren Sie Ihre Wangen und Kiefermuskulatur, die meist sehr verspannt ist.

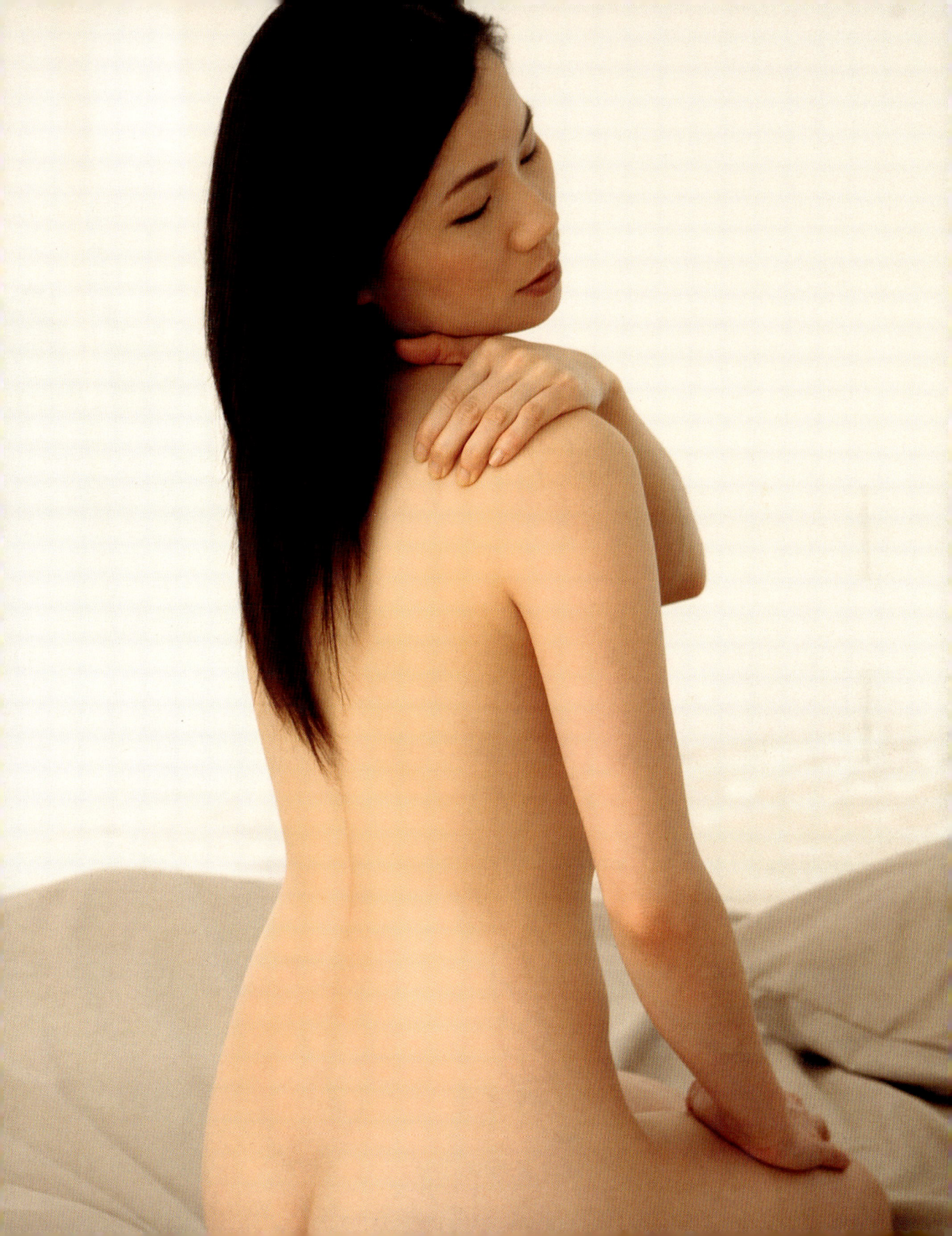

Selbstbefriedigung für sie

Selbstmassage einschließlich der Genitalien kann Ihr Selbstvertrauen und Ihr Selbstbewusstsein enorm beflügeln. Sie lernen Ihre erogenen Zonen besser kennen und können sich darüber mit Ihrem Partner austauschen. Ebenso wichtig ist es, genau das zu genießen, wonach Ihr Körper verlangt, und diesen Moment der Glückseligkeit auszukosten.

SICH SELBST BEFREIEN

Wegen der ständigen Ansprüche von allen Seiten kommen die meisten Frauen nicht einmal auf die Idee, sich ihrem eigenen Körper liebevoll zuzuwenden. Dazu kommt, dass das Thema Selbstbefriedigung mit Schuld oder Scham behaftet ist: Viele Frauen wurden noch zu einer ablehnenden Haltung gegenüber ihrer Sexualität erzogen, sie haben gelernt, Masturbation sei etwas Abstoßendes oder gar tabu. Sie masturbieren meist nur hastig und heimlich, anstatt darin eine sinnlich befreiende Erfahrung zu sehen. Wenn Sie bereit sind, sich für die Selbstbefriedigung Zeit zu nehmen und sich für die damit verbundenen tiefen erotischen Freuden zu öffnen, können Sie diese in einen Akt der Selbstliebe transformieren – eine erfüllende und zutiefst überwältigende Erfahrung. Wenn Sie es zulassen können, sich von der Kraft der eigenen Sinnlichkeit leiten zu lassen, kann Sie das sogar in einen Zustand erotischer Trance versetzen.

IN DER LUST SCHWELGEN

Mit Ihren intimen Reaktionen vertraut zu sein, macht Sie auch freier und offener im Umgang mit Ihrem Partner. Der Trick besteht darin, im Augenblick zu bleiben, anstatt auf ein Ziel zuzustürmen. Berühren und streicheln Sie sich bewusst und liebevoll. Stimulieren Sie Ihre Genitalien, und sehen Sie, wie lange Sie in der Plateauphase kurz vor dem Orgasmus verweilen können. Atmen Sie in jede Zelle Ihres Körpers, und spüren Sie, wie Sie immer weiter in die Sphären überirdischer Glückseligkeit aufsteigen, in denen Ihr Kopf die Kontrolle abgibt und Ihr Körper in sinnlichen Freuden schwelgt.

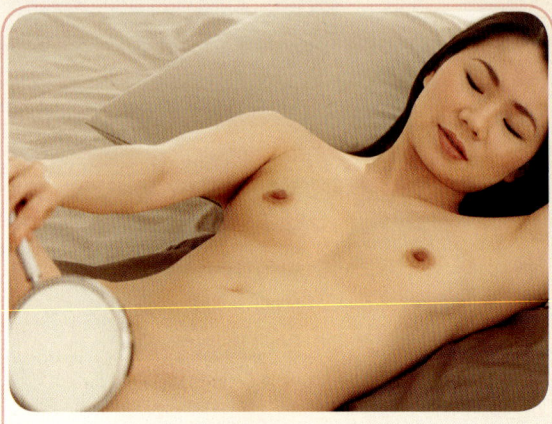

INTIME SELBSTERKENNTNIS

Wenn Sie, wie viele Frauen, nicht genau wissen, wie Ihre Vagina aussieht, sollten Sie das ändern. So wie jeder von uns eigene charakteristische Gesichtszüge hat, ist auch das Genitale jeder Frau einzigartig. Wenn Sie Ihren Körper erst einmal besser kennen und ihn annehmen können, sind Sie sich auch seines erotischen Potenzials besser bewusst. Nehmen Sie einen Handspiegel, und betrachten Sie in aller Ruhe Ihre Vagina. Lassen Sie den Blick entspannt auf ihr ruhen, und verlieben Sie sich in ihre verschwenderische Schönheit. Entdecken Sie, ohne zu urteilen, ihre charakteristische Form und Farbe.

Dem Körper huldigen

Huldigen Sie Ihrem Körper mit einfühlsamen, respektvollen Berührungen und geben Sie sich selbst Anerkennung. Beginnen Sie mit einer Massage der Brüste, um die dort schlummernde sexuelle Energie freizusetzen, und streicheln Sie dann Ihren Bauch und die Schenkel, ehe Sie sich der Vagina zuwenden.

1 Massieren Sie kreisend Ihre Brüste, zuerst in der einen, dann in der anderen Richtung. Der Bereich zwischen den Brüsten und unter den Armen kann fester massiert werden.

2 Die Stellen beiderseits des Brustbeins auf halber Höhe zwischen Schlüsselbein und Brustwarzen können sich empfindlich anfühlen. Hier sitzen Lymphknoten. Lassen Sie die Finger diesen Bereich beherzt und großzügig umkreisen.

3 Klopfen Sie mit hohler Hand leicht auf das Schambein, die Lenden und die Oberschenkel. Dies regt die Durchblutung im ganzen Beckenbereich an.

4 Massieren Sie Ihre äußeren Schamlippen mit einem geeigneten Gel. Gleiten Sie mit den Fingern langsam um die Vaginalöffnung herum, und üben Sie Druck auf die Muskeln aus. Umspielen Sie die Klitoris in Kreisen.

5 Führen Sie einen Finger in die Vagina ein, und massieren Sie den G-Punkt (den schwammigen Bereich hinter der Harnleitermündung).

6 Streichen Sie vom Damm ausgehend bis zum Schambein wiederholt über Ihre Vagina. Beziehen Sie nach und nach den Unterbauch mit ein. Legen Sie die andere Hand zwischen Ihre Brüste, spüren Sie, wie die sexuelle Energie zu Ihrem Herzen hochsteigt.

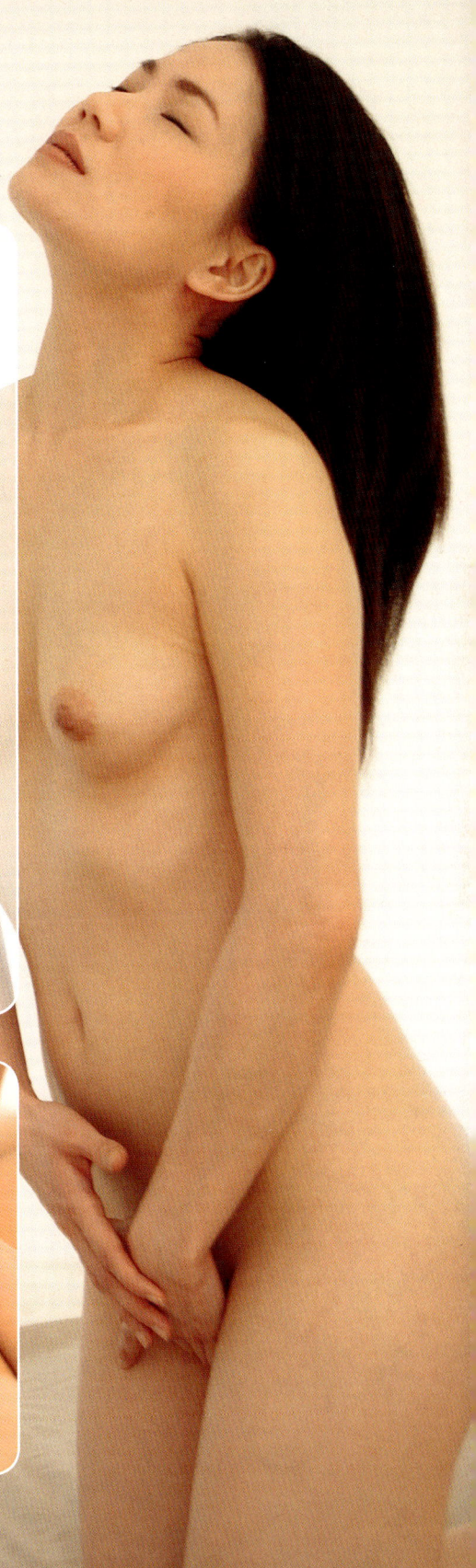

Selbstbefriedigung für ihn

Regelmäßige Selbstbefriedigung macht Sie neben anderen Vorteilen zu einem besseren Liebhaber. Je mehr orgastische Freuden ein Mann mit sich selbst genießen kann, umso besser wird er wissen, wie er auf Berührungen reagiert, wie er in der Erregungsphase am besten mit dem Atem umgeht und wie er seine Ejakulation kontrollieren kann.

SICH SELBST ZUR EKSTASE BRINGEN

Sich mit dem eigenen Körper zu beschäftigen, läuft meistens darauf hinaus, dass »mann« sich schnell einen »runterholt«. Nur wenige betrachten Selbstbefriedigung als Teil eines gesunden und erfüllenden Sexlebens, was daran liegt, dass Masturbation für viele Männer schon von Kindheit an negativ behaftet ist, etwas, das man bestenfalls heimlich und im Verborgenen tut. Dies hat zur Folge, dass viele Männer auch später das wahre erotische Potenzial der Selbstbefriedigung nicht ausschöpfen können. Also beschäftigen Sie sich ausgiebig mit sich

selbst und den Empfindungen, die Ihren ganzen Körper erfüllen können. Versuchen Sie bei der Selbstbefriedigung ein Höchstmaß an sexueller Erregung zu erreichen. Sie streben nicht auf das »Ziel« der Ejakulation zu, sondern genießen stattdessen ausgiebig die Empfindungen, die Sie verspüren, wenn Sie sich am ganzen Körper berühren. Sie erfahren einen Zustand der Zeitlosigkeit, frei von Begehren, in dem Sie ganz im Augenblick aufgehen und Ihr Geist sich vorübergehend vom Körper löst. Das ist wahre Sinnenlust.

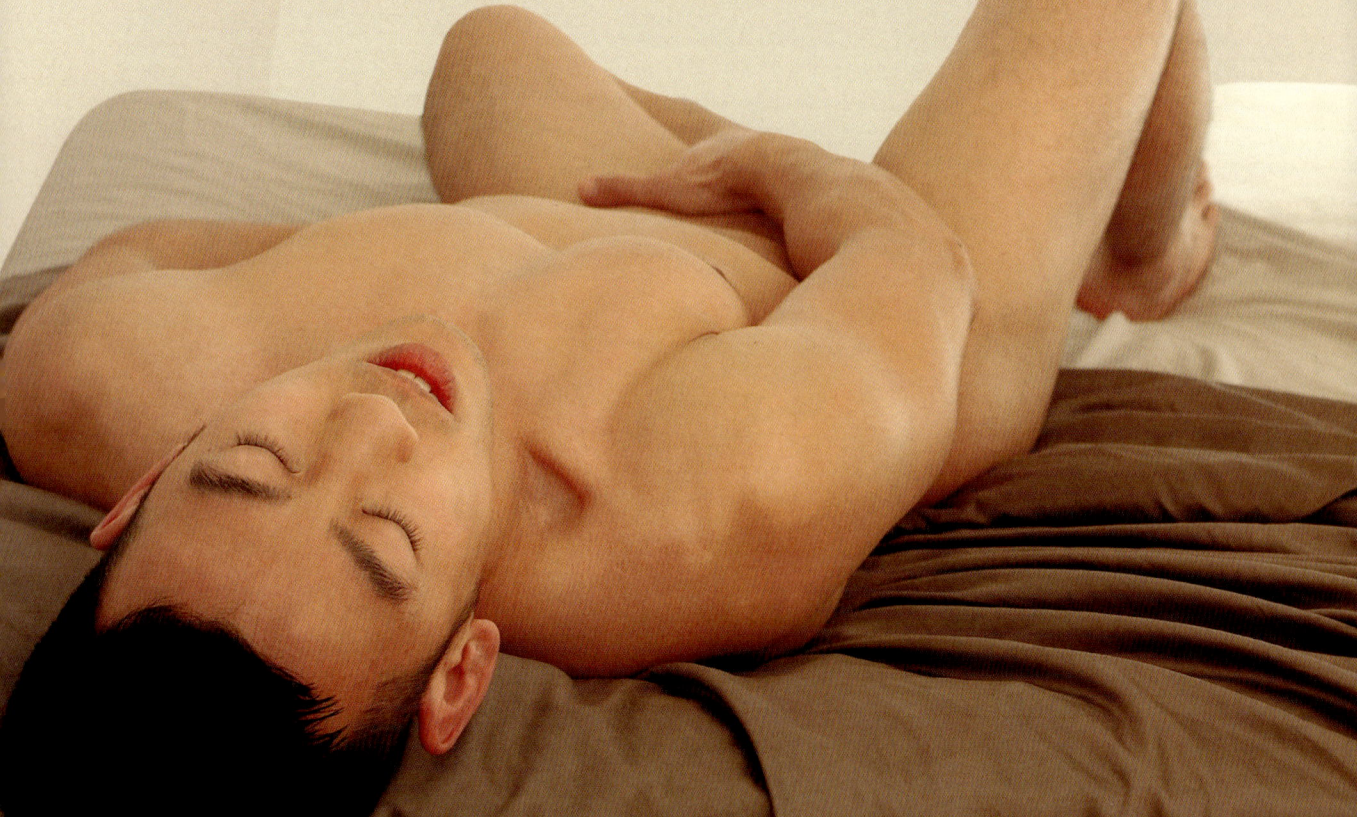

Selbstbefriedigung für Männer

Nehmen Sie sich für die Massage eine Stunde Zeit. Sorgen Sie für Abwechslung; sollten Sie normalerweise abends im Bett masturbieren, dann versuchen Sie's mal morgens oder an einem anderen Ort, vielleicht sogar, wenn das geht, im Freien. Mithilfe dieser Massage können Sie neue ekstatische Erfahrungen machen.

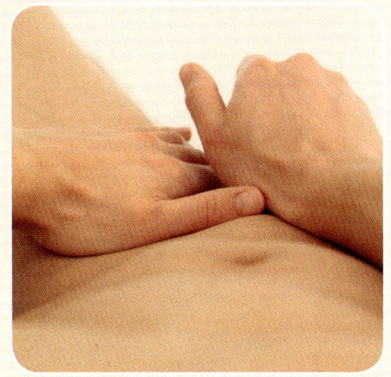

1 Zu Beginn streicheln Sie sich am ganzen Körper und richten Ihre ganze Aufmerksamkeit auf den Bereich, den Sie gerade berühren. Atmen Sie dabei möglichst tief.

2 Benetzen Sie Ihren Genitalbereich mit Öl oder einem geeigneten Gleitmittel. Nun beginnen Sie, sich mit zärtlich sanften Griffen zu berühren. Genießen Sie jeden einzelnen.

3 Wenden Sie sich auch den Hoden zu, die oft vernachlässigt werden. Massieren Sie sie, und genießen Sie dieses einzigartig erregende Gefühl.

4 Versuchen Sie, Ihren Penis anders als üblich zu massieren. Fassen Sie ihn anders an, verändern Sie die Stärke des Griffs, nehmen Sie beide Hände. Versuchen Sie, möglichst nicht zu ejakulieren, auch wenn's schwerfällt.

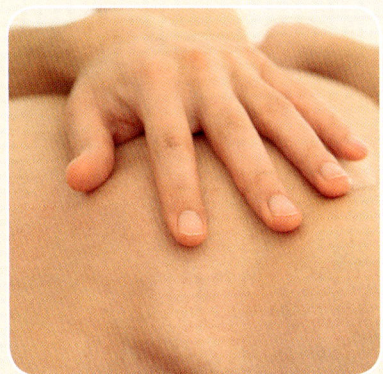

5 Lassen Sie, um Ihr multi-orgastisches Potenzial auszuschöpfen, die sexuelle Energie wellenartig durch Ihren Körper strömen. Pausieren Sie, wenn die Ejakulation kurz bevorsteht, und machen Sie dann weiter. Der Weg ist die Ekstase, nicht das Ziel. Lösen Sie die angestaute Spannung mit einem Lachen oder Tönen, statt zu ejakulieren.

EJAKULATIONSKONTROLLE

Fernöstliche Kulturen kennen traditionell Techniken zur Ejakulationsvermeidung. Der Grund dafür ist der, dass sich Männer »hinterher« sonst erschöpft und lustlos fühlen. Anstatt zu ejakulieren, sollten Sie lieber einen Ganzkörperorgasmus anstreben. Dabei wird die sexuelle Energie nicht aus Ihrem Körper herausgeschleudert, sondern durchströmt ihn in Wellen ekstatischer Lust. Wenn Sie den Drang verspüren zu ejakulieren, können Sie eine der folgenden Methoden ausprobieren:

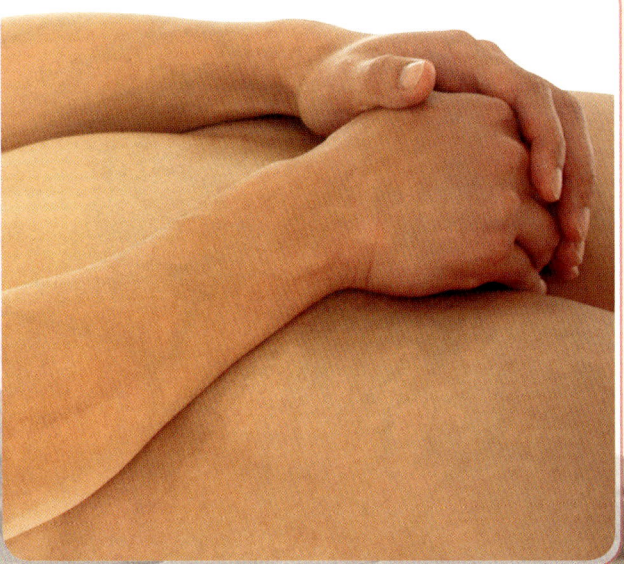

1 Atmen Sie tief ein, und spannen Sie die Muskeln im Damm-bereich an. Visualisieren Sie beim Ausatmen wie die sexuelle Energie durch die Mitte Ihres Körpers hindurch nach oben steigt. Falls Sie dabei zittern, ist das ein gutes Zeichen, da sich so die orgastische Energie in Ihrem Körper verteilt.
2 Alternativ dazu können Sie auch fest gegen den Damm drücken und dabei den Penis knapp unter der Eichel zusammendrücken. Beim Ausatmen gehen Sie vor wie in Punkt eins.

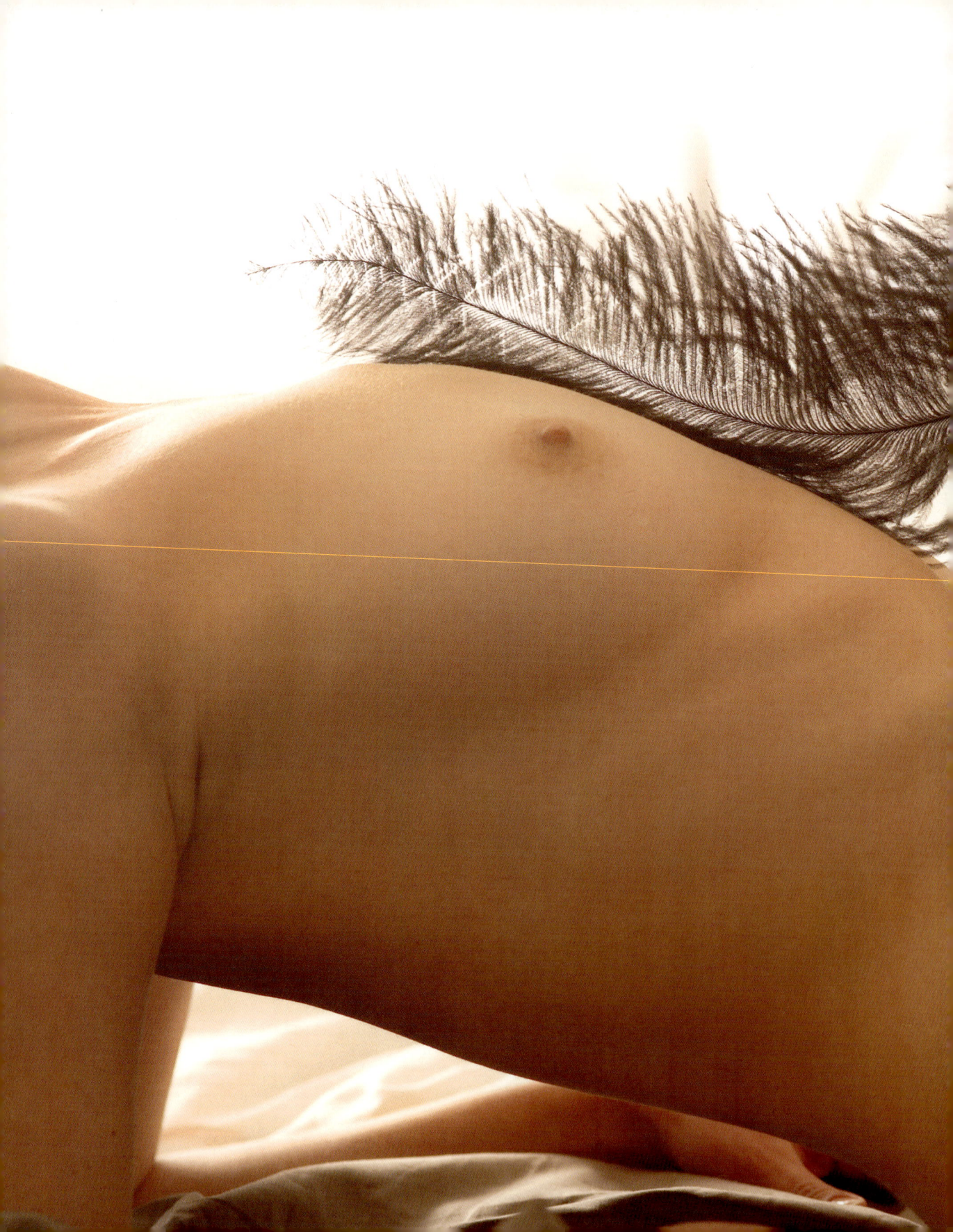

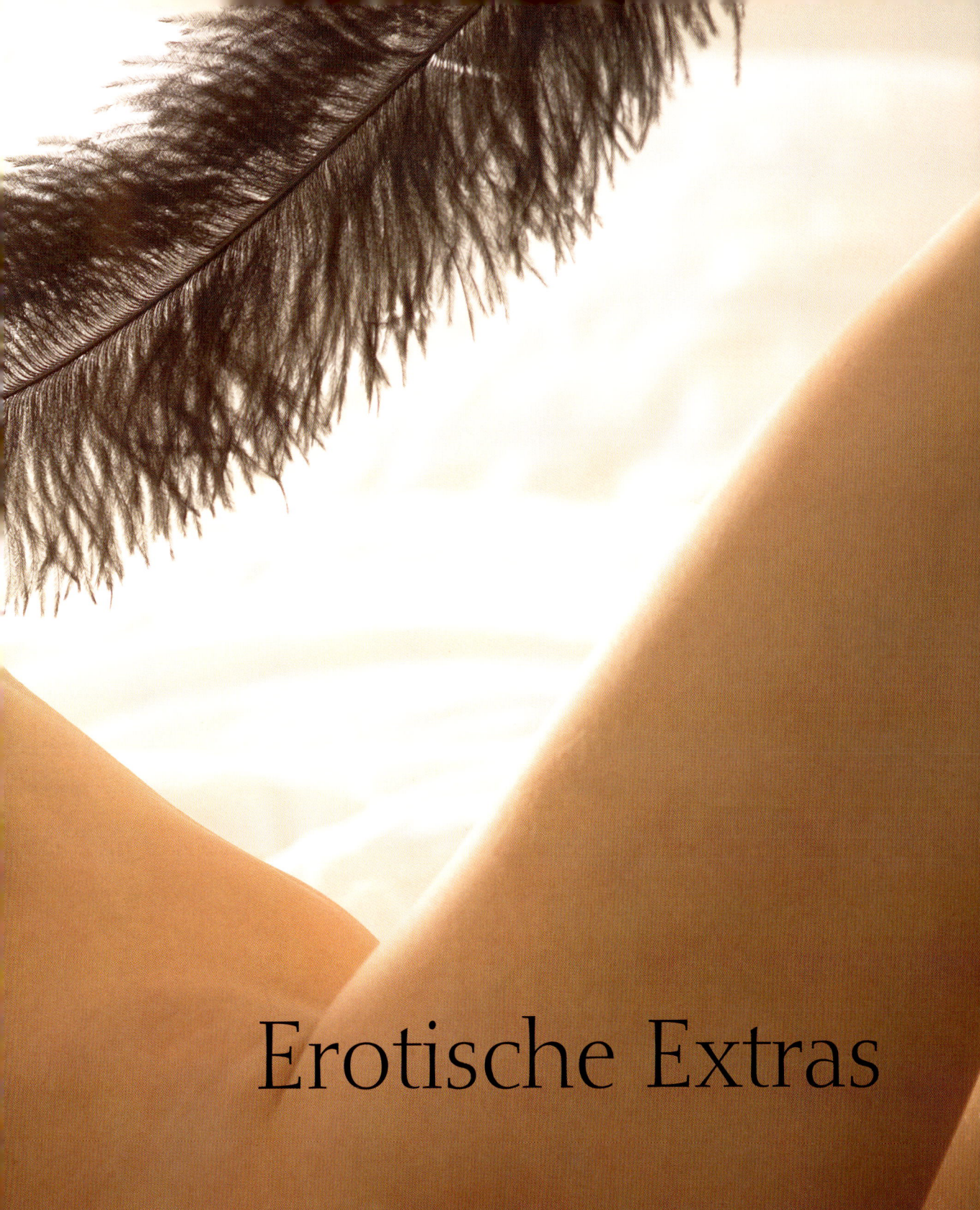

Erotische Extras

6 Vorspiel & Höhepunkt

Erotische Massage kann Gefühle prickelnder Erregung hervorrufen, noch bevor Sie die Genitalien Ihres Partners berührt haben. Sie kann auch, einer langen sinnlichen Reise gleich, zu den Gipfelpunkten ekstatischer Orgasmen führen, ohne dass es zum Verkehr kommt. Wenn Sie sich der Gewalt dieser Kräfte überlassen, erleben Sie Vorspiel und Höhepunkt in neuer Dimension …

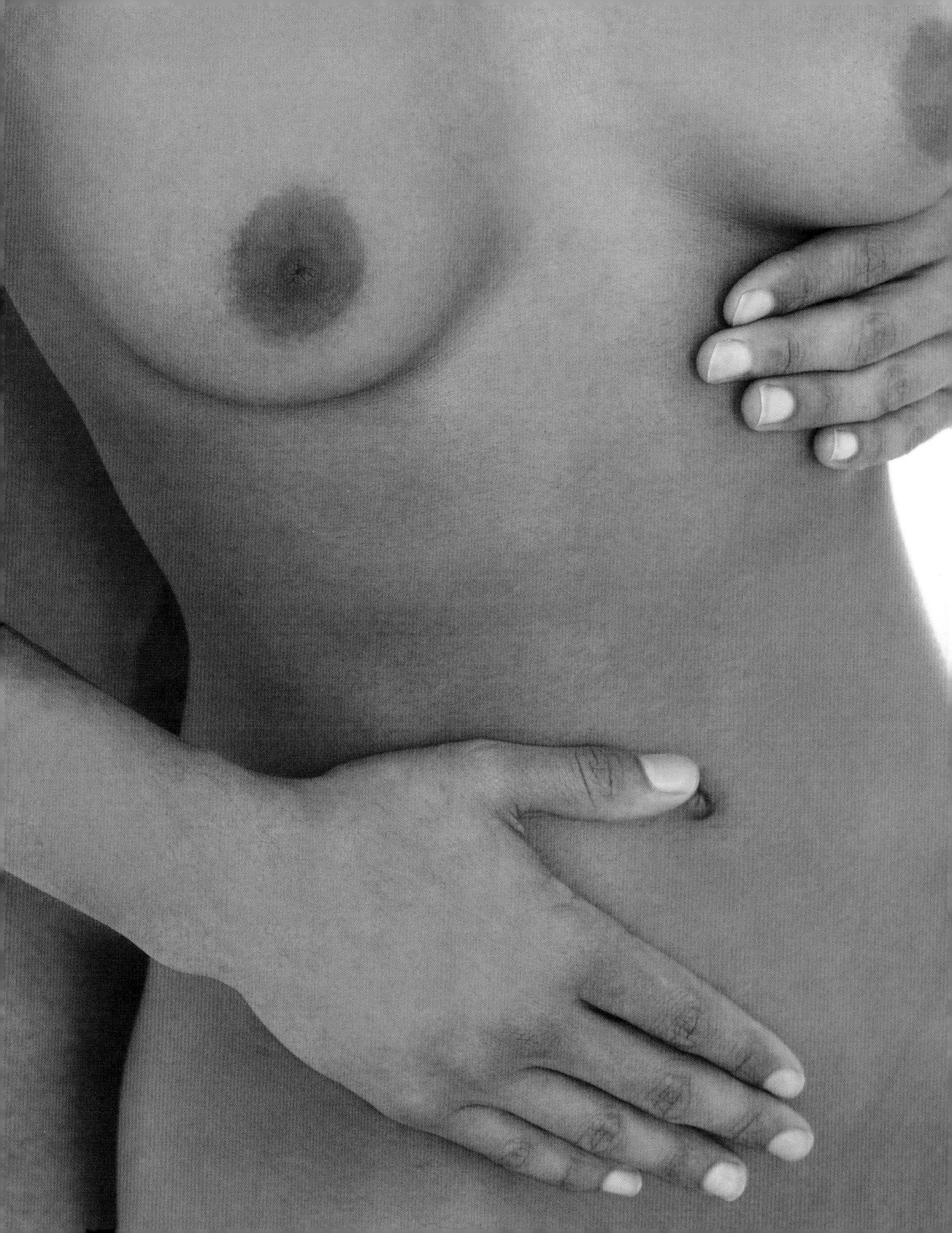

Erregungsphase

Die Haut, das größte sensorische Organ des Körpers, weist Millionen sensibler Nervenenden auf, die auf zarteste Berührungen ansprechen. Indem Sie die vielen erogenen Zonen Ihres Partners erkunden statt sich ausschließlich auf die Genitalien zu konzentrieren, eröffnen sich Ihnen viele neue und spannende Wege zum Orgasmus.

LUSTZONEN STIMULIEREN

Bei einer erotischen Massage sollten Sie ausgiebig forschen und experimentieren. Treffen Sie vorher die Vereinbarung, dass es nicht zum Verkehr kommt; Sie möchten Ihren Partner lediglich auf neuartige Weise erregen. Lassen Sie sich entspannt im Augenblick fallen, und beobachten Sie, wie der Körper Ihres Partners weicher wird und auf feinste Berührungen reagiert. Neue Wege zu finden, Ihren Partner zu erregen und den Erregungszustand längere Zeit zu halten, ist ein guter Beitrag zur Lebendigkeit Ihrer Beziehung. Ihr Ziel sollte sein, in einem Zustand der Erregung und gesteigerten Verlangens zu verweilen, statt unbedingt Verkehr haben zu müssen und zu ejakulieren. Finden Sie heraus, was Ihren Partner erregt, und genießen Sie es, ihn neuartige Lustmomente erleben zu lassen. Denken Sie daran, dass es für Frauen leichter ist als für Männer, längere Zeit in der Plateauphase oder auf einem sexuellen Gipfelpunkt zu bleiben. Diese Art des erotischen »Surfens« ist jedoch erlernbar. Wenn Männer sie erst einmal beherrschen, stellen Sie fest, dass erotische Befriedigung bereits unterwegs und nicht erst am Ziel erlebt werden kann.

Wenn erogene Zonen »stumpf« werden, meist schlicht und einfach durch Vernachlässigung, kann man sie mittels Berührung und Massage wieder sensibilisieren. Männliche Brustwarzen sind z. B. meist weniger sensibel als die von Frauen, aber nach entsprechender Zuwendung reagieren die Nervenenden empfindlicher. Verwenden Sie neben Händen, Mund und Feinsinnigkeit auch Spielzeuge, um die erogenen Zonen Ihres Partners zu finden und zu stimulieren. Federn, Eiswürfel, Wärme, Küsse, Zungenspiele und Ihre heißen Fantasien – all dies kann den Geist und den Körper Ihres Partners auf neuartige Weise erregen.

ZUM ORGASMUS KOMMEN

Vier Faktoren beeinflussen die Reise vom Erregungszustand zum Orgasmus: Trieb, Verlangen, Erregung und Orgasmus. Das erste Element, der reine Trieb, variiert von Person zu Person, und seine Stärke hängt von mehreren Faktoren ab, darunter Veranlagung, Gesundheit, Stress, die sexuelle Vorgeschichte und sonstige frühere Erlebnisse. Sie können einen starken Trieb haben und nach Körperkontakt »verlangen«, selbst wenn Ihr Partner abwesend ist. Der zweite Faktor ist mehr eine Kopfsache. Ihre Gedanken und Emotionen bestimmen Ihr erotisches Verlangen. Bringen Sie den Kopf ins Spiel, stellen Sie sich Körperkontakt und Ihren Partner vor, lassen Sie das Verlangen emotional entstehen, und Ihr Körper wird Ihnen folgen. Als Erregung bezeichnet man jene Phase, in der Ihr Körper dem Kopf, also dem Geist folgt. Die körperlichen Anzeichen sexueller Erregung bestehen darin, dass die erogenen Zonen »erwachen«: Ihre Brustwarzen werden hart, Sie atmen schneller, Ihre Genitalien schwellen an, und Frauen beginnen, feucht zu werden. Die Reise kulminiert im Orgasmus, auch wenn er von jedem in einem anderen Tempo erreicht wird. Bei Frauen dauert es durchschnittlich zwanzig Minuten bis zum Orgasmus, während Männer sehr viel schneller sein können. Dafür können Frauen danach gleich wieder weitermachen, während Männer eine Erholungspause brauchen.

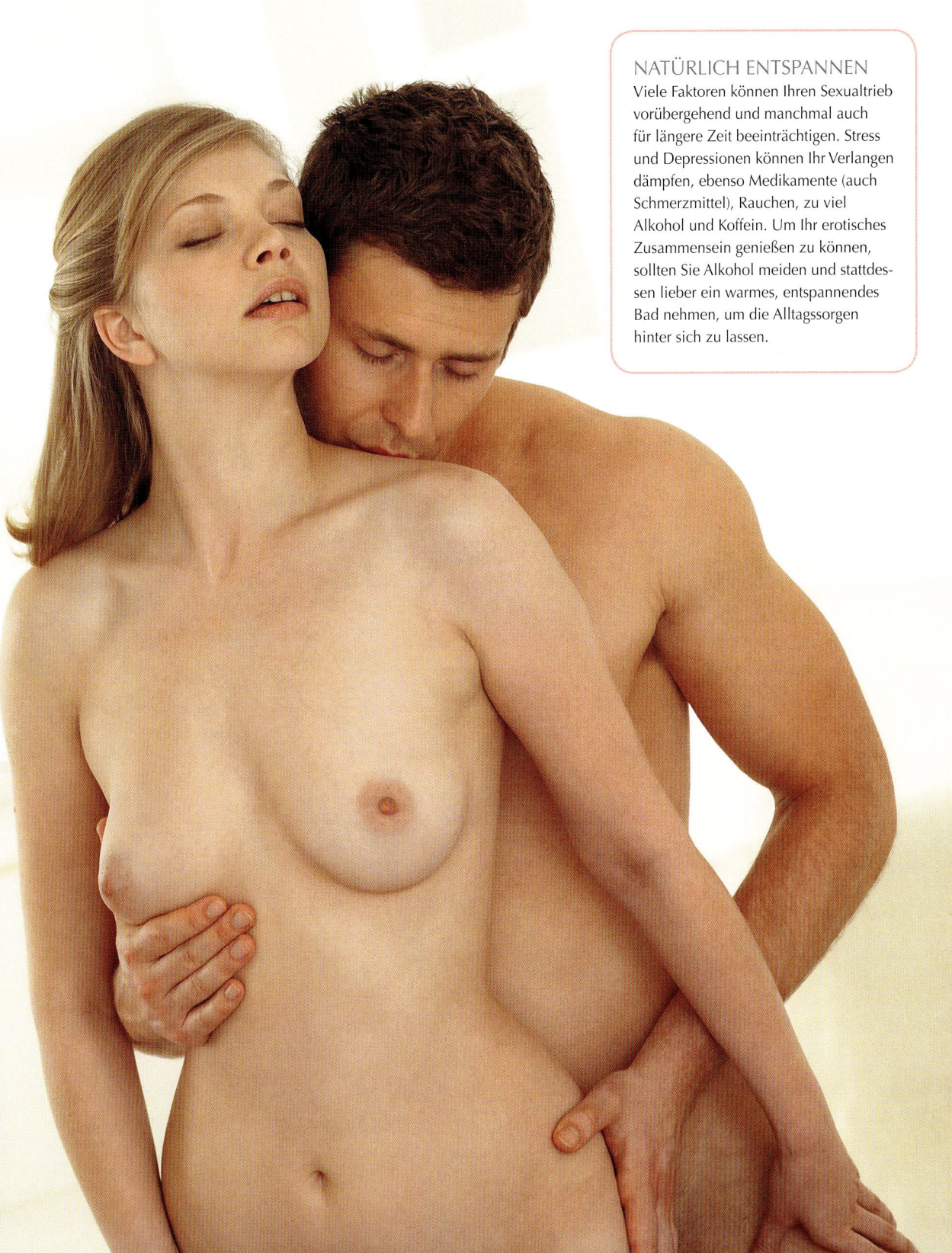

Sie erregen

Eine Frau sexuell zu erregen, gleicht fast einer Kunst: Sie erfordert Gespür und Feingefühl. Sie müssen mit Ihrer Partnerin emotional gut verbunden sein und ihr das Gefühl
von Sicherheit geben. Nur so kann sie sich Ihnen sexuell öffnen, und Sie können ihr
mittels Massage eine Vielzahl neuer erotischer Empfindungen vermitteln.

IHREN KÖRPER PRICKELN LASSEN

Viele Frauen setzen sich unter Druck, in bestimmter
Weise reagieren und schnell zum Orgasmus kommen
zu müssen. Sie werden beide mehr Freude am Sex
haben, wenn Sie sich die Zeit nehmen, Ihre Partnerin
in aller Ruhe scharf zu machen.

Haare

Mit einer Kopfmassage werden Sie den ganzen Körper
Ihrer Partnerin entspannen und erregen. Bearbeiten Sie
ihre Kopfhaut intensiv mit den Fingerspitzen, bewegen
Sie sie auf dem Schädel hin und her. Gleiten Sie mit den
Fingen zärtlich vom Haaransatz bis zu den Spitzen.

Gesicht

Erkunden Sie das Gesicht Ihrer Partnerin mit den Fingerspitzen und den Lippen. Streicheln Sie ihre Wangen, gleiten Sie mit den Fingern über Augenbrauen und Lippen,
und küssen Sie ihre Augenlider. Umfassen Sie mit den
Händen das Kinn, und streichen Sie mit den Fingerspitzen nach außen bis hinauf zu den Ohren. Gleiten Sie mit
der Zunge über die Ohrläppchen und dahinter.

Bauch

Der Bauch einer Frau ist hocherogen. Massieren Sie
ihren Unterbauch langsam kreisend im Uhrzeigersinn.
Dieser Körperbereich ist direkt mit dem Kreuzbein
verbunden, dem Zentrum sexueller Energie. Bedecken
Sie den gesamten Bauch mit sanften, zärtlichen Küssen.
Streicheln Sie den Bauch zart mit den Fingerspitzen,
etwas kräftiger, falls sie kitzlig sein sollte.

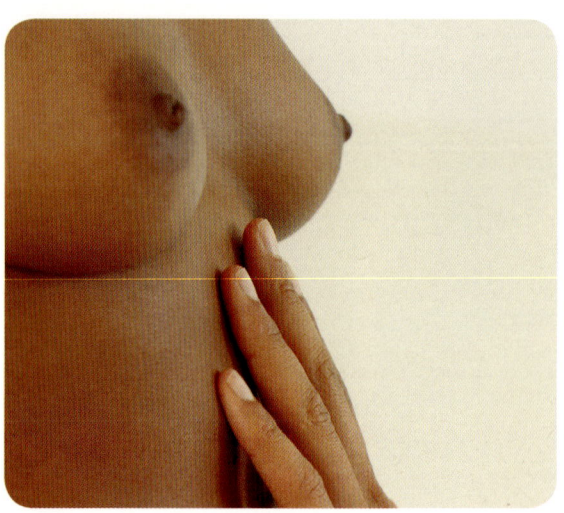

Streicheln Sie mit den Fingerspitzen Ihren Bauch, in sanften,
aber dennoch kräftigen Kreisen im Uhrzeigersinn.

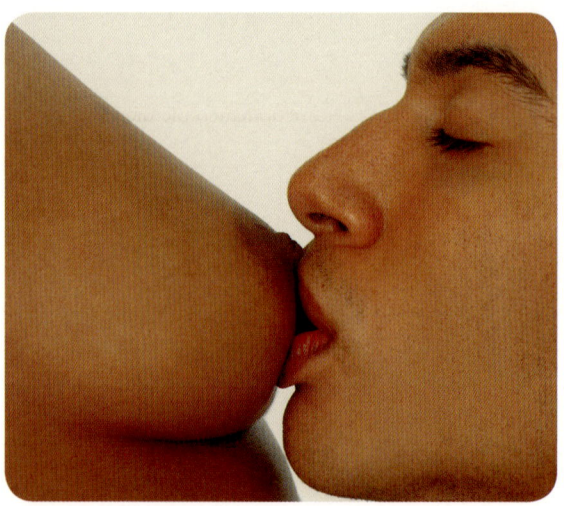

Küssen Sie die Brüste Ihrer Partnerin, insbesondere die
hochempfindliche erogene Zone ihrer Brustwarzen.

Das Verlangen schüren

Diese intimen Zärtlichkeiten sind dazu gedacht, Ihren Partner zu erregen und ihn in diesem Zustand zu halten, entspannt und doch ganz gefangen genommen, bebend vor Verlangen nach weiteren Berührungen. Wenden Sie sie nach einer Ganzkörpermassage an, vor allem, wenn Sie danach Sex haben möchten.

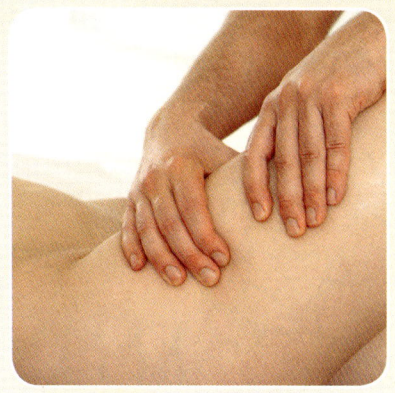

1 Streichen Sie mit umgekehrten Fingerspitzen über den Bauch oder die Schenkel, um dann an denselben Stellen festere Griffe anzuwenden. Diese Art von Abwechslung erhöht die Sensibilität und weckt erotische Empfindungen.

2 Nehmen Sie die Hand Ihrer Partnerin, und küssen Sie ihre Finger. Saugen Sie verführerisch an jedem einzelnen Finger. Das wirkt aufreizend und stimmt erwartungsvoll.

3 Massieren Sie Schenkel, Schambereich und Unterbauch. Wechseln Sie zwischen Berührungen mit den Fingerspitzen und festeren Griffen, die die Haut bewegen. Nähern Sie sich den Genitalien, ohne sie wirklich zu berühren.

4 Eine einzigartige Empfindung erzeugen Sie, indem Sie auf der Mitte Ihrer Brust oder den Genitalien summen. Das geht, so merkwürdig es klingt, wirklich unter die Haut.

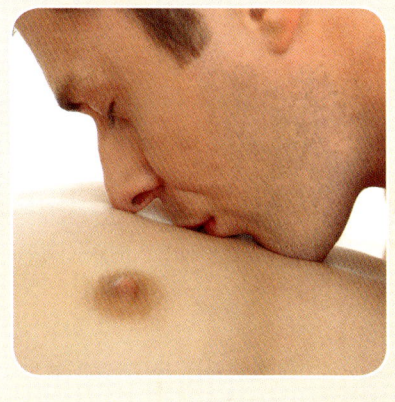

Orgastische Massage für sie

Eine orgastische Massage ist weit mehr als eine Genitalmassage. Der Geist hat großen Anteil daran, wie der Körper reagiert; deshalb ist Entspannung so wichtig. Achten Sie darauf, dass wirklich ausreichend Zeit zur Verfügung steht, und sparen Sie nicht mit Liebesgeflüster; es verspricht ein wirklich sensationelles Erlebnis.

WAS IST ORGASTISCHE MASSAGE?

Im Gegensatz zur Genitalmassage, die nicht unbedingt zum Orgasmus führen muss, kann die orgastische Massage zu einer rauschhaften Entladung führen. Frauen können sogar multi-orgastisch werden, weil der Erregungsphase mehr Aufmerksamkeit gewidmet wird. Nach einer erotischen Massage zum Orgasmus zu kommen, ist eine wunderbare Gelegenheit, orgastisches Neuland zu betreten und überkommene Vorstellungen, wie ein Orgasmus sich anfühlen oder aussehen sollte, über Bord zu werfen. Wenn Sie als Frau in der Lage sind, sich Ihrem Partner voll und ganz anzuvertrauen, werden Sie staunen, was an neuartigen Empfindungen alles möglich ist. In der Regel besteht ein Orgasmus in einem auf die Genitalien beschränkten Gefühl der Befreiung. Ein Orgasmus kann aber auch eine weitreichende Erfahrung sein, begleitet von Zittern, Lachen, kathartischer Entspannung und sogar Tränen. Lassen Sie Ihren Emotionen beim Orgasmus freien Lauf, und gestatten Sie Ihrem Körper, spontan seine eigenen Wege zu gehen.

GENIESSEN LERNEN

Wichtig ist, dass Sie als Frau keine Schuldgefühle haben, wenn Ihnen soviel Aufmerksamkeit zuteil wird, »nur« um Ihnen Lust zu verschaffen. Frauen meinen oft, Sie müssten sich beim Sex »revanchieren«, und können sich infolgedessen meist schwer darauf einlassen, entspannt zu genießen. Doch vergessen Sie nicht, Ihr Partner genießt die Massage ebenso wie Sie. Ihre Erregung wird ihn hypnotisieren und ihn ebenfalls in einen erotisierten wie entspannten Zustand versetzen.

ZUM ORGASMUS KOMMEN

Der wesentliche Unterschied zwischen dem männlichen und dem weiblichen Orgasmus ist der, dass eine Frau, sobald sich der Orgasmus ankündigt, eine ununterbrochene Stimulierung der Klitoris bis zum Höhepunkt braucht. Hören Sie genau hin, um Ihren Erregungsgrad einschätzen zu können. Halten Sie während ihres Orgasmus einen beständigen Massagerhythmus bei, damit sie ungehindert auf den Wellen orgastischer Glückseligkeit reiten kann. Fahren Sie auch während der Entladung fort, entfernen Sie aber die Hände vom Genitalbereich, sobald die Wellen zu verebben beginnen. Kehren Sie, um Ihrer Partnerin weitere Orgasmen zu bescheren, danach allmählich zur Klitoris zurück, und nehmen Sie denselben Rhythmus wieder auf.

WAS DER MANN DAVON HAT

Beim Orgasmus ist die Frau völlig eins mit ihrem weiblichen Kraftzentrum. Der Mann, der das miterlebt, fühlt sich gleichfalls mit dynamischer Energie erfüllt. Atmen Sie tief, während Sie Ihrer Partnerin eine orgastische Massage geben, bleiben Sie im Augenblick, und lassen Sie sich so zu ähnlichen erotischen Ekstasen tragen.

> #### G-PUNKT-MASSAGE
> Die Stimulierung des G-Punkts ist das erotische i-Tüpfelchen jeder Massage. Den G-Punkt Ihrer Partnerin finden Sie, indem Sie einen Finger in die Vagina einführen und diesen an der vorderen Scheidewand entlang zu Ihnen weisend anwinkeln. Massieren Sie zunächst sanft, dann mit zunehmendem Druck.

Bringen Sie sie zum Höhepunkt

Geben Sie Ihrer Partnerin eine mindestens zwanzigminütige Ganzkörper-massage, damit sie entspannt und auf intimere Berührungen vorbereitet ist. Sorgen sie mit Kissen für ihre Bequemlichkeit.

1 Heben Sie ein Bein Ihrer Partnerin so an, dass der Fuß an Ihrer Brust liegt. Massieren Sie Fuß, Waden und Schenkel. Lassen Sie sich, während Sie massieren, ganz auf das ein, was Sie empfinden, und genießen Sie das Gewicht ihres Beins an Ihrer Brust. Am anderen Bein wiederholen.

2 Knien Sie sich zwischen die Beine Ihrer Partnerin, und ziehen Sie ihre Schenkel zu sich heran. Gleiten Sie mit der flachen Hand im Uhrzeiger-sinn kreisend über ihren Unter-bauch. Variieren Sie sanftere und stärkere Bewegungen.

3 Gehen Sie mit langen, liebevollen Berührungen nach oben zu ihren Brüsten und wieder nach unten zu Ihren Schenkeln. Verbinden Sie die verschiedenen Körperteile mit fließenden Bewegungen der flachen Hand.

4 Nähern Sie sich allmählich ihren Genitalien, und massieren Sie mit einem geeigneten Gel zärtlich und liebevoll Ihre äußeren Schamlippen. Wenden Sie eine Intimmassage an, wie auf den Seiten 116–121 beschrieben.

5 Sofern Ihre Partnerin dies möchte, können Sie sie nun zum Orgasmus bringen. Halten Sie, sobald ihr Orgasmus kurz bevorsteht, den beständigen Rhythmus der Massage weiter aufrecht. Achten Sie auf ihr Atmen, Seufzen und Stöhnen, es wird Ihnen verraten, ob Sie auf dem richtigen Weg sind.

6 Setzen Sie sich zu guter Letzt hinter ihren Kopf, um ihre Kopfhaut, die Ohren, Gesicht und Nacken zu massieren. Sie wird in den von Ihnen hervorgerufenen Gefühlen schwelgen.

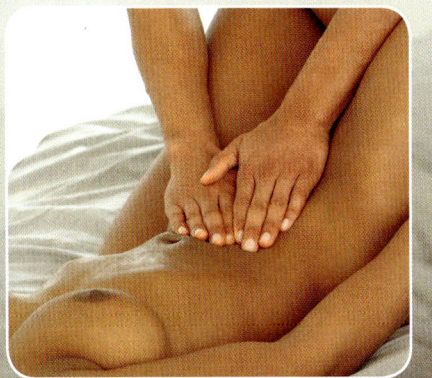

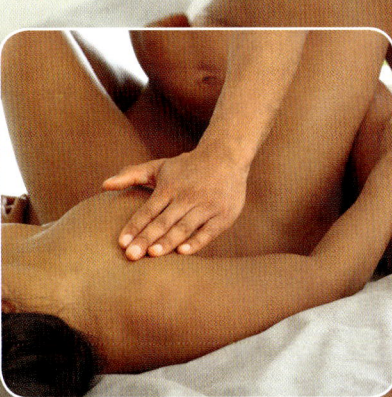

Orgastische Massage für ihn

Regelmäßige orgastische Massage ermöglicht Ihrem Partner, sein erotisches Potenzial mehr und mehr auszuschöpfen, da er sich dabei keine Gedanken darum machen muss, Sie zu befriedigen. Mit dieser Massage können Sie ein solches Maß an sexueller Energie erzeugen, dass sie sich in einem alles erschütternden Ganzkörperorgasmus entlädt.

NEUE WELTEN ENTDECKEN

Im Gegensatz zur Genitalmassage ist die orgastische Massage als sexuell stimulierende und zum Orgasmus führende Massage gedacht. Sie kann den Zugang zu einer völlig neuen Welt orgastischer Gefühle eröffnen, die bei »normalem« Sex mit einer vertrauten Partnerin leicht unentdeckt bleiben können. Eingespielte Paare gehen beim Sex meist dieselben vertrauten Pfade, und neue Vorschläge unterbleiben meist aus Furcht, zurückgewiesen zu werden oder sich lächerlich zu machen. Das führt aber leider auch dazu, dass in diesen Beziehungen der gewisse Kick und ein herausforderndes Element bei der sexuellen Vereinigung fehlen. Orgastische Massage bietet die Möglichkeit einer spielerischen, zieloffenen Entdeckungsreise, in deren Verlauf er sich geborgen in der Liebe seiner Partnerin ganz neuen und anderen Lustempfindungen hingeben kann, die in einem einzigartigen und erfüllenden Crescendo der Lust kulminieren.

DER MULTIPLE ORGASMUS DES MANNES

Im Lauf dieser Reise kann der Mann seine multi-orgastischen Fähigkeiten entdecken und dabei sein volles sexuelles Potenzial entwickeln. Er erlebt Orgasmen ohne Ejakulation, die eher dem Auf und Ab weiblicher Orgasmusverläufe gleichen. Möglich werden derlei ekstatische Erfahrungen durch ein unbefangenes, von überzogener Selbstkritik freies Verhältnis zu sich selbst und die Fähigkeit, körperlich und geistig im Augenblick aufzugehen. Bleiben Sie als Mann möglichst spontan, authentisch und empfänglich. Denken Sie als Frau daran, dass der Penis als komplexes und sensibles Organ zu vielerlei Empfindungen fähig ist, je nachdem, wie und wo Sie ihn stimulieren. Seien Sie kreativ, und erkunden Sie neue Berührungsmöglichkeiten. Variieren Sie den Druck und das Tempo, und bitten Sie Ihren Partner um Feedback, um zu herauszufinden, wie er es am liebsten mag. Bringen Sie Ihren Partner bis an den Ejakulationspunkt und dann auf sanfte Weise wieder zurück auf jenes Plateau, wo er sich wieder fängt und sich von den Wellen der Ekstase so lange tragen lassen kann, wie er möchte. Ermutigen Sie ihn, mit dem ganzen Körper mitzugehen und richtig laut zu sein. Dies ist die Art, wie Sie Ihrem Partner helfen, multi-orgastisch zu werden.

ES LOHNT SICH

Wenn Sie Ihrem Partner gegenüber geduldig und selbstlos sind, Ihre eigenen Erwartungen hintanstellen und mit ganzem Herzen nur seiner Lust dienen, werden auch Sie davon profitieren. Ihr Partner wird dank der erotischen Aufladung bei der Liebe mehr aus sich herausgehen und kreativer sein. So wird Ihre Mühe letztlich auch Ihnen selbst zugute kommen.

PROSTATA-MASSAGE

Wenn Ihr Partner bereits erregt ist, eröffnet eine Prostata-Massage neue Dimensionen der Lust. Führen Sie einen Finger in seinen Anus ein, und winkeln Sie ihn zum Bauch hin an. Wenn Sie das kastanienförmige Organ ertastet haben, massieren Sie es kreisend, dann wieder abwechselnd seinen Penis oder die Hoden; richten Sie die Verweildauer an den Reaktionen Ihres Partners aus.

Bringen Sie ihn zum Höhepunkt

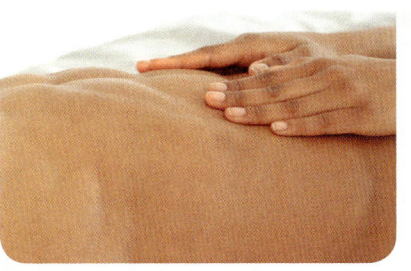
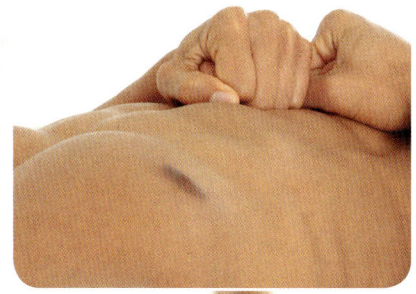
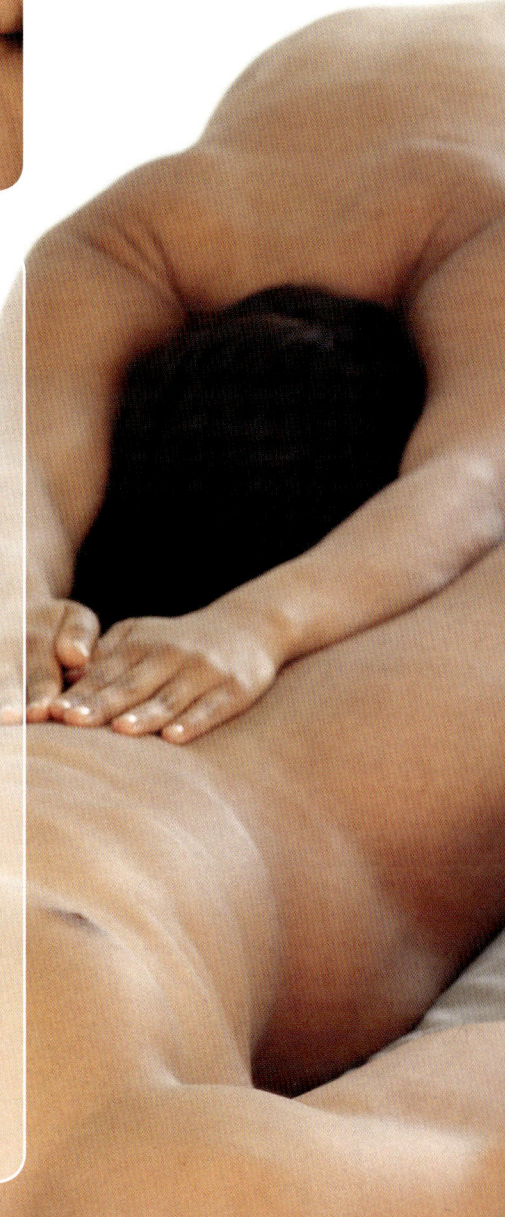

Massieren Sie Ihren Partner zur Entspannung mindestens zwanzig Minuten am ganzen Körper. Selbst wenn er früher für die orgastische Massage bereit sein sollte – zögern Sie sie hinaus, um sein Lusterlebnis zu steigern.

1 Legen Sie sich zwischen die Beine Ihres Partners, den Kopf zwischen seine Knie, die Arme auf seinen Bauch, und versuchen Sie, Ihren Atem mit seinem zu harmonisieren.

2 Gehen Sie mit beiden Händen auf seine Genitalien. Lassen Sie zur Stimulation des Genitalbereiches die Hände dort vibrieren.

3 Beginnen Sie nun, die Hoden und den Dammbereich (zwischen Anus und Hoden) Ihres Partners mit den Daumen zu massieren. Verwenden Sie sanft kreisende Bewegungen.

4 Geben Sie Ihrem Partner eine sinn-liche Genitalmassage (siehe Seite 122–127), langsam und beständig. Sie können sie jederzeit um eine Prostatamassage (siehe gegenüber) ergänzen. Gleiten Sie gelegentlich an seiner Brust hoch oder an den Schenkeln nach unten.

5 Nach etwa zwanzig Minuten bitten Sie Ihren Partner, tief einzuatmen. Sagen Sie ihm, er möge alle Muskeln anspannen, so fest es geht. Beim Ausatmen soll er dann loslassen. Wenn die sexuelle Energie seinen Körper durchströmt, kann das spektakuläre Auswirkung haben.

6 Falls er im Laufe der Massage ejakuliert, begleiten Sie ihn in die Erfahrung und fühlen die Ekstase in Ihrem eigenen Körper. Diese Präsenz wird es ihm ermöglichen, die Ent-ladung rückhaltlos zu genießen.

7 Verweilen Sie anschließend neben-einander und spüren Sie das Nachglühen des gemeinsamen Erlebnisses.

7 Massage & Fantasie

Sexuelle Erregung ist keine rein körperliche Reaktion, sondern wird maßgeblich vom Kopf aus gesteuert. Indem Sie bei der Massage oder anderen aufregenden Spielereien Ihrer Fantasie freien Lauf lassen, können Sie neue Welten sinnlicher Erfahrung entdecken.

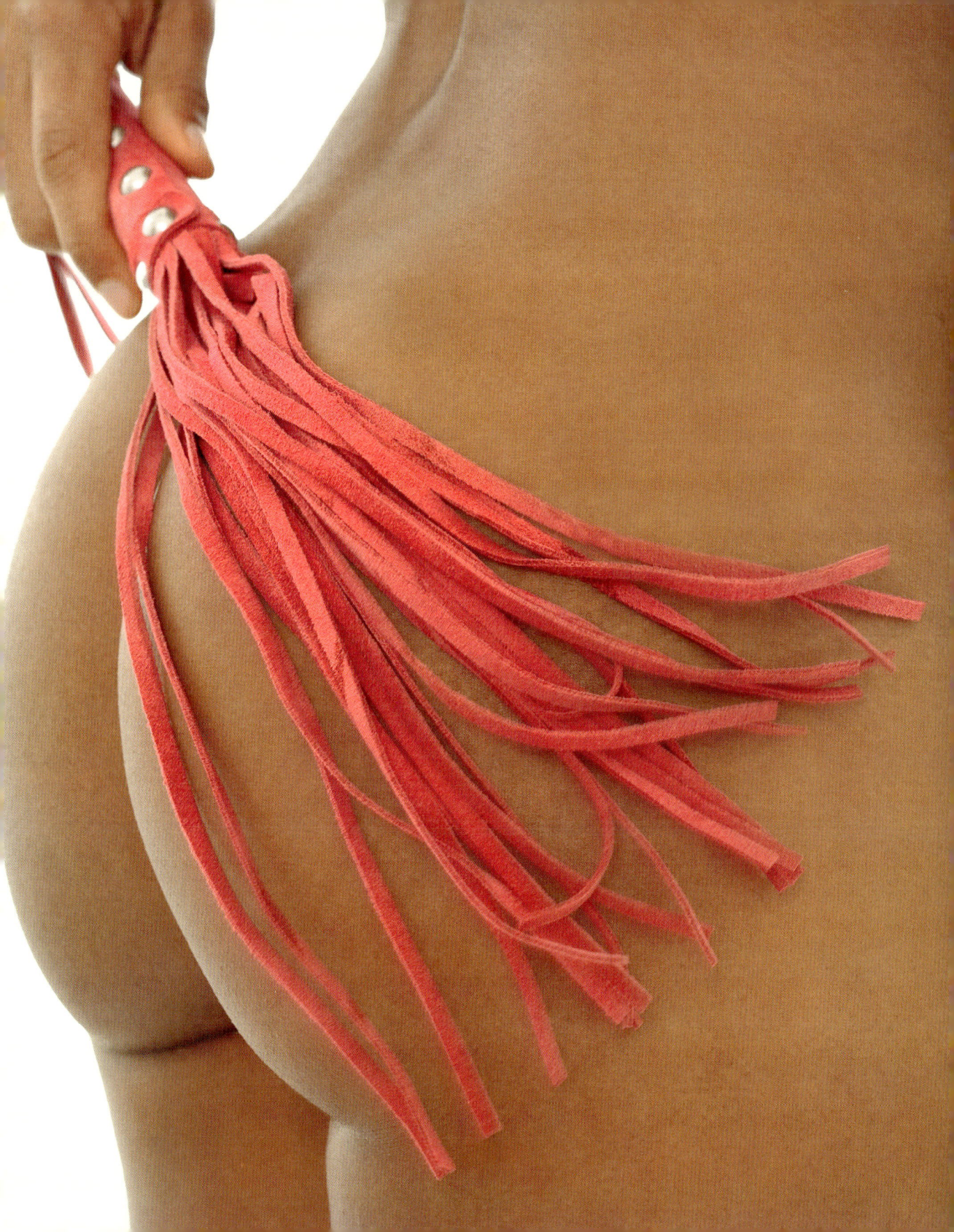

Massage und Denken

Das Gehirn ist unser größtes Sexualorgan; es bestimmt, in welchem Umfang Sie Ihre erotischen Erfahrungen genießen können. Wenn Sie Ihre Fantasie einbringen und die körperlichen Empfindungen bei einer Massage allmählich bewusster wahrnehmen, werden Sie umso intensivere Erfahrungen machen.

ZUSAMMENHANG ZWISCHEN GEHIRN UND KÖRPER

Wenn Sie eine erotische Massage geben oder empfangen, sendet das Gehirn Signale aus, die verschiedene Drüsen aktivieren und so im ganzen Körper Hormone freisetzen, beispielsweise das als Glückshormon bekannte Serotonin. Bei jeder Massage findet also eine Wechselwirkung zwischen Gehirn und Körper statt. Die Massage trägt dann nicht zuletzt dazu bei, dass sich diese Hormone im ganzen Körper verteilen und Sie sich mit jeder Faser energetisiert und sexy fühlen.

DIE AUFMERKSAMKEIT FOKUSSIEREN

Konzentrieren Sie sich beim Empfangen einer erotischen Massage auf den Augenblick, und versuchen Sie, Ihre Aufmerksamkeit auf die Stelle zu richten, die gerade berührt wird. Wie fühlt sich Ihre Haut an? Ist die Berührung sanft oder kräftig? Wohin gehen die Hände als Nächstes? Wenn Sie sich auch geistig auf die Massage einlassen, werden Sie die Erfahrung mehr genießen, und Ihr ganzer Körper wird erwartungsvoll prickeln.

ERWARTUNG UND FANTASIE

Wenn Sie bereits eine bestimmte Berührung erwarten, wird Ihr Körper vorauseilend reagieren; die Haut beispielsweise wird empfindlicher. Gespannte Erwartung wird als Bestandteil Ihrer Massage Ihre erotische Erfahrung intensivieren. Dazu genügt es schon, mit Ihrem Partner bei den Vorbereitungen über die Massage zu sprechen. Ein gemeinsames Fantasie-Szenario setzt natürlich noch einen drauf.

PERSÖNLICHE FANTASIEN

In einer Beziehung herrscht oft die unausgesprochene Überzeugung, dass Fantasien der Liebe abträglich und deshalb unzulässig sind – alles sollte sich nur um den Partner drehen. In Wahrheit jedoch gehen der Kopf und der Geist immer ihre eigenen Wege. Sobald Sie das akzeptieren, erfahren Sie wahres sinnliches und emotionales Glück. Ihre erotischen Fantasien sind Teil Ihrer selbst und können Ihnen die intimsten Freuden bereiten. Möglicherweise gehen Ihnen bestimmte Gedanken schon länger nicht aus dem Kopf, oder es kommt Ihnen während der Massage etwas völlig Neues in den Sinn. Sie müssen es Ihrem Partner auch nicht unbedingt mitteilen, wenn Sie sich gerade vorstellen, dass Sie von einer berühmten Persönlichkeit massiert werden. Vielleicht stellen Sie sich auch einfach nur vor, entspannt am Strand zu liegen – es ist ganz Ihnen überlassen.

ERZÄHLEN SIE DAVON

Wenn Sie möchten, können Sie Ihre Fantasien Ihrem Partner auch mitteilen. Das könnte Ihnen beiden einen Kick geben und zu mehr Offenheit und Nähe führen. Sie könnten sich bei der Massage vorstellen, bestimmte Rollen zu spielen; einer von Ihnen könnte ein Filmstar sein, der andere ein begeisterter Fan. Dadurch können sich Berührungen tatsächlich anders anfühlen. Probieren Sie es mit einem der umseitigen Szenarios. Sie müssen derlei Fantasien ja nicht ganz ernst nehmen und können sich nach der Massage auch wieder davon verabschieden. Genießen Sie aber den neuen Schwung, den sie Ihrer Massage bringen können.

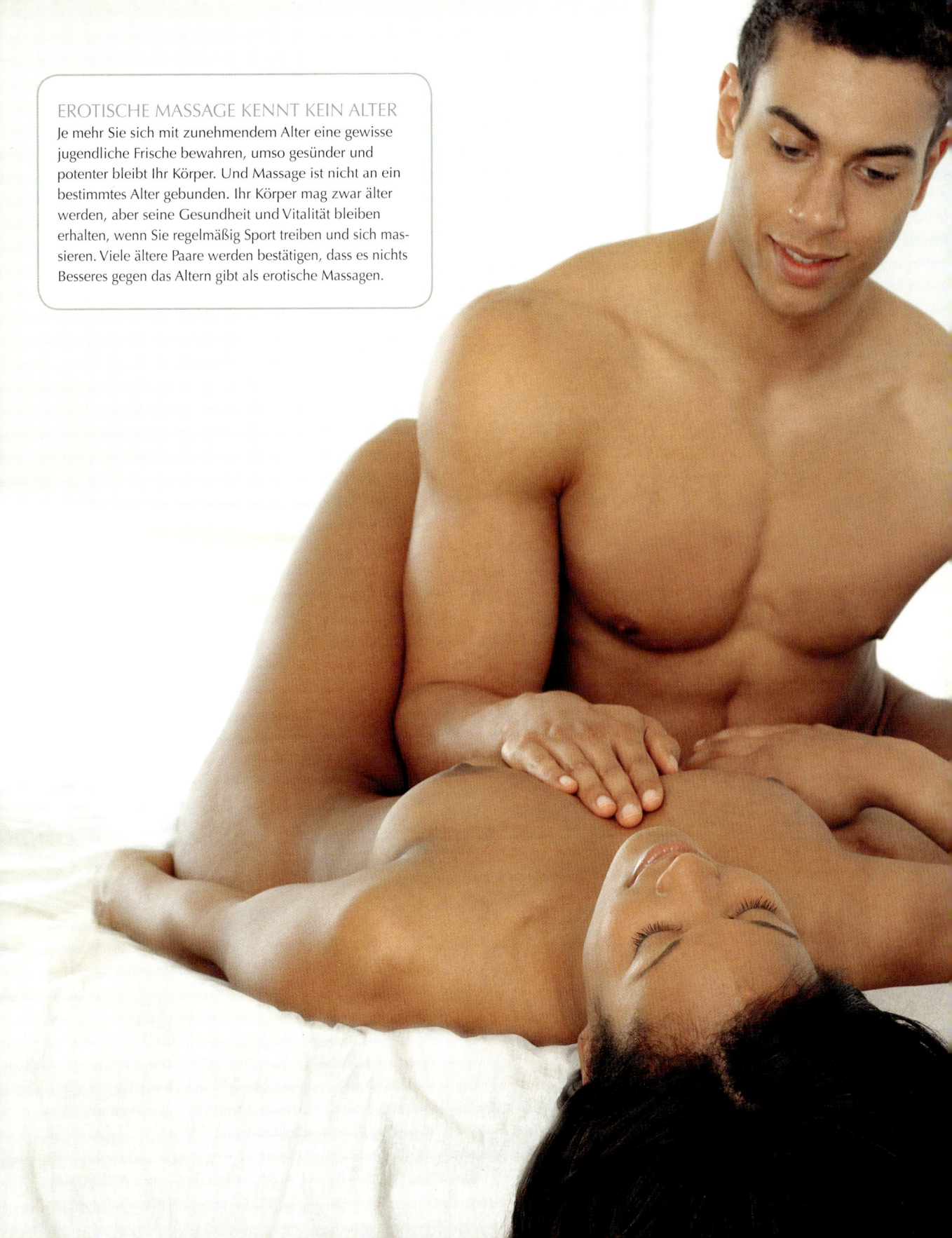

EROTISCHE MASSAGE KENNT KEIN ALTER

Je mehr Sie sich mit zunehmendem Alter eine gewisse jugendliche Frische bewahren, umso gesünder und potenter bleibt Ihr Körper. Und Massage ist nicht an ein bestimmtes Alter gebunden. Ihr Körper mag zwar älter werden, aber seine Gesundheit und Vitalität bleiben erhalten, wenn Sie regelmäßig Sport treiben und sich massieren. Viele ältere Paare werden bestätigen, dass es nichts Besseres gegen das Altern gibt als erotische Massagen.

HEMMUNGSLOSER GENUSS

Nehmen Sie sich die Freiheit, während der Intimmassage in Ihre eigene Fantasiewelt abzudriften. Nutzen Sie die Massage hemmungslos für sich selbst. Dabei entspannen sich Körper und Geist, und Sie werden die Berührungen Ihres Partners mit geschärfter Sensibilität wahrnehmen.

Lassen Sie Ihrer Fantasie freien Lauf, ohne sich nur auf Sexuelles zu beschränken. Sie können sich als gewaltig rollender Ozean mit mächtigen Tiefenströmungen erleben. Oder machen Sie einen Abstecher in den Dschungel, wo Sie sich als Amazonas durch Regenwälder und Ebenen schlängeln.

Sie können sich auch in Ihr Traumhaus und in ein Leben im Wohlstand versetzen. Stellen Sie sich vor, wie Sie ausgelassen im Garten Ihres Traumhauses tanzen; es steht auf Klippen hoch über dem Meer oder am Fuß Ihres Lieblingsberges. Im Zusammenspiel aus körperlichen Empfindungen, Emotionen und Fantasievorstellungen entstehen magische Kräfte, die Sie aus dem Alltag in eine glücklichere, sinnlichere Version Ihrer selbst entführen.

AUF DEN PARTNER EINGEHEN

Als Massierender sollten Sie sich vor allem viel Zeit lassen und stets dran denken, dass eine erotische, intime Massage kein bestimmtes Ziel anstrebt. Bleiben Sie im Augenblick, und drängen Sie Ihren Partner nicht zum Höhepunkt. Das gibt Ihrem Partner den Raum, sich ganz fallen zu lassen, zu vergessen, wo er ist und sich ganz der Lust hinzugeben. Fantasievorstellungen sind dabei hilfreich, also lassen Sie Ihrem Partner genügend Zeit, in andere Welten abzudriften.

Wenn Sie Ihren Partner gerne an Ihren Fantasien teilhaben lassen, bringen Sie es in die Massage ein! Rollenspiele (siehe Seite 170) machen beiden Spaß, und es lohnt sich, alles auszuprobieren, was Ihnen hilft, aus den Zwängen des Alltags in eine Welt freier Sinnlichkeit zu entkommen.

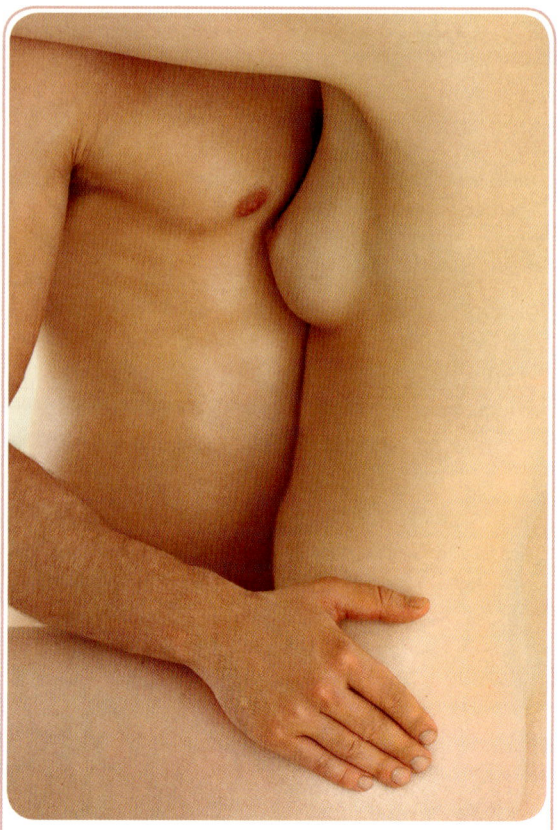

EROTISCHE GESCHICHTEN

Zuzuhören, wenn Ihr Partner Ihnen seine Fantasien erzählt, kann sehr erotisch sein, und Sie erfahren noch dazu eine Menge übereinander. Allein der Stimme Ihres Partners zuzuhören, erzeugt Nähe und kann Sie in eine erotische Stimmung versetzen.

1. Sie und Ihr Partner liegen bequem nebeneinander. Schlingen Sie die Arme und Beine umeinander. Streicheln Sie sich, wie es Ihnen gerade gefällt, damit Sie sich entspannen und verbunden fühlen.

2. Bestimmen Sie, wer beginnt. Erzählen Sie, was Ihnen gerade durch den Kopf geht, tun Sie sich keinen Zwang an, und scheuen Sie kein Risiko. Erotisches Verlangen kann die Fantasie beflügeln; Sie müssen es sich nur gestatten.

3. Nach ein paar Minuten unterbrechen Sie und lassen die Geschichte von Ihrem Partner weitererzählen. Gestatten Sie sich die kühnsten Einfälle, und haben Sie Spaß daran. Wechseln Sie sich regelmäßig ab.

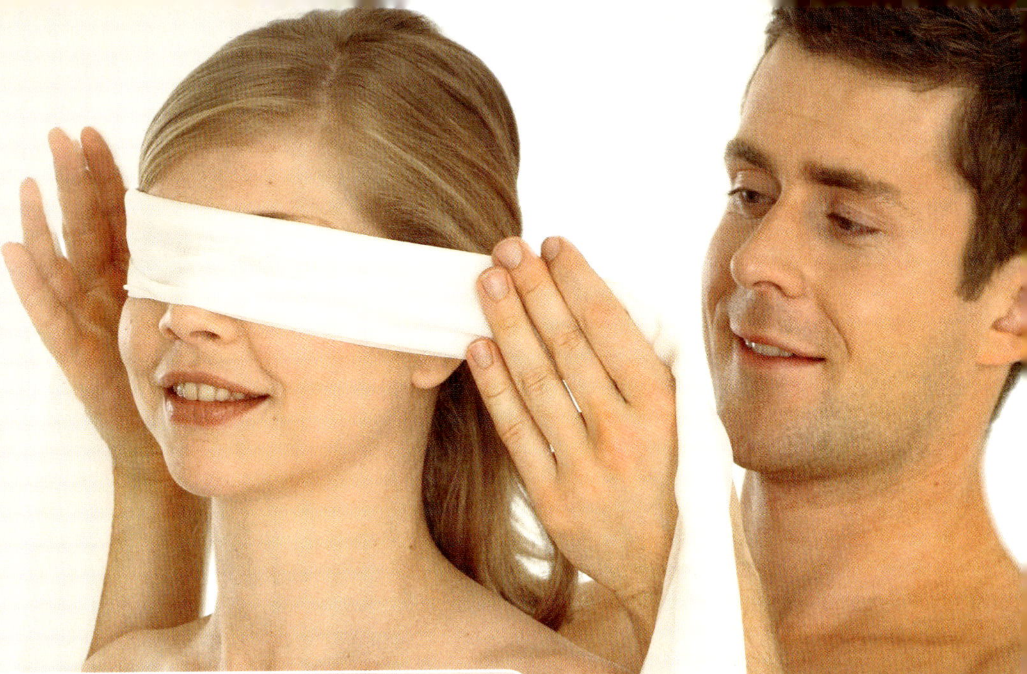

Die Fantasie anregen

Mit dieser Sinnlichkeits- und Fantasieübung erweitern Sie Ihren erotischen Horizont, indem Sie mit verschieden Materialien neue und unerwartete Empfindungen hervorrufen. Konzentrieren Sie sich mit viel Fantasie auf jede einzelne Berührung, und sehen Sie, wie intensiv-erotisch sich das anfühlt.

1 Sie liegen mit Ihrem Partner bequem nebeneinander. Wer als Erster massiert wird, bekommt die Augen verbunden.

2 Zuerst pusten Sie Ihre Partnerin überall an. Beginnen Sie an Ihrem Hals, und gehen Sie dann tiefer. Als Empfangende stellen Sie sich vor, eine frische Brise weht vom Meer herein, durchdringt Ihre Haut und weckt die Zellen Ihres Körpers.

3 Bedecken Sie den Körper Ihrer Partnerin überall mit kleinen Küssen. Als Empfangende stellen sie sich vor, Sie werden von Luftgeistern geküsst.

4 Streicheln Sie Ihre Partnerin mit Federn, manchmal aufreizend langsam, dann schnell über den ganzen Körper hinweg. Als Empfangende stellen Sie sich vor, Sie werden von Engelsflügeln gestreichelt, die ein heilendes Fluidum hinterlassen.

5 Gehen Sie mit einem Eiswürfel über Ihre Partnerin hinweg. Halten Sie an den Lippen, den Brustwarzen und den Genitalien inne. Als Empfangende stellen Sie sich vor, eine Gottheit streichelt Sie mit eiskalten Fingern, um Sie zu ekstatischer Glückseligkeit zu erwecken.

6 Ihre Partnerin dreht sich nun um, und Sie massieren ihren Rücken und die Beine. Als Empfangende stellen Sie sich vor, Ihr Körper schmilzt allmählich dahin.

7 Nun legen Sie sich still neben Ihre Partnerin. Als Empfangende stellen Sie sich eine gewisse Leichtigkeit vor, als ob Ihr Körper sich in reinen Geist verwandelt hätte.

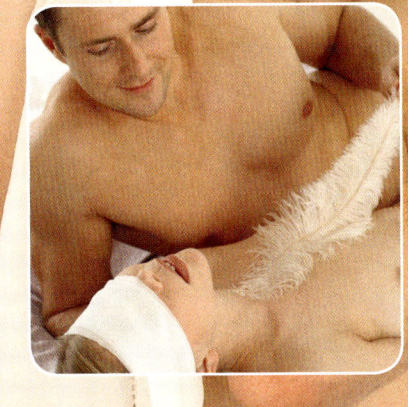

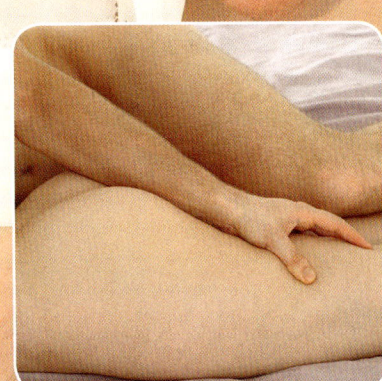

Massage & Rollenspiel

Bei einem Rollenspiel schlüpfen Sie für ein Fantasieszenario vorübergehend in eine andere Rolle. Sie können sich dadurch leichter auf Berührungen einstellen und etwas Neues ausprobieren; das kommt Ihrer erotischen Massage nur zugute. Rollenspiele machen Spaß und stärken das Gefühl von Nähe und Zusammengehörigkeit.

EIN ANDERER SEIN

In der Rolle zeigen Sie Aspekte von sich selbst, die normalerweise im Verborgenen bleiben. Den meisten von uns bleibt diese Erfahrung versagt, es sei denn, wir spielen Theater. Erotische Massage bietet die Gelegenheit, mit neuen Rollen zu experimentieren und intime Fantasien mit Ihrem Partner zu erkunden.

Die Chance, Ihr volles erotisches Potenzial zu erkunden, ist es wert, eine anfänglich eventuell vorhandene Befangenheit zu überwinden und Wünsche und Sehn-

süchte untereinander auszutauschen. Beginnen Sie mit einfachen Übungen wie den Berührungsspielen (siehe Seite 31), um sich dann Schritt für Schritt ambitionierteren Rollenspielszenarien zuzuwenden (siehe Seite 172).

Wir alle haben uns schon einmal danach gesehnt, »ein anderer« zu sein; erotische Massage eignet sich ganz besonders, mit diesen Wünschen und Fantasien zu spielen. Während der Massage tragen Sie keinerlei einschränkende Kleidung, also nutzen Sie die Gelegenheit, sich auch von einschränkenden Vorstellungen

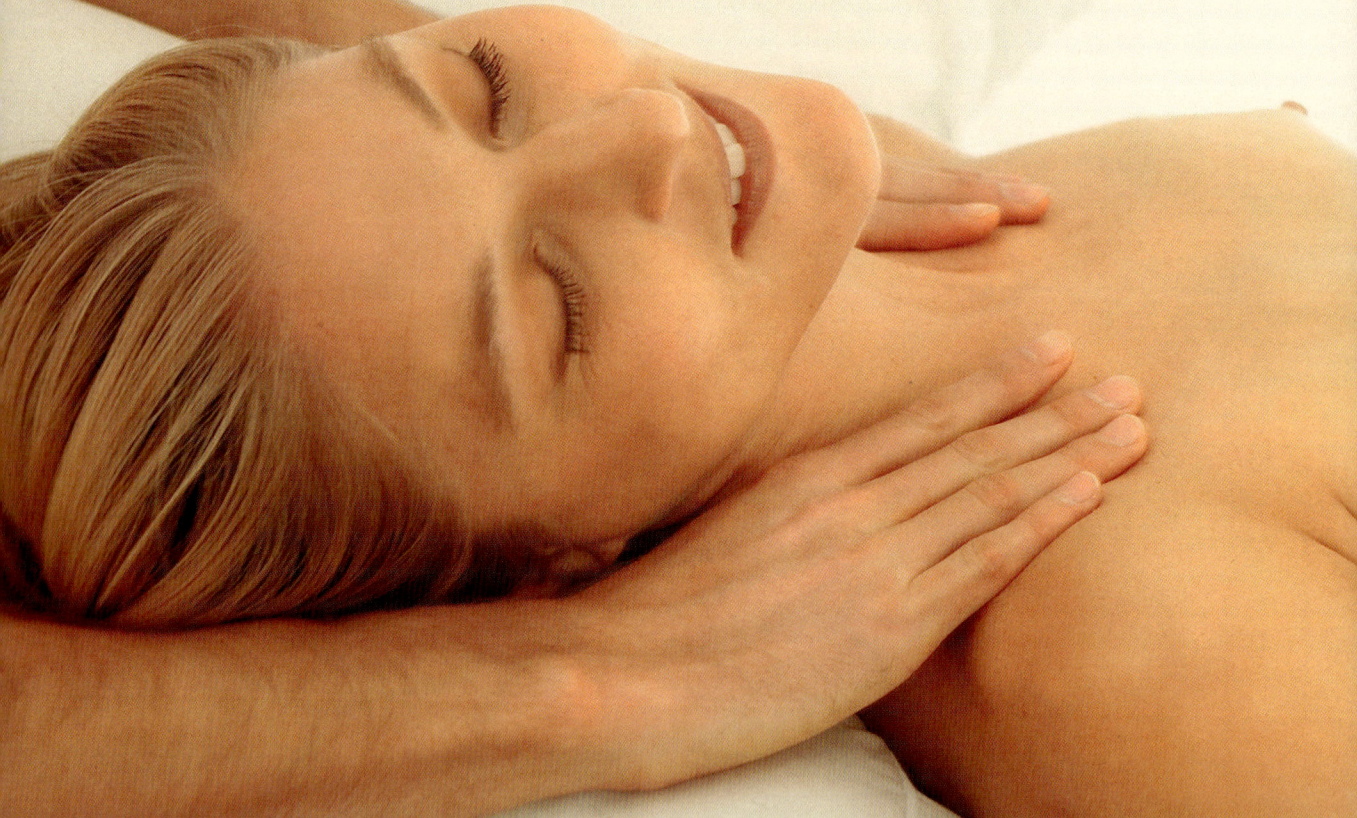

von sich – wer bin ich, was kann ich – zu befreien.
Schließen Sie während der Massage zumindest die
Augen, und nutzen Sie die Gelegenheit, sich vorzustel-
len, Sie wären jemand anders und wie dieser andere
auf erotische Berührungen reagiert.

DIE FANTASIE BEFREIEN

Die Fantasie ist eine einzigartige Gabe der Menschen.
Lassen Sie sich, wenn Sie sich erstmal die »Erlaubnis«
zum Rollenspiel gegeben haben, von innen heraus
leiten, welches Szenario Sie gerne ausprobieren würden.
Stellen Sie sich z.B. vor, Sie sind ein allseits verehrter
König, dem ein Mitglied Ihres Harems seine Huldigung
entgegenbringt, eine Ihnen bis dato unbekannte Frau,
die Ihnen gehört und Ihnen zu Gebote steht. Zeigen
Sie ihr eine Massage aus diesem Buch, die Sie gerne
bekommen möchten. Falls Sie eine Frau sind, haben Sie
vielleicht von einer Freundin als Geschenk einen Profi-
Masseur geschickt bekommen. Sie kennen ihn nicht,
aber Ihrer Freundin zufolge ist er der Mann mit dem
größten Sexappeal des Jahres, der in der Lage ist, seine
Kundinnen in den Wahnsinn zu treiben. Sagen Sie ihm,
wo und wie lange Sie massiert werden möchten. Es gibt
endlos viele Möglichkeiten.

DIE BEFREIENDE KRAFT DES LACHENS

Wenn Sie dabei lachen müssen, genießen Sie es!
Niemand verlangt, ein Rollenspiel ernst zu nehmen,
und Lachen belebt und verbindet. Lachen sollte ein
fester Bestandteil Ihres Lebens sein, und Spaß und
eine gewisse Leichtigkeit gehören zur Liebe und zur
Massage ebenso dazu. Sie tragen überdies dazu bei,
dass das Verlangen nach Sex nicht so schnell erlischt.
Sie signalisieren damit, dass Sie im Augenblick sind,
Ihr Ego (Ihre Befangenheit) abgelegt haben. Sie werden
sich beide entspannen und die Massage voll genießen.

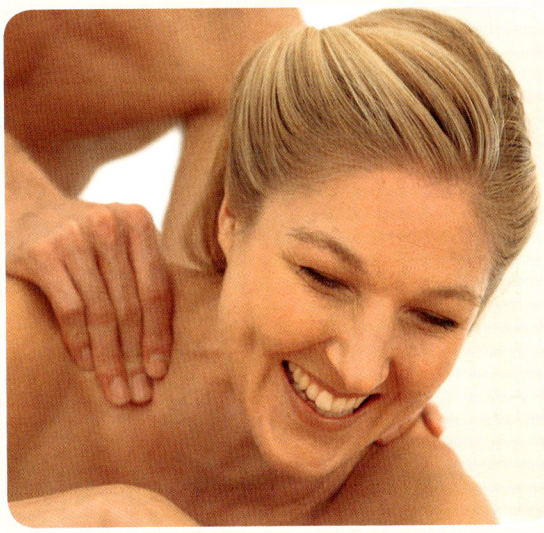

Sie werden sicher lachen müssen, wenn Sie Rollenspiele
ausprobieren, vor allem beim ersten Mal. Genau so soll es
sein; amüsieren und entspannen Sie sich.

ROLLENSPIEL-SZENARIOS

Diese Szenarien bringen Abwechslung in Ihr Massageprogramm. Sie können Ihnen als erotische Einstimmung dienen, aber im Laufe einer Massage auch als Hilfestellung präsent bleiben. Dies ist nur eine kleine Auswahl erotischer Rollenspiele. Lassen Sie sich davon inspirieren, und erfinden Sie selbst welche.

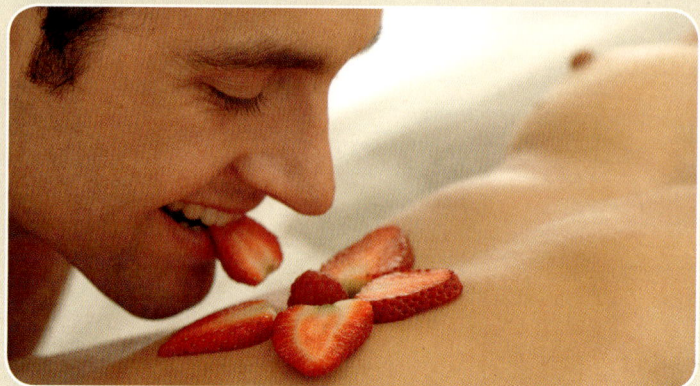

Nacktes Festbankett

Stellen Sie sich vor, einer von Ihnen ist ein Starkoch, der andere sein Gast. Der Koch hat ein Festmahl für seinen Gast vorbereitet. Legen Sie sich Häppchen auf die nackte Haut, an denen sich Ihr Gast gütlich tut. Verwöhnen Sie aber auch den Koch, um sich für das herrliche Essen zu bedanken.

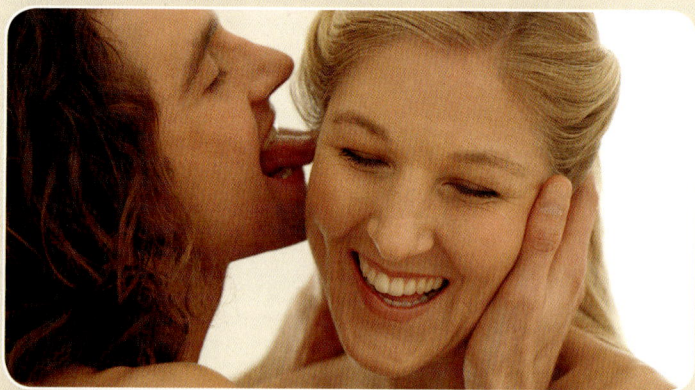

Der Clown

Sie wurden als Clown angeheuert, um Ihre Auftraggeberin zu unterhalten, denn Lachen trägt bekanntlich dazu bei, die sexuelle Energie in Fluss zu bringen. Seien Sie richtig albern! Stecken Sie Ihrer Partnerin die Zunge ins Ohr, oder knabbern Sie plötzlich an ihrem Hals. Und kitzeln Sie sie immer wieder, wenn sie darauf steht.

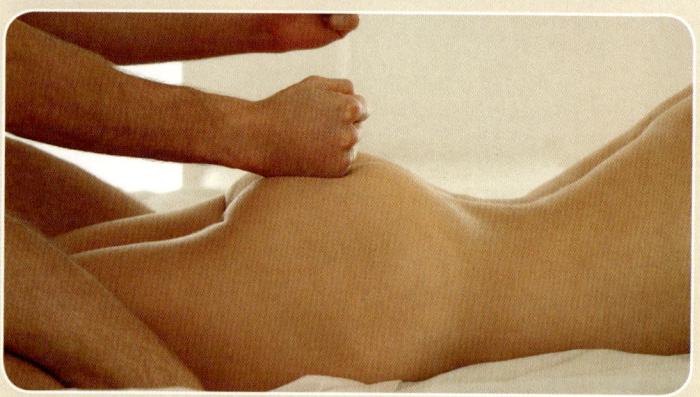

Der Musiker

Sie sind ein berühmter Musiker, und Ihr Instrument ist der nackte Körper. Es ist eine große Ehre, von Ihnen »bespielt« zu werden. Ihre Partnerin wird also zu Ihrem Instrument. Trommeln Sie sanfte Rhythmen auf ihrem Körper, und zaubern Sie verführerische Melodien auf der Haut. Dieses Rollenspiel macht Spaß und wirkt energetisierend auf beide Partner.

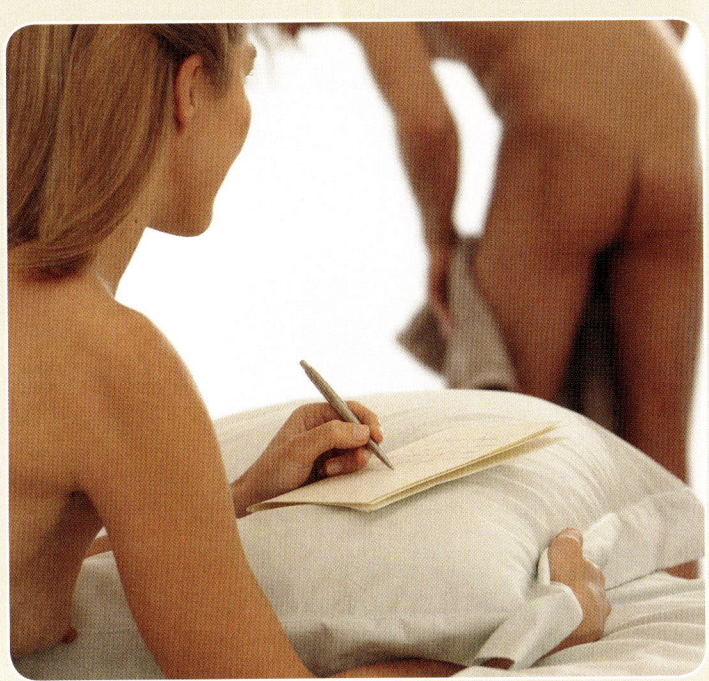

Die Muse

Stellen Sie sich vor, Sie sind eine Dichterin, die ihre »Muse« gefunden hat. Betrachten Sie den nackten Körper Ihres Partners, und überlassen Sie sich einer Art Bewusstseinsstrom, aus dem heraus Sie ein Gedicht als eine Art Ode auf seine Schönheit verfassen. Danach massieren Sie Ihren Partner als Dank für seine Inspiration. Sie können das Gedicht während oder nach der Massage rezitieren.

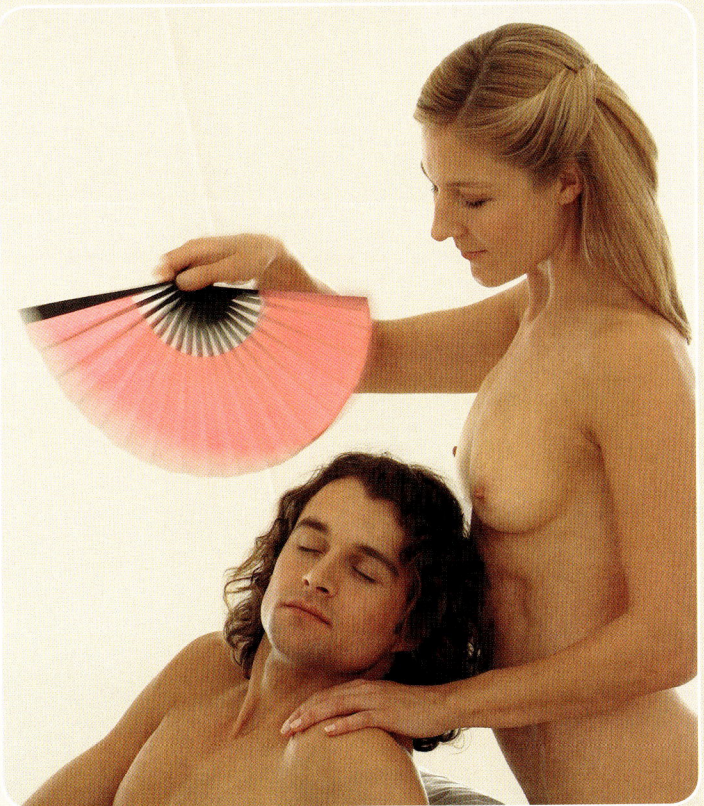

Herrscher und Diener

Das Herrscher-Diener-Spiel ist hocherotisch, und beide Rollen haben ihren Reiz. Liebesdienste von einem gehorsamen Diener zu verlangen, verleiht Macht, und Macht ist bekanntlich sexy. Ebenso erotisierend kann es sein, die Kontrolle abzugeben und Befehle erteilt zu bekommen. Der Herrscher bestimmt, welche Massage er haben möchte, der Diener führt den Befehl unverzüglich und ohne Widerrede aus. Nach einer zuvor vereinbarten Frist erfolgt ein Rollentausch.

Dominanz &
Unterwerfung in der Massage

Elemente von Bondage & Discipline, Sadism & Masochism (BDSM) haben in der erotischen Massage durchaus ihren Platz. Durch die unterschiedliche Rollenverteilung ist diese erotische Spielart sogar ideal geeignet, um eine Massage aufzupeppen, denn die Rolle des Gebenden bzw. des Empfangenden erhält dadurch schärfere Konturen.

DIE KONTROLLE HABEN

Dominanz und Unterwerfung ist Teil jeder Massage, weil immer einer der Gebende, der andere der Empfangende ist, nur tritt diese Art der Rollenverteilung durch BDSM deutlicher hervor. Im Gegensatz zu einer weit verbreiteten Meinung geht es bei BDSM nicht darum, jemandem Schmerzen zuzufügen oder etwas zu tun, was der andere nicht will. Wenn beide Partner einander vertrauen, sich lieben und achten, kann der Akt der Unterwerfung als wahre Befreiung erlebt werden und dazu beitragen, Hemmungen zu überwinden und Neues auszuprobieren. Wenn Sie sonst bei der Massage und auch in der Liebe eher zurückhaltend sind, kann die Rolle des Dominierenden von unglaublicher Wirkung auf Sie sein und Sie aktiver machen.

GRUNDREGELN VEREINBAREN

Dominanz und Unterwerfung ist ein Spiel, das gegenseitiges Einvernehmen voraussetzt. Wenn Sie und Ihr Partner ein bestimmtes Szenario umsetzen, müssen Sie

Ihre Rollen und Grenzen vorher festlegen. Einigen Sie sich vor Beginn auf einen Sicherheitscode. Wenn das Codewort fällt, heißt das, dass Sie sofort aufhören und nur mit der ausdrücklichen Zustimmung Ihres Partners weitermachen. Falls Sie Neulinge auf diesem Gebiet und Ihre Rollen noch nicht klar verteilt sind, ist es gut, wenn beide eine derartige »Reißleine« haben. Einigen Sie sich auf ein beliebiges Wort oder ein eindeutiges Handzeichen. »Aufhören« ist nur bedingt geeignet, da Sie das während der Massage vielleicht auch nur so zum Spaß sagen möchten. »Frosch« oder »Stuhl« wären geeignet, oder legen Sie die Hand auf den Kopf.

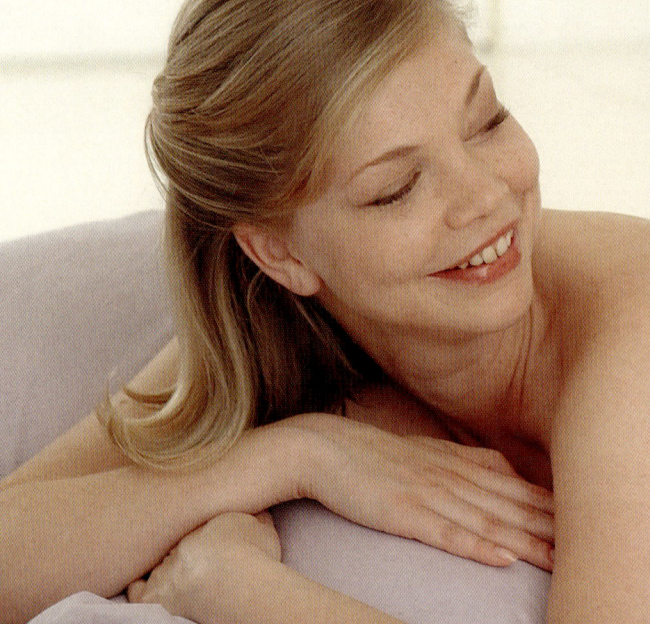

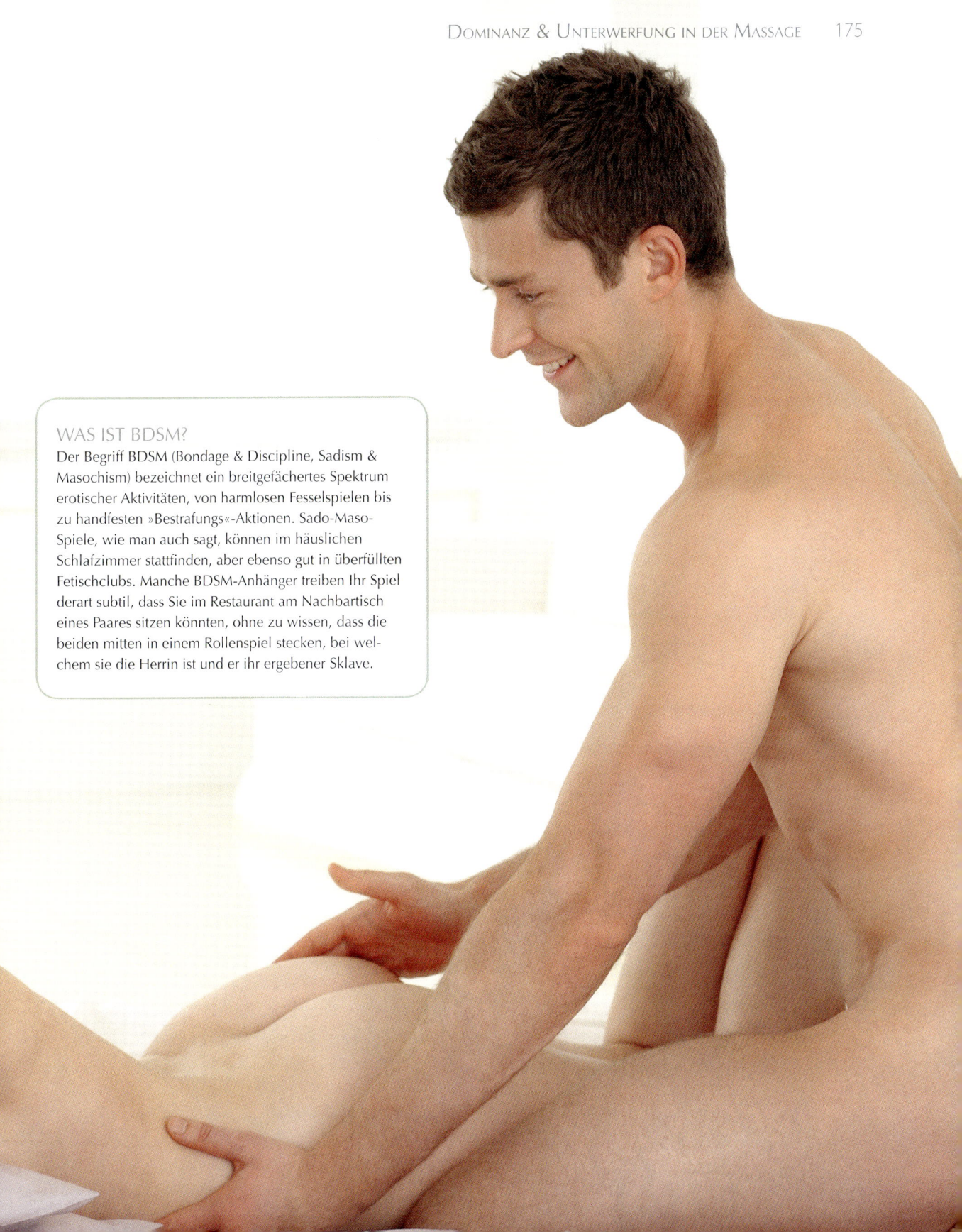

WAS IST BDSM?

Der Begriff BDSM (Bondage & Discipline, Sadism & Masochism) bezeichnet ein breitgefächertes Spektrum erotischer Aktivitäten, von harmlosen Fesselspielen bis zu handfesten »Bestrafungs«-Aktionen. Sado-Maso-Spiele, wie man auch sagt, können im häuslichen Schlafzimmer stattfinden, aber ebenso gut in überfüllten Fetischclubs. Manche BDSM-Anhänger treiben Ihr Spiel derart subtil, dass Sie im Restaurant am Nachbartisch eines Paares sitzen könnten, ohne zu wissen, dass die beiden mitten in einem Rollenspiel stecken, bei welchem sie die Herrin ist und er ihr ergebener Sklave.

SCHMERZEN UND LUST

Es besteht ein großer Unterschied zwischen den Schmerzen infolge von Verletzung oder Krankheit und jenem hart an der Grenze verlaufenden Schmerz, der immer mehr gesteigert und einem willigen Opfer einfühlsam-leidenschaftlich und aus Liebe zugefügt wird. Letzterer hat die Qualität ritualisierter Hingabe. Lust und Schmerz liegen sehr nahe beieinander, wenn Sie, in einem Zustand leidenschaftlicher Ekstase und ihrem Herrn hilflos ausgeliefert, besinnungslos zwischen beiden hin und her pendeln. Versuchen Sie langsam herauszufinden, welches Maß an Schmerzen Ihr Partner verträgt, indem Sie die Intensität behutsam in kleinen Dosen steigern. Beginnen Sie mit leichten Klapsen auf den Po. Gehen Sie Ihrem Partner mit einer mehrschwänzigen Lederpeitsche oder einer Reitgerte sanft über die Haut, und probieren Sie dann erst leichte Schläge. Achten Sie genau darauf, wie Ihr Partner reagiert. Kombinieren Sie das Element Schmerz mit Streicheleinheiten und zärtlichen Küssen. Dieser Wechsel erhöht die Sensibilität der Haut noch mehr.

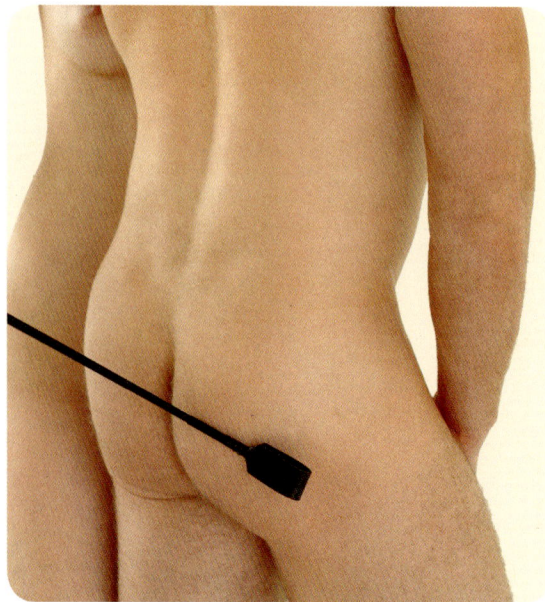

Verwenden Sie Requisiten wie eine Reitgerte, um Ihren Partner mit einem spielerischen Klaps zu überraschen, und um Ihre Massage spannender zu machen.

DIE KONTROLLE BEWAHREN

Nehmen Sie unmittelbar vor derartigen Spielen weder Alkohol noch Drogen zu sich. Rauschzustände jeglicher Art setzen die Empfindungsfähigkeit herab und können zu einem gefährlichen Kontrollverlust führen. In die Rolle des Meisters bzw. des Sklaven zu schlüpfen, beinhaltet an und für sich schon einen Kick, und Sie werden feststellen, dass Sie sich auch ohne zusätzliche Stimulanzien in diese Erfahrung hineinbegeben können.

FESSELN UND AUGENBINDEN

Durch die Verwendung von Fesseln und Augenbinden bekommt der dominante Partner die Kontrolle über den Gesichtssinn und die Bewegungsfreiheit des unterworfenen Partners. Wenn das alles noch neu für Sie ist, beginnen Sie erst einmal damit, Ihrem Partner die Augen zu verbinden. Wenn Sie beide etwas damit anfangen können, binden Sie Ihrem Partner zusätzlich mit einem Schal den Mund zu. Beides zusammen steigert die erotische Intensität, da einer der beiden Partner das Sagen hat und der andere ihm ohne Einspruchsmöglichkeit folgen muss, ohne zu wissen, was als Nächstes kommt.

Für Bondage können Sie Seidenschals oder ein Seil verwenden. Dadurch weisen Sie Ihrem Partner unzweifelhaft die devote Rolle zu, doch sind Seidenschals oder Seile auf der Haut auch ein neue sinnliche Erfahrung. Besorgen Sie echtes Bondage-Seil aus dem Sexshop, wenn Sie ein Seil verwenden möchten. Es ist weicher und schürft die Haut nicht auf.

Der Umgang mit Seilen kann sehr kreativ sein und letztlich wie eine Art Performance stattfinden. Lassen Sie sich richtig Zeit, und wickeln und schlingen Sie die Seile zu einem dekorativen Muster. Halten Sie mehr Seile parat, als Sie eigentlich bräuchten. Winden Sie ein Korsett um ihren Bauch und ihre Brüste. Schlingen Sie das Seil mehrfach um ihre Handgelenke, sodass ein dicker Wulst zwischen den Händen entsteht. Achten Sie darauf, dass es nicht zu fest wird, wenn Sie fertig sind, massieren Sie Ihren gefesselten Partner so, wie es beiden gefällt.

BDSM-Massage

In diesem Spiel übernimmt einer von Ihnen die dominante Rolle, der andere die devote. Der dominante Partner bestimmt die Art der Massage. Sie könnten in die Rolle eines Profimasseurs schlüpfen und fachkundig sowohl angenehme wie schmerzhafte Gefühle bewirken.

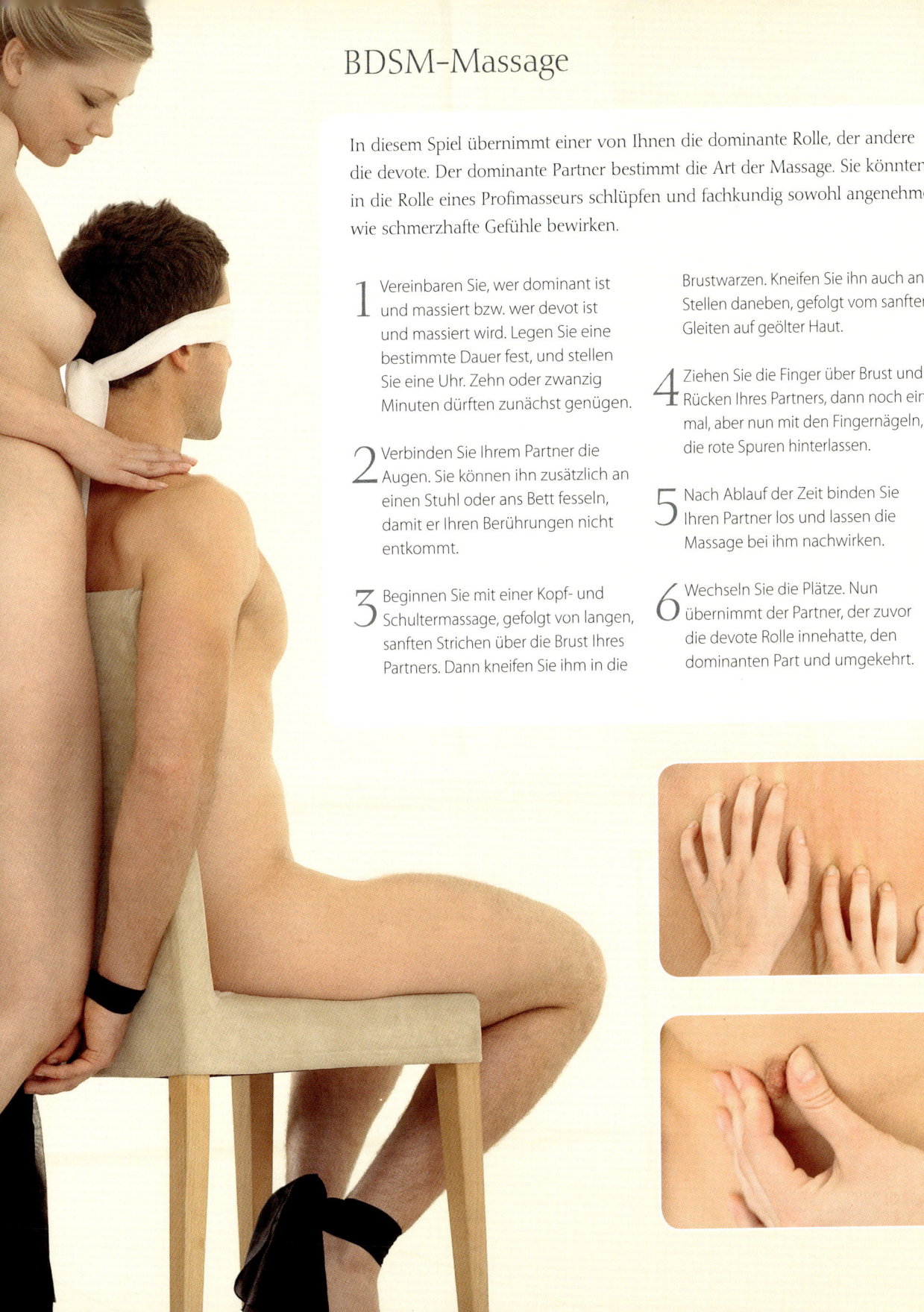

1 Vereinbaren Sie, wer dominant ist und massiert bzw. wer devot ist und massiert wird. Legen Sie eine bestimmte Dauer fest, und stellen Sie eine Uhr. Zehn oder zwanzig Minuten dürften zunächst genügen.

2 Verbinden Sie Ihrem Partner die Augen. Sie können ihn zusätzlich an einen Stuhl oder ans Bett fesseln, damit er Ihren Berührungen nicht entkommt.

3 Beginnen Sie mit einer Kopf- und Schultermassage, gefolgt von langen, sanften Strichen über die Brust Ihres Partners. Dann kneifen Sie ihm in die Brustwarzen. Kneifen Sie ihn auch an Stellen daneben, gefolgt vom sanften Gleiten auf geölter Haut.

4 Ziehen Sie die Finger über Brust und Rücken Ihres Partners, dann noch einmal, aber nun mit den Fingernägeln, die rote Spuren hinterlassen.

5 Nach Ablauf der Zeit binden Sie Ihren Partner los und lassen die Massage bei ihm nachwirken.

6 Wechseln Sie die Plätze. Nun übernimmt der Partner, der zuvor die devote Rolle innehatte, den dominanten Part und umgekehrt.

8 Tantra-Massage

Wir neigen zwar dazu, sexuelle Erregung als körperliche Reaktion zu betrachten, jedoch geht alle Erotik vom Kopf aus. Indem Sie überraschende, spaßige und fantasievolle Wendungen in Ihre Massage einbringen, können Sie völlig neue erotische Erfahrungen machen.

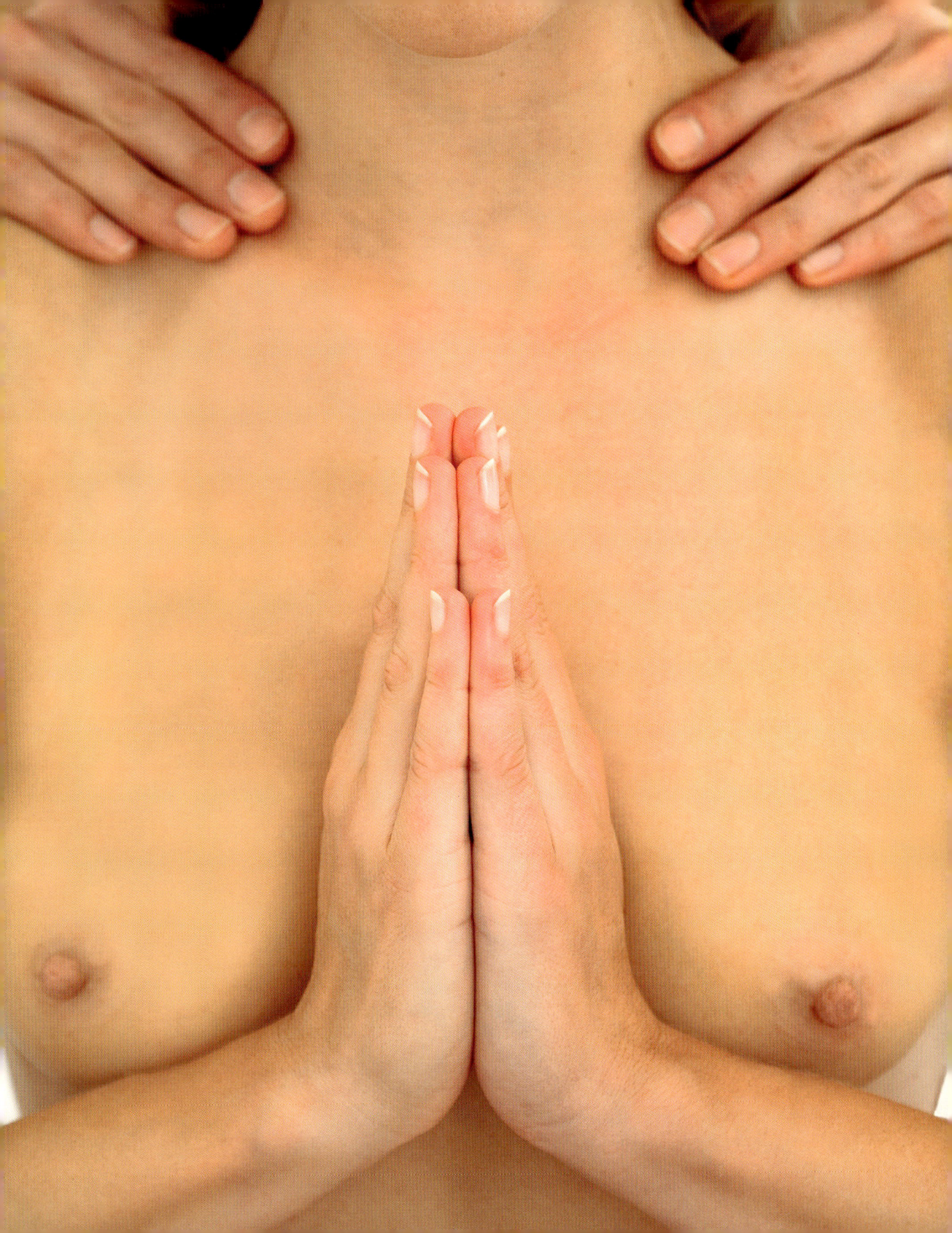

Grundlagen des Tantra

Tantra ist eine leicht erlernbare Methode zur Erlangung körperlicher und geistiger Gesundheit. Eine tantrische Lebensweise bringt Sie in Kontakt zu Ihrem Körper und Ihrem Geist, Ihnen wird bewusst, was Sie wirklich brauchen und was Ihnen das Gefühl gibt, lebendig zu sein. Tantra-Massage fördert die Verbundenheit.

WAS IST TANTRA?

Tantra ist eine altindische, auch heute noch aktuelle Lebensphilosophie. Tantra lehrt Sie, in Kontakt mit Ihrem Körper zu kommen, und berücksichtigt Ihre körperlichen und emotionalen Wünsche und Bedürfnisse. Tantra lässt Sie Ihre innere Balance und Harmonie finden sowie neue Wege zur Bewältigung Ihres Alltags. Tantra-Massage kann sehr erotisch sein; sie nutzt die Sinnlichkeit des Körpers, um Sie in geistig-spirituelle Welten zu entführen.

Sexuelle Energie hat im Tantra die Funktion, den Körper zu heilen und den Zugang zu einem höheren Bewusstsein zu eröffnen. Tantra gilt auch als Schnellspur auf dem Weg zur Erleuchtung, da die relativ simplen Methoden in kurzer Zeit zu tiefer geistiger, körperlicher und seelischer Verbundenheit führen. Die wiederum bewirkt mehr Intimität bei der Massage und dem Liebesspiel.

Tantra-Massage lässt Sie Ihren Körper intensiver und bewusster wahrnehmen. Das kann dazu führen, dass Sie sich gesünder ernähren, Ihre Schlafgewohnheiten verbessern und auch sonst achtsamer mit sich umgehen. Das kann ohne Anstrengung geschehen; je mehr Sie auf sich schauen, umso mehr möchten Sie, dass es Ihnen gut geht. Letztlich bedeutet das, dass Sie positiv denken und auch Ihre Beziehung sich verbessert. Tantra-Massage lässt Sie eine neue Dimension der Lust erleben; statt wie bisher zielstrebig Orgasmus und Ejakulation anzusteuern, lernen Sie, auf den Wellen der Ekstase zu reiten und so den erotischen Augenblick intensiver wahrzunehmen.

SHIVA UND SHAKTI WERDEN

Shiva war der spirituelle Lehrmeister, der zusammen mit seiner Gemahlin Shakti vor etwa 5000 Jahren erstmals Tantra praktizierte. Der Mann wird im Tantra zuweilen als Shiva bezeichnet, um auszudrücken, dass er das universelle männliche Prinzip verkörpert. Entsprechend dazu wird die Frau Shakti genannt. Shiva kommen männliche oder Yang-Eigenschaften wie Zielstrebigkeit zu, Shakti verkörpert Yin-Eigenschaften wie Liebe und Mitgefühl.

Dem Tantra zufolge sind Anteile von beidem in jedem Menschen, und wenn diese Elemente zueinanderfinden, bereichern und energetisieren Sie einander. Die Vereinigung der Energien von Mann und Frau führt zu einer gewaltigen Entladung, und erst die Verschmelzung von Männlichem und Weiblichem bringt Leben hervor. Diese wunderbare Energie in die Massage einzubringen, bedeutet eine wahrhaft erotische Erfahrung.

EINEN TANTRISCHEN RAUM SCHAFFEN

Ein schön gestalteter Raum kann Ihnen helfen, sich auf die Tantra-Massage einzustimmen. Sie können Ihr Schlafzimmer oder einen eigenen Raum entsprechend einrichten. Entfernen Sie störende Dinge wie etwa den Fernseher oder Arbeit. Stimmungsvolle Beleuchtung, z.B. Kerzenlicht, schafft eine ruhige und romantische Atmosphäre. Wählen Sie sinnlich ansprechende Materialien für die Decken, Kissen und Überwürfe; sie lassen den Raum warm, behaglich und einladend erscheinen. Traditionelle tantrische Farben sind rot, gelb und orange.

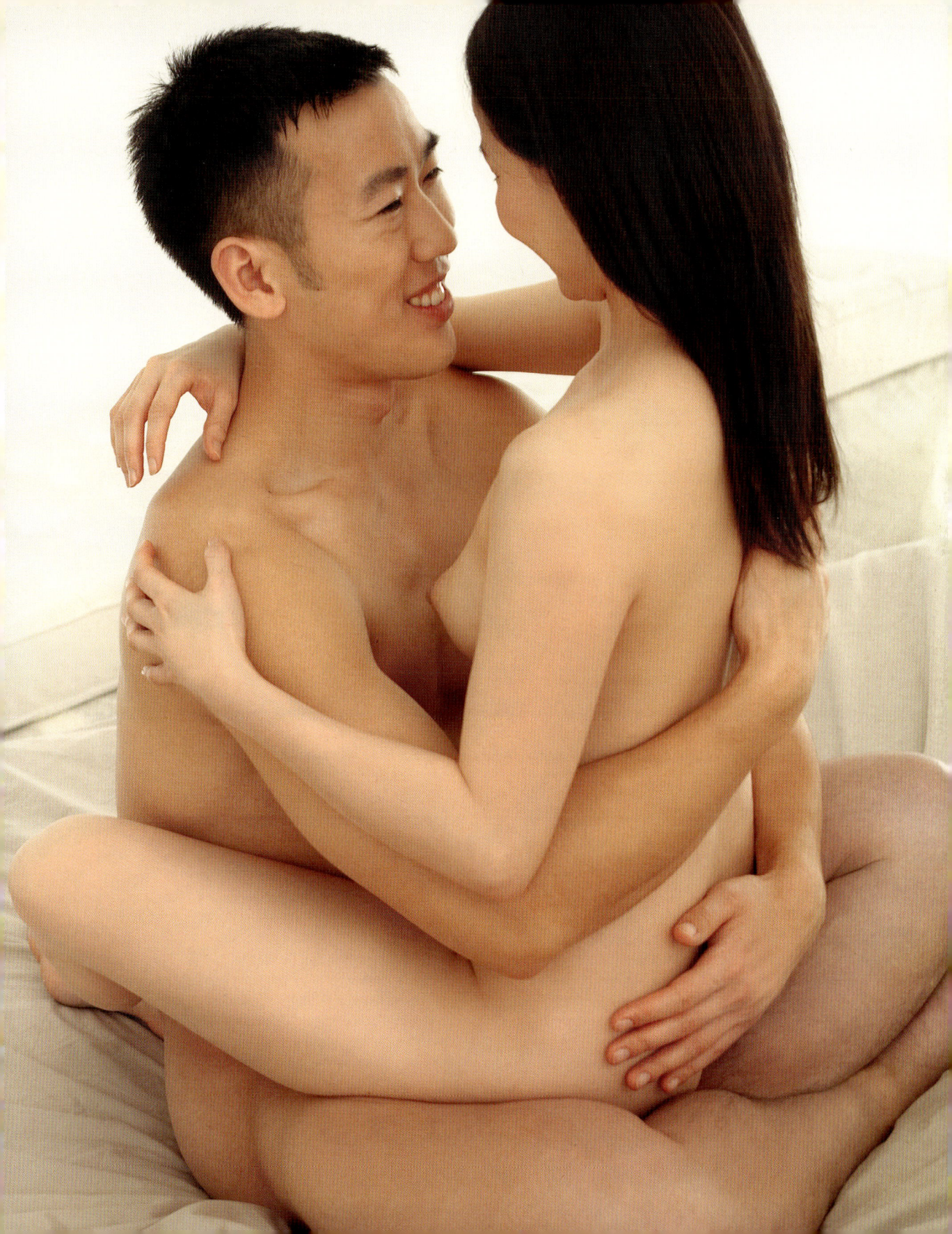

Rituale in der Massage

Tantra-Massage beinhaltet die meditativen Praktiken und Rituale des Tantra; die Massage selbst wird somit zu einem andächtigen Ritual, welches Körper, Seele und Geist ehrt. Rituale als Bestandteil Ihrer erotischen Massage vertiefen Ihre Erfahrung, indem Ihre körperlichen Empfindungen auf eine spirituelle Ebene gebracht werden.

TANTRA-MASSAGE

Charakteristisch für die Tantra-Massage ist der Wechsel zwischen dynamischer Aktivität, wie etwa Massage und Bewegung, und friedvollen Ruhephasen. Dahinter steht die Idee, Ihre physische Natur zu transzendieren, indem Sie Ihren Körper, den Geist und Ihre aktuellen Empfindungen bewusst wahrnehmen. Die erotische Massage bietet Ihnen dazu einen geschützten und sicheren Rahmen. Letztendlich fühlen Sie sich dadurch auf spirituelle Weise verbunden. Richten Sie Ihre Aufmerksamkeit auf Ihre erotischen Empfindungen während der Massage, und lösen Sie sich von jeglicher kopfgesteuerten Orgasmusfixiertheit. Versinken Sie vollständig im Augenblick. Die rituellen Elemente helfen Ihnen, sich auf den Augenblick zu konzentrieren, weil Sie von vornherein wissen, was als Nächstes kommt. Sie werden staunen, dass die hier gezeigten Rituale praktisch von selbst wirken, ohne dass Sie etwas forcieren müssten.

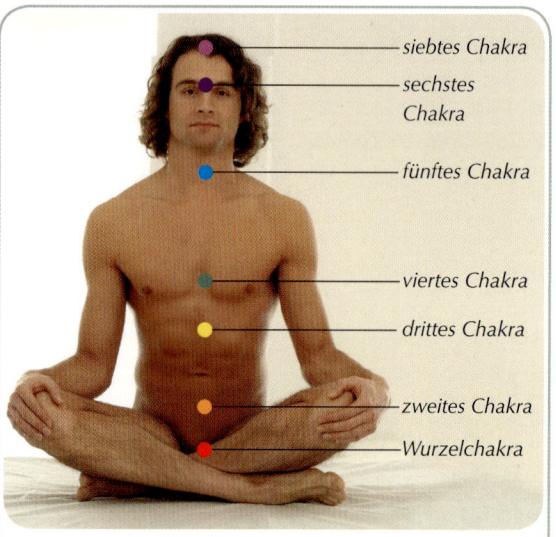

siebtes Chakra
sechstes Chakra
fünftes Chakra
viertes Chakra
drittes Chakra
zweites Chakra
Wurzelchakra

DIE CHAKREN

Tantra-Massage arbeitet mit den Chakren, den Energiewirbeln in Ihrem Körper, durch die Energie ein- und austritt. Wenn Ihre Chakren im Gleichgewicht sind, fühlen Sie sich insgesamt wohl. Sind sie auf das Chakrensystem Ihres Partners ausgerichtet, spüren Sie beide, wie gut Ihnen das auf körperlicher und spiritueller Ebene tut. Tantra-Massage zielt darauf ab, die Chakren »wecken«, sodass Sie sich energetisiert und lebendig fühlen.

Tantra arbeitet mit den sieben Hauptchakren.
Siebtes Chakra: Glückseligkeit, Vollendung
Sechstes Chakra: Intuition, Geisteskraft
Fünftes Chakra: Kreativität, Ausdruck
Viertes Chakra: Liebe, Heiligkeit
Drittes Chakra: Willenskraft, Selbstvertrauen, Persönlichkeit
Zweites Chakra: Emotionen, Sinnlichkeit, Gefühle
Wurzelchakra: Sexualität, Lust, Überlebenstrieb

ANFANGS- UND SCHLUSSRITUAL

Vor jeder tantrischen Übung (auch »Meditation« genannt) ist es üblich, ein Anfangsritual, das »Namaste«, zu vollziehen, um den Beginn der Meditation zu markieren. Am Ende wird dasselbe Ritual ausgeführt, um die Meditation zu beschließen. »Namaste« bedeutet »Ich verneige mich vor dem Gott in dir« oder »Ich ehre das Göttliche in dir«.

Sie sitzen oder knien voreinander, die Hände zum Gebet gefaltet. Schließen Sie die Augen, verneigen Sie sich, und sagen Sie: »Namaste.«

Massage der positiven Pole

Diese Massage konzentriert sich auf die als »positive Pole« bezeichneten Chakren, die wie die Enden einer Batterie funktionieren, um sexuelle Energie auszusenden und zu empfangen. Bei der Massage laden Sie die Pole auf.

1 Der Mann liegt auf dem Rücken. Die Frau massiert seinen gesamten Beckenbereich, einschließlich der Genitalien (siehe Genitalmassage, S: 122–127). Bringen Sie ihn nicht zum Orgasmus, sondern halten Sie die erzeugte Energie in seinem Körper.

2 Massieren Sie seinen Oberbauch, Sonnengeflecht (drittes Chakra) und den unteren Brustkorb. Verwenden Sie genügend Öl, um geschmeidig zu gleiten.

3 Massieren Sie seinen Nacken, einschließlich Hals (fünftes Chakra), Schultern und Schlüsselbein. Massieren Sie den Hals vorsichtig mit den Fingerspitzen.

4 Legen Sie die eine Hand oben auf den Kopf Ihres Partners, die andere auf seine Genitalien. Sein Körper wird von sexueller Energie durchströmt.

5 Tauschen Sie die Plätze. Der Mann massiert ihren Unterbauch (zweites Chakra), unter anderem langsam im Uhrzeigersinn kreisend.

6 Massieren Sie Brüste und den gesamten Brustbereich Ihrer Partnerin einschließlich der Herzgegend.

7 Legen Sie einen Finger auf den Nasenrücken Ihrer Partnerin. Gleiten Sie langsam und sanft nach oben zum Haaransatz, um ihr sechstes Chakra zu massieren.

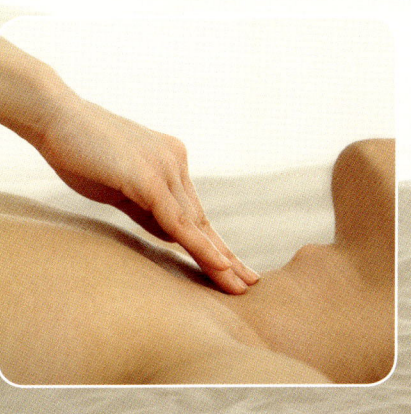

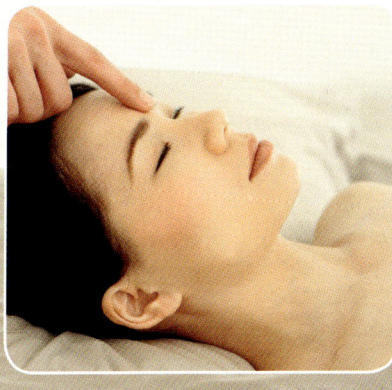

Energie-Verschmelzungs-Massage

Tantra zufolge sind unsere Körper bioelektrische Systeme, wobei wir alle als Teil unseres Planeten miteinander verbunden sind. Wir sind von Natur aus dazu in der Lage, unsere Energie mit der eines anderen zu »mischen«. Diese Massage lässt Sie dieses Phänomen erfahren. Im Anschluss daran werden Sie sich wirklich verbunden fühlen.

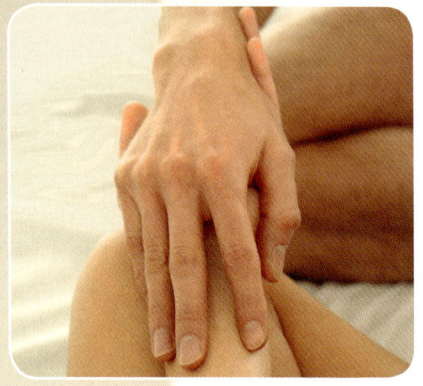

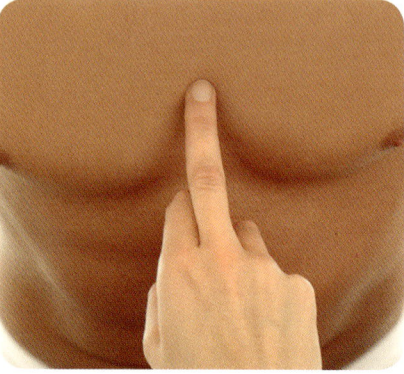

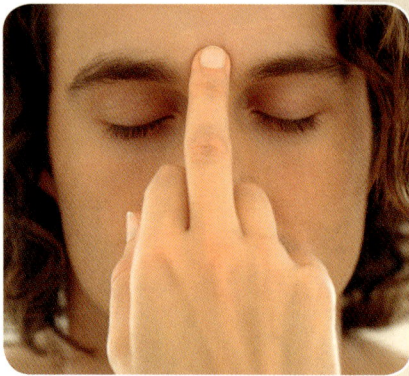

1 Das System wecken
Sie sitzen einander gegenüber, die Handflächen aneinander und die Finger am Handgelenk des Partners. Schließen Sie die Augen, und nehmen Sie Ihren Atem und Ihre Gefühle bewusst wahr. Mindestens fünf Minuten.

2 Herzresonanz schaffen
Legen Sie den Mittelfinger der rechten Hand an das Herzchakra (siehe oben) Ihres Partners. Ihr Partner macht dasselbe bei Ihnen. Mindestens drei Minuten. Das schafft einen Energiefluss zwischen Ihnen beiden.

3 Verbundenheit schaffen
Legen Sie den Mittelfinger der rechten Hand auf die Mitte der Stirn (das »dritte Auge«) Ihres Partners. Ihr Partner macht dasselbe bei Ihnen. Dabei halten Sie die Augen geschlossen. Mindestens drei Minuten.

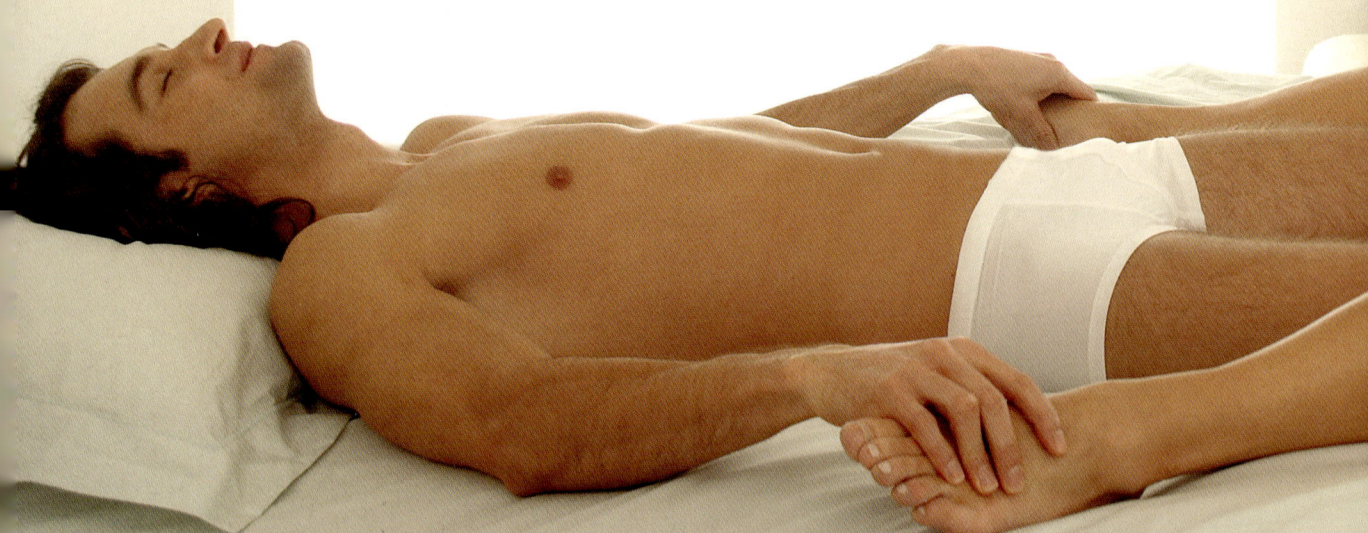

Indem Sie Ihre Chakren gleichzeitig mit den Fingern berühren, öffnen Sie einen Weg zu emotionaler Verbundenheit und intuitiver Wahrnehmung. Klingt mysteriös, aber versuchen Sie's; viele sagen, Sie fühlen hinterher mehr Nähe und Einklang mit Ihrem Partner. Diese Intimität können Sie dann in Ihre erotische Massage einbringen.

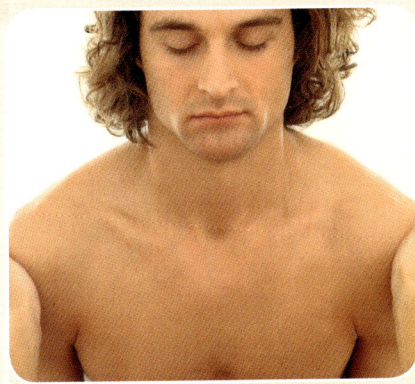

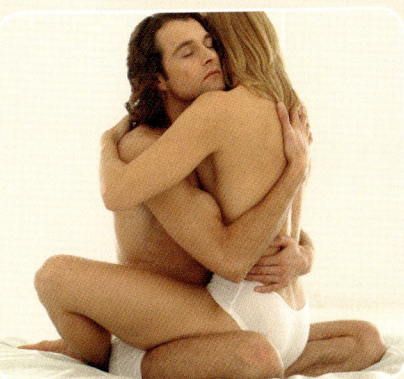

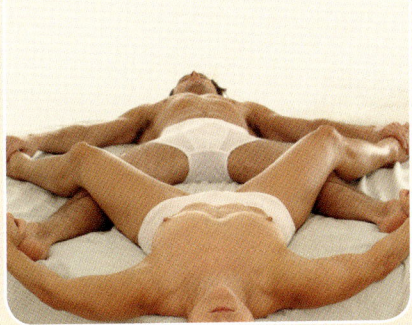

4 Wechselndes Streicheln
Verwöhnen Sie einander abwechselnd mit Streicheleinheiten. Mindestens fünf Minuten. Der Partner, der gestreichelt wird, sitzt ruhig da und lässt es geschehen.

5 Yabyum-Position
Der Mann sitzt mit gekreuzten Beinen im Lotussitz. Die Frau setzt sich auf seinen Schoß und schlingt die Beine um ihn. Sie können die Augen offen oder geschlossen haben. Verweilen Sie mindestens fünf Minuten in dieser Ruhestellung.

6 Stern-Position
Sie liegen beide auf dem Rücken, wobei Ihre Hände die Füße des Partners berühren. Bleiben Sie mindestens fünf Minuten lang so liegen. Die Position erdet Sie. Beenden Sie die Meditation mit dem Namaste-Gruß.

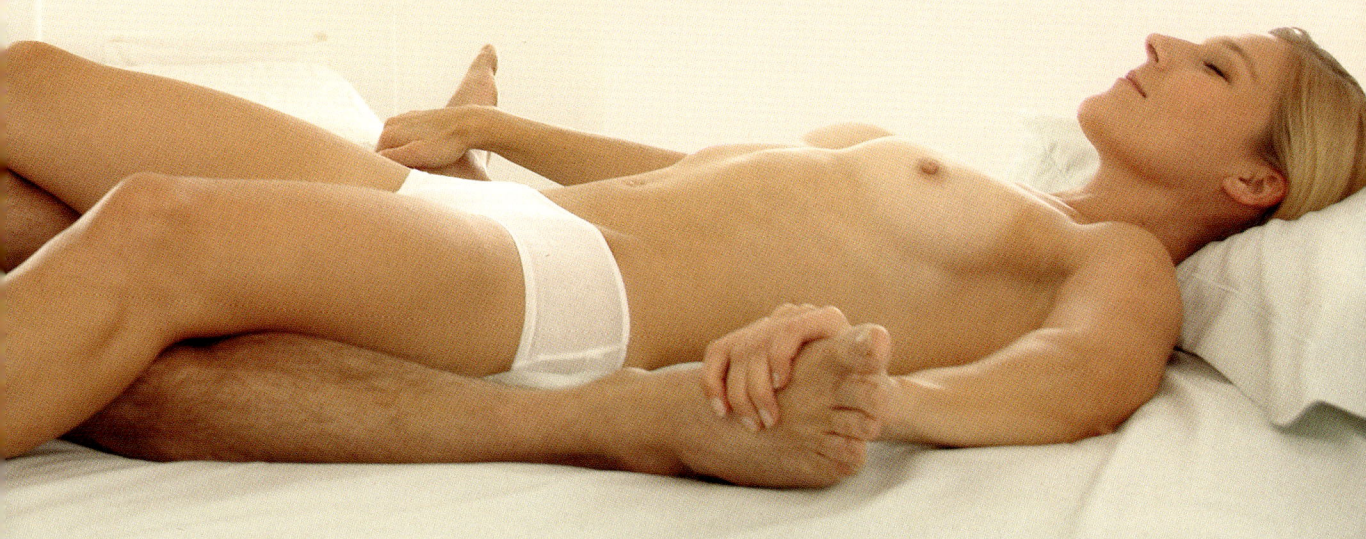

Chakra-Massage

Wenn die männlichen und weiblichen Chakren energetisiert sind und rotieren, können Sie körperlich, emotional und spirituell mit Ihrem Partner verschmelzen. Diese Übung hilft Ihnen, die Chakren nacheinander zu wecken und zu harmonisieren. Danach werden Sie sich beide entspannt und einander nahe fühlen. Ihre Sinne sind geschärft und für weitere erotische Massagen bereit.

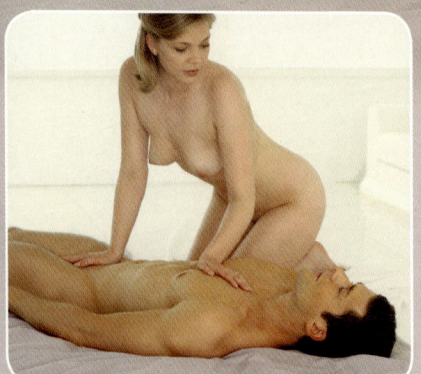

1 Zusammen atmen
Der Mann legt sich hin. Die Frau legt eine Hand auf sein Herzchakra, die andere auf sein Wurzelchakra. Atmen Sie tief, und stimmen Sie sich auf den Atem Ihres Partners ein, sodass Sie gemeinsam atmen.

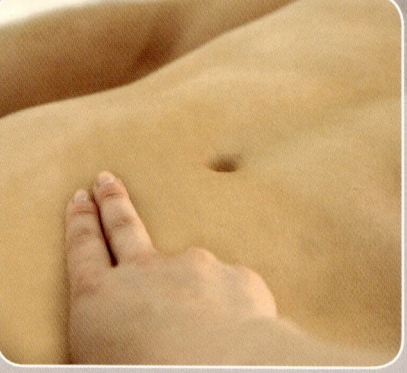

2 Erstes Chakra oder Wurzelchakra
Massieren Sie mit zwei Fingern im Uhrzeigersinn knapp über der Schamhaarlinie Ihres Partners (3 Min.). Legen Sie für ein paar Minuten die flache Hand auf diese Stelle.

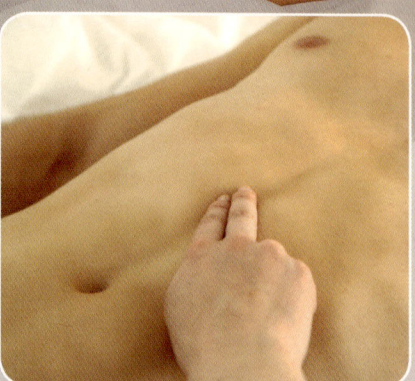

3 Zweites Chakra
Massieren Sie nun auf dieselbe Weise sein zweites Chakra oberhalb des Nabels. Verwenden Sie viel Öl, damit Ihre Finger gut gleiten. Sie wecken das Chakra und regen es an, im Uhrzeigersinn zu rotieren.

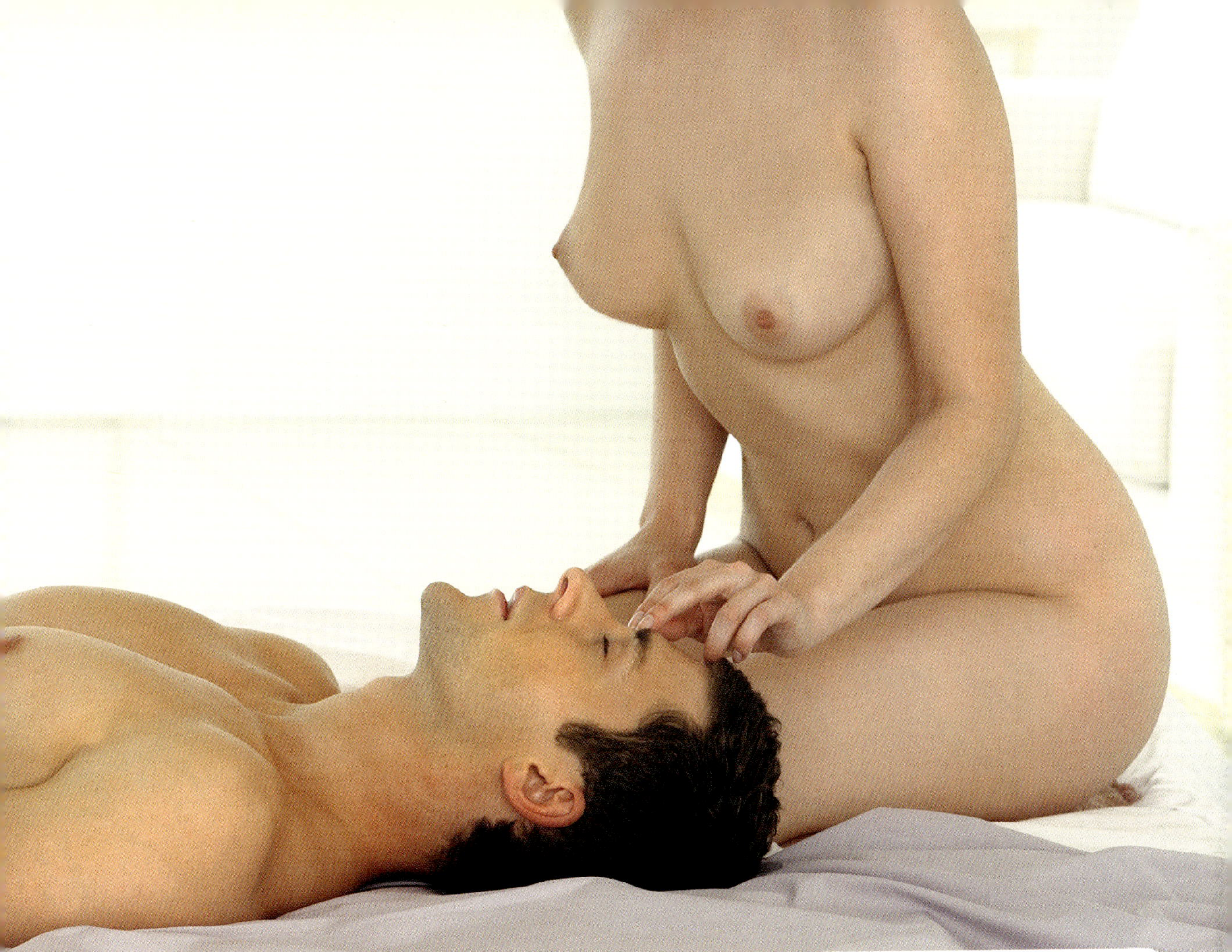

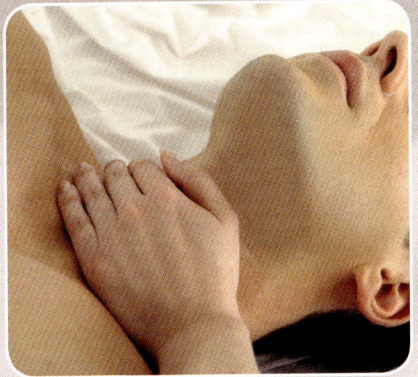

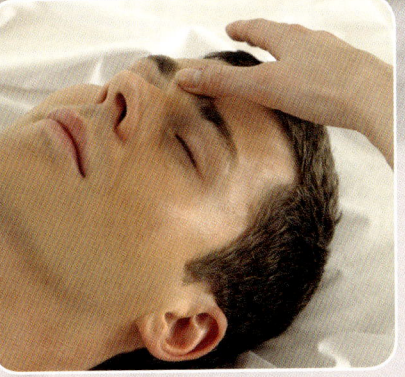

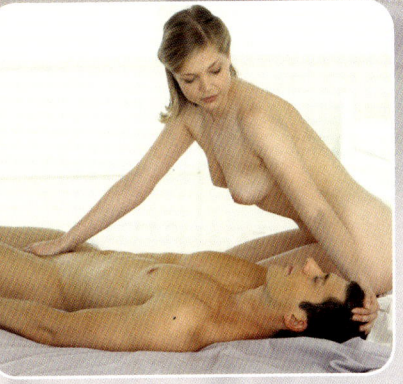

4 Die weiteren Chakren
Gehen Sie am Körper weiter nach oben, um jedes Chakra zu massieren. Wenn Sie auf dem Hals kreisen, gehen Sie sehr behutsam vor, indem Sie die Haut kaum berühren. Üben Sie auf keinen Fall Druck aus.

5 Sechstes Chakra
Für die Massage des sechsten Chakras, das zwischen den Augenbrauen liegt, begeben Sie sich am besten hinter den Kopf Ihres Partners, um es bequemer zu haben. Massageöl ist hier nicht erforderlich.

6 Die Energie wirken lassen
Legen Sie eine Hand auf den Scheitel Ihres Partners, die andere auf seinen Lingam (Penis). Er spürt die Energie, die ihn durchströmt, und ist geerdet, aber dennoch hellwach. Wechseln Sie die Position.

Weiterführende Hinweise

ÖLE UND HILFREICHE UTENSILIEN

Ätherische Öle als Grundlage für Massageöl sowie Gleitmittel oder Wärmepads können Sie auch im Internet kaufen.
Öle und Gels der Firma Biotone sind speziell für die Massage
konzipiert und hinterlassen keine Flecken.

**Diverse Massageprodukte wie ätherische Öle,
Kräuterkompressen, Shaktimatte**
www.yogishop.com

Ätherische Öle
www.aetherische-oele.net

Massage-Gel von Biotone
www.bodynova.de

ENTSPANNUNGSHILFEN

Wenn Sie etwas für Ihre Entspannung tun möchten, entscheiden Sie sich vielleicht für Floating, Hellerwork oder
Craniosacral-Therapie. Oder Sie gehen zu einem Massage-
therapeuten, der Ihnen eventuell auch Anregungen zur
Selbstmassage geben kann.

Floaten
In einem mit Salzwasser gefüllten Tank erleben die Besucher
ein Gefühl der Schwerelosigkeit, die Muskeln entspannen.
www.float.de

Hellerwork
(Eine Bindegewebsmassage für Nacken, Rücken,
Schultergürtel)
www.hellerwork.com

Deutscher Verband der Craniosacral-Therapeuten e.V.
www.cranioverband.org

BÜCHER

Folgende Buchtitel liefern Anregungen, wie Sie auf neuen
Wegen zu erotischer Ekstase finden und frischen Wind in
Ihre Beziehung bringen können.

BDSM
*Ein bisschen härter ist viel besser:
Das ultimative SM-Einsteigerbuch für Paare*
von Sabine und Wolf Deunan
(Schwarzkopf & Schwarzkopf, 2008)

TANTRASEX
Tantra: Das Geheimnis indischer Liebeskunst
von Kavida Rei (Dorling Kindersley, 2009)

MASSAGE
Erotische Massage
von Anne Hooper (Dorling Kindersley, 2007)

Massage
von Larry Costa (Dorling Kindersley, 2007)

Praxisbuch Reflexzonenmassage
von Barbara und Kevin Kunz (Dorling Kindersley, 2007)

BEZIEHUNG
Book of Love
von Laura Berman (Dorling Kindersley, 2010)

Lustvoll weiblich
von Laura Berman (Dorling Kindersley, 2009)

Sex – Alles, was Sie wissen wollen
von Anne Hooper (Dorling Kindersley, 2007)

*Du bist Liebe: Männer, Sex und tiefes Liebesglück.
Ein Ratgeber (nicht nur) für Frauen*
von David Deida (Kamphausen, 2008)

WEBSEITEN

Besuchen Sie die folgenden Webseiten, um Näheres über die Autorin und ihre Arbeit als Sextherapeutin, als Tantra- und Massageexpertin und als Beziehungsberaterin zu erfahren. Sie finden dort auch einen Blog zu Kavida Reis Spezialthemen.

www.kavidarei.com

www.tantralink.com

GESUNDHEIT

Informationen zu gesundheitlichen Fragen, auch solchen intimerer Art wie z. B. Erektionsschwierigkeiten, finden Sie hier:

www.meine-gesundheit.de

TANTRA

Kavida Rei, die Autorin dieses Buches, hat auch ein Buch über das Thema Tantra veröffentlicht: *Tantra. Das Geheimnis indischer Liebeskunst.* Sie ist Tantra-Lehrerin und Expertin für alle diesbezüglichen Fragen. Die folgenden Webseiten enthalten Informationen über die Ursprünge des Tantra sowie Auflistungen von Lehrern, Gruppen und Workshops.

Tantra in Deutschland
www.tantra.de

Tantra in Österreich
www.tantra.at

Tantra in der Schweiz
www.tantra-info.ch

Schwules Tantra
www.gaylovespirit.org

MUSIK

Experimentieren Sie während Ihrer Massage mit verschiedenen Musikrichtungen, um sich dabei körperlich und geistig besser entspannen zu können.
Folgende Musik-Vorschläge können Sie über Online-Music-Stores wie z.B. über iTunes herunterladen.
Kavida Rei macht auch selbst Musik, die sich gut für die erotische Massage und tantrische Praxis eignet und ebenfalls zum Herunterladen bereitsteht.

Webseite von Kavida Rei
www.kavidarei.com/music

Darüber hinaus empfiehlt Kavida Rei folgende für die Massage geeignete CDs:

Ambient 1: Music for Airports
von Brian Eno (Virgin, 1987)

Moonsoon Point
von Amelia Cuni & Al Gromer Khan (New Earth Records, 1995)

Tibet
von Mark Isham (Windham Hill Records, 1989)

Voice of Esraj
von Benjy Wertheimer (Wolf Club Music, 2006)

A Meeting By The River
von Ry Cooder und V. M. Bhatt (Analogue Productions, 1993)

Register

Dank

Widmung

Ich widme dieses Buch Nitya Lacroix, der ich meine lebenslange Leidenschaft für die Massage verdanke.

Dank der Autorin

Mein Dank gilt Mahasatvaa Sarita für die tantrischen Methoden in diesem Buch.

Samantha Richards – meiner Agentin und lieben Freundin.

Roland – der mich auf die Idee gebracht hat.

Meiner Familie – die mir beständige Unterstützung und bedingungslose Liebe zuteil werden lässt.

Liam und Reuben – meinen hübschen Söhnen.

Anna – die immer da ist.

Gyan Nisarg, Michael und Richard für ihre Massagen.

Becky Alexander – der überragenden Lektorin.

Dem Team von DK – für seine Ermunterung und Inspiration.

Dank des Verlages

Dorling Kindersley dankt Alli Williams, zuständig für Make-up und Frisuren am Set. Dank gebührt Hilary Bird für das Erstellen des Registers.